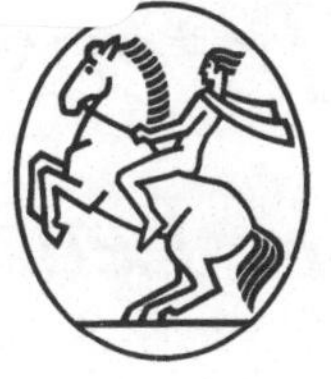

Intensivmedizinisches Seminar

K. Lenz, A. N. Laggner (Hrsg.)

Band 1

Springer-Verlag Wien New York

Hepatologische und gastroenterologische Probleme des Intensivpatienten

E. Deutsch, G. Kleinberger,
K. Lenz, H. Lochs, R. Ritz,
H. P. Schuster (Hrsg.)

Springer-Verlag Wien New York

Doz. Dr. Kurt Lenz, Wien
Doz. Dr. Anton N. Laggner, Wien

Prof. DDr. Erwin Deutsch, Wien
Prof. Dr. Gunther Kleinberger, Steyr
Doz. Dr. Kurt Lenz, Wien
Doz. Dr. Herbert Lochs, Wien
Prof. Dr. Rudolf Ritz, Basel
Prof. Dr. Hans Peter Schuster, Hildesheim

Mit 46 Abbildungen

CIP-Titelaufnahme der Deutschen Bibliothek

**Hepatologische und gastroenterologische Probleme des Intensiv-
patienten** / E. Deutsch ... — Wien; New York: Springer, 1989
(Intensivmedizinisches Seminar; Bd. 1)
ISBN-13:978-3-211-82168-8   e-ISBN-13:978-3-7091-9071-5
DOI: 10.1007/978-3-7091-9071-5

NE: Deutsch, Erwin [Hrsg.]; Intensivmedizinisches Seminar:
Intensivmedizinisches Seminar

ISSN 0936-8507
ISBN-13:978-3-211-82168-8

Vorwort

Hepatologische und gastroenterologische Probleme bestimmen sehr oft den Krankheitsverlauf einer schweren Akuterkrankung. Der Patient mit einer schweren Lebererkrankung ist besonders durch Gerinnungsstörungen, Nierenversagen, Blutungen aus dem Gastro-Intestinaltrakt und die hepatische Enzephalopathie gefährdet. Wenn alle konservativen Maßnahmen zur Behebung dieser Komplikationen nicht mehr ausreichen, steht die Lebertransplantation als letztmögliche Therapie zur Verfügung. Streßblutungen bedrohen nahezu alle Intensivpatienten. Ebenso finden Reflux und Durchfälle im zunehmenden Maße bei der Betreuung von Patienten auf Intensivstationen Beachtung. Eine echte Herausforderung für den Intensivmediziner stellt die akute nekrotisierende Pankreatitis dar, eine Erkrankung, deren Letalität durch die moderne Intensivtherapie deutlich gebessert werden kann. Auf diesen Überlegungen basierend wurde der Entschluß gefaßt, die hepatologischen und gastroenterologischen Probleme des Intensivpatienten als Thema für die 6. Wiener Intensivmedizinischen Tage zu wählen. Der vorliegende Band repräsentiert die wichtigsten Referate der Tagung. Experten aus allen Bereichen berichten Ergebnisse und Erfahrungen, die bei Diagnose und Therapie hepatologischer und gastroenterologischer Probleme von Intensivpatienten erhoben wurden und geben damit richtungsweisend Empfehlungen für die Intensivtherapie.

Wien, im Sommer 1989   Die Herausgeber

Inhaltsverzeichnis

Hämostasedefekte bei Lebererkrankungen

C. Korninger

I. Medizinische Universitätsklinik, Wien, Österreich

Einleitung

Entsprechend der Zentralstellung der Leber bei Synthese und Elimination von Gerinnungs- und Fibrinolyseproteinen stellt die hepatogene Hämostasestörung ein komplexes Krankheitsbild dar. Sie kommt zustande durch eine verminderte Produktion aller in der Leber gebildeten Gerinnungs- und Fibrinolyseproteine, durch Produktion abnormer Gerinnungsfaktoren, durch verminderte Elimination aktivierter Gerinnungsfaktoren sowie durch das Vorliegen einer Thrombozytopenie.

Pathogenese

Gerinnungsfaktoren

Nahezu alle Gerinnungsfaktoren werden vorwiegend in der Leber gebildet. Der Hepatozyt synthetisiert Fibrinogen (Faktor I), ferner die Faktoren II, V, VII, IX, X, XI, XII, XIII und Präkallikrein. Faktor VIII : C wird im RES der Leber gebildet. Außerhalb der Leber werden in nennenswerten Mengen nur Fibrinogen, Faktor XIII und Faktoren VIII R : Ag, also der Willebrand-Faktor, gebildet.

Fibrinogen kann fluoreszenzoptisch in Hepatozyten nachgewiesen werden. Im Rahmen chronischer Lebererkrankungen findet sich häufig dysfunktionelles, schlecht polymerisierendes Fibrinogen, aufgrund eines erhöhten Neuraminsäuregehalts [1] und der Bildung abnormer Alpha-Ketten.

Vitamin-K-abhängige Faktoren. Die Blutgerinnungsfaktoren II, VII, IX und X sind Glykoproteine mit einem hohen Gehalt an Gamma-Karboxyglutaminsäureresten. Sie entstehen aus Vorstufen, die an den

Tabelle 1. Halbwertszeit der Gerinnungsfaktoren

Faktor	Stunden
I	100
II	80
V	20
VII	3
VIII	9
IX	20
X	12
XI	40
XII	48

entsprechenden Positionen Glutaminsäure enthalten. Durch Einwirkung einer von Vitamin K abhängigen Karboxylase erfolgt die Karboxylierung der Glutaminsäurereste. Die Gamma-Karboxyglutaminsäurereste stellen die Bindungsstelle für Kalzium dar, über das die Faktoren II, VII, IX und X an Phospholipide gebunden werden. Bei Fehlen von Vitamin K werden nur Gerinnungsfaktorvorstufen gebildet, die biologisch langsam überhaupt nicht aktiviert werden können.

Bei hepatozellulärem Schaden kommt es zu einer entsprechenden Produktionsminderung der Faktoren II, VII, IX und X, welche sich aufgrund der kurzen Halbwertszeit (speziell Faktor VII) unmittelbar auf die Hämostase auswirkt (Tabelle 1). Der Karboxylierungsschritt ist in der Regel unbeeinträchtigt. Ein Vitamin-K-Mangel entwickelt sich in der Regel bei lang bestehender Cholostase, kann jedoch auch im Rahmen einer totalen parenteralen Ernährung ohne Vitamin-K-Zusatz und bei Antibiotikatherapie — speziell mit Cepholosporinen — vorkommen.

Faktor V. Faktor V wird ebenfalls vorwiegend von Hepatozyten synthetisiert. Er ist nicht von Vitamin K abhängig, verfügt über eine ausreichend kurze Halbwertszeit, seine Bestimmung hat also in der Differentialdiagnose Hepatopathie/Vitamin-K-Mangel Bedeutung.

Faktor VIII. Der gerinnungsaktive Teil des Faktor-VIII-Moleküls (Faktor VIII : C) wird im RES der Leber produziert. Nach Lebertransplantation kommt es bei Patienten mit Hämophilie A zu einer bleibenden Normalisierung von Faktor-VIII : C. Sowohl beim akuten Leberversagen als auch bei chronischen Lebererkrankungen steigt Faktor-VIII:C konstant an, wobei die zugrundeliegende Ursache letztendlich nicht geklärt ist. Faktor VIII R:Ag, also Willebrand-Faktor, wird nicht in der Leber, sondern im Gefäßendothel produziert, steigt jedoch bei Lebererkrankungen ebenso konstant an.

Kontaktfaktoren. Die Faktoren XI, XII und Präkallikrein werden ebenfalls vorwiegend hepatal synthetisiert, sinken jedoch aus nicht ganz geklärten Gründen nur bei sehr schwerer Leberaffektion deutlich ab.

Gerinnungsinhibitoren

Sowohl Antithrombin III, als auch Protein C und sein Kofaktor Protein S werden im Hepatozyten gebildet. Speziell Antithrombin III ist ein verläßlicher, von Vitamin K unabhängiger Lebersyntheseparameter.

Fibrinolysesystem

Plasminogen wird von Hepatozyten gebildet und ist daher bei chronischer Hepatopathie vermindert. Der Gewebeplasminogenaktivator (t-PA) ist bei Patienten mit chronischer Hepatopathie immunologisch vermehrt nachweisbar. Über die Aktivität des fibrinolytischen Systems bei Hepatopathie existieren widersprüchliche Angaben. Die in der älteren Literatur häufig beschriebene erhöhte Aktivität des fibrinolytischen Systems mag wohl in manchen Fällen tatsächlich als reaktive Hyperfibrinolyse bei „low grade“ DIC vorliegen. In vielen Fällen ist jedoch der einzige Hinweis auf eine Hyperfibrinolyse der Nachweis von Fibrinspaltprodukten. Daraus den Schluß einer intravasalen Hyperfibrinolyse zu ziehen, ist unzulässig, da in vielen Fällen lediglich eine Rückverteilung aus dem Extravasalraum (Aszites) vorliegt.

Thrombozyten

Die Enstehung der Thrombozytopenie bei Lebererkrankungen ist multifaktoriell. Sie kann bedingt sein durch Plättchenpooling in der Milz, durch Sequestration in der Milz, durch Fixierung der Thrombozyten an das geschädigte Endothel der Lebersinusoide, durch verminderte oder ineffektive Bildung bei Alkoholschädigung des Knochenmarks, durch Folsäure- oder B_{12}-Mangel bei Alkoholikern, durch Bildung von antithrombozytären Antikörpern sowie durch Verbrauch bei DIC und Blutungen.

Hepatale Klärmechanismen

Die normale Leber spielt eine wichtige Rolle in der Elimination aktivierter Gerinnungsfaktoren und auch von Fibrinmonomeren durch das RES. So wurden nach Verabreichung von Gerinnungsfaktorenkonzentraten bei Patienten mit chronischer Hepatopathie häufig arterielle und venöse Thrombosen sowie Verbrauchskoagulopathien beschrieben [2]. Die Frage, ob bei Patienten mit fortgeschrittener Leberzirrhose in vielen Fällen tatsächlich eine „low grade" DIC vorliegt, ist nach wie vor nicht schlüssig beantwortet. Die Tatsache, daß bei etwa 50% aller Patienten mit chronischer Hepatopathie erhöhte Fibrinopeptid-A-Spiegel gefunden werden [3], spricht jedoch für diese Annahme.

Hämostasedefekte bei den einzelnen Lebererkrankungen

Akute Hepatitis

Gemeinsam mit dem Anstieg der Transaminasen kommt es zu einem Absinken der hepatal gebildeten Gerinnungsfaktoren, vorwiegend der Faktoren VII, X, II und IX, entsprechend ihren Halbwertszeiten [4]. Ein Wiederanstieg signalisiert neuerlich zunehmende Syntheseleistung, ein Ausbleiben des Anstiegs stellt einen Hinweis auf Übergang in eine chronische Verlaufsform dar. Die Verminderung der Gerinnungsfaktoren ist proportional dem Ausmaß des Funktionsausfalls und mithin dem Schweregrad der Erkrankung. Der Verlauf kann günstigerweise mit Normotest, PTZ oder Hepatoquick verfolgt werden, besonders rasch reagiert der Normotest, da in ihn die Aktivität des Faktors VII, also jenes Faktors mit der kürzesten Halbwertszeit, am stärksten eingeht. Normotestwerte über 50% sprechen für einen leichten, solche zwischen 30 und 50% einen mittelschweren Verlauf, während Werte unter 15% einen schweren Verlauf signalisieren [5]. Bei akuter Hepatitis sind Antithrombin III und Protein C vermindert, der Faktor V mäßig vermindert, der Faktor VIII konstant erhöht. Eine Thrombozytopenie tritt nur selten auf. Es besteht kein Unterschied in der Konstellation der Gerinnungsfaktoren bei den verschiedenen Formen der Virushepatitis.

Fulminante Hepatitis und toxische Leberschädigung

Bei der Entwicklung eines akuten Leberversagens im Verlauf einer Hepatitis (fulminante Hepatitis) sowie bei Knollenblätterpilz-, Te-

Tabelle 2. Prognose der Knollenblätterpilzvergiftung in Abhängigkeit von der PTZ (nach Floersheim [7])

PTZ	Letal
0—10%	84%
10—20%	17%
20—30%	13%
30—40%	5%

trachlorkohlenstoffvergiftung o. ä. kommt es zu einem rapiden Abfall der Faktoren II, V, VII, IX und X, von Antithrombin III, Protein C und Plasminogen [6]. Die Faktoren XI und XII sind häufig vermindert, Faktor VIII: C und Faktor VIII: Ag (Willebrand-Faktor) steigen weiter an. Ein Absinken der von Vitamin K abhängigen Gerinnungsfaktoren und von Faktor V unter 10% ist als Hinweis auf einen möglicherweise infausten Verlauf aufzufassen ([7], Tabelle 2). Als Zeichen der toxischen Knochenmarkdepression findet sich bei 50% der Patienten eine frühe Thrombozytopenie. Eine hämorrhagische Diathese aufgrund pathologischer Gerinnungsbefunde ist beim akuten Leberversagen dann zu erwarten, wenn mehrere Gerinnungsfaktoren unter 10%, die Thrombozytenzahl unter 50.000 oder das Fibrinogen unter 100 mg/dl absinkt. Dies ist beim akuten Leberversagen wohl die Regel. Die klinische Symptomatologie hängt vor allem von dem Muster der Gerinnungsveränderung ab: Steht die Thrombopenie im Vordergrund, so finden sich Purpura, Epistaxis, Zahnfleischbluten, gastrointestinale Blutungen, Hämaturie, Metrorrhagie. Steht der Mangel an Gerinnungsfaktoren im Vordergrund, so finden sich profuse Blutungen aus Stichstellen, Hämatome, Suffusionen, gastrointestinale Blutungen sowie Blutungen aus den Harnwegen. Therapeutische Interventionen wie Massentransfusion und Komplikationen, wie Sepsis, Nierenversagen oder Schock, können die Gerinnungsstörung weiter verkomplizieren.

Chronisches Leberversagen

Leberzirrhose

Die Ausprägung der hepatalen Koagulopathie hängt entscheidend von Stadium der Lebererkrankung ab. Bei stabiler, voll kompensierter Zirrhose können die relevanten Gerinnungsfaktoren nahe am oder im

Referenzbereich gelegen sein, allerdings ist die Halbwertszeit von Fibrinogen, Antithrombin III, Prothrombin und Plasminogen verkürzt [8], der Fibrinogen- und Plasminogenumsatz erhöht, als Ausdruck einer voll kompensierten, chronischen intravasalen Gerinnung. Pathogenetisch verantwortlich dafür ist in erster Linie der Ausfall oder die Verminderung der Clearance-Funktion des RES der Leber. Bereits bei stabiler, voll kompensierter Zirrhose findet sich eine signifikante Erhöhung sensitiver Parameter der Thrombinaktivierung (TAT-Test) und der vermutlich reaktiven Fibrinolyseaktivierung (D-D-Test).

Bei dekompensierter Zirrhose kommt es in der Regel zu einer signifikanten Verminderung der Faktoren II, VII, IX und X, ferner von Faktor V, Antithrombin III und Protein C. Die Kontaktfaktoren sinken erst in fortgeschrittenen Stadien ab. Ähnlich wie beim akuten Leberversagen leistet Normotest oder PTZ gute Dienste in der Beurteilung der Synthesekapazität. Eine Thrombozytopenie ist bei Leberzirrhose ein häufiger Befund, er resultiert, wie bereits dargelegt, aus verschiedenen Ursachen.

Das Auftreten gastrointestinaler Blutungen bei Zirrhose ist schlecht mit den Gerinnungsbefunden korreliert, da Blutungen in erster Linie durch lokale Veränderungen (Ulzera, Ösophagusvarizen) bedingt sind.

Therapie

Eine Substitutionstherapie bei hepatogener Koagulopathie ist indiziert: a) Bei schwerer hämorrhagischer Diathese im Rahmen eines akuten Leberausfalls zum Überbrücken der Zeitspanne bis zum Wiedereinsetzen der Synthesefunktion und b) präoperativ bei Patienten mit chronischer Hepatopathie. Im letzteren Fall reicht das vorhandene Hämostasepotential ja in der Regel aus, um Spontanblutungen zu verhindern, nicht aber, um eine problemlose postoperative Blutstillung und Wundheilung zu garantieren. Die Intensität und Dauer der anzustrebenden Substitution ist dabei abhängig einerseits von der hämostaseologischen Ausgangssituation, andererseits von der Art des geplanten Eingriffs.

Folgende Therapieprinzipien stehen zur Verfügung:

— Frischplasma oder FFP, enthält alle Prokoagulantien und Inhibitoren der Blutgerinnung. Infusion von 1 ml/kg KG führt zu einem Faktorenanstieg um etwa 1—1,5%.

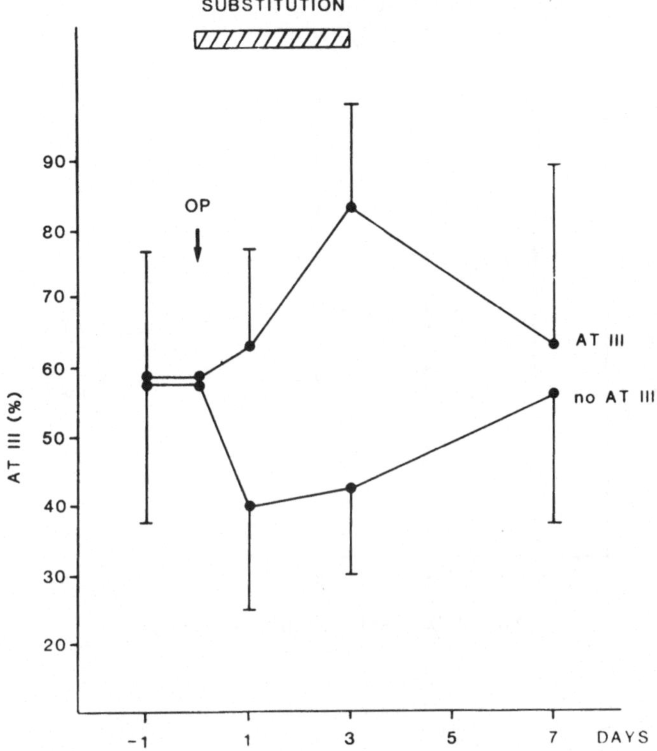

Abb. 1. Randomisierte Studie AT III (20 E/kg zweimal tägl, 4 Tage, n = 6) versus Plazebo (n = 6) bei Patienten mit Leberzirrhose (Child B und C) und Le-Veen-Shunt. Der Pfeil samt Symbol OP veranschaulicht den Operationszeitpunkt. AT-III-Spiegel in der behandelten (AT III) und in der unbehandelten (no AT III) Gruppe

— Frischblut- und Frischplasmaaustausch ist die Therapie der Wahl beim Leberausfallskoma. Durch eine Plasmapherese können etwa 50% des totalen Plasmavolumens ausgetauscht werden. Aufgrund der unterschiedlichen, jedoch meist unter 24 Stunden liegenden Halbwertszeiten der in der Leber synthetisierten Gerinnungsfaktoren muß die Infusion von Frischplasma und auch die Plasmaaustauschtransfusion täglich wiederholt werden, um konstante Werte zu garantieren.

— Prothrombinkomplexkonzentrate sind zur Therapie des Leberausfallskomas schlecht geeignet, da sie eine Verbrauchsreaktion verursachen können. Bei chronischer Hepatopathie können Prothrombinkomplexkonzentrate präoperativ eingesetzt werden. Für kleinere

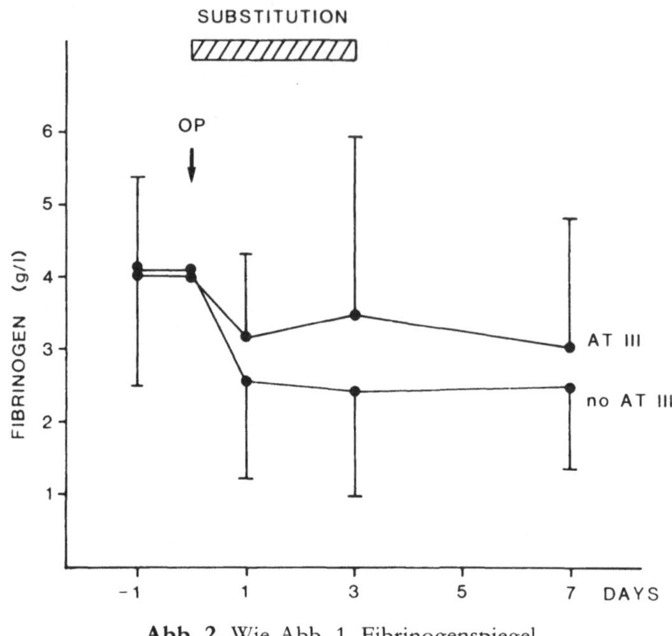

Abb. 2. Wie Abb. 1, Fibrinogenspiegel

Operationen sind dabei Faktorenwerte von 30% anzustreben, für größere Operationen 60%. Die erforderliche Menge soll zu etwa einem
Drittel in Form von Frischplasma, zu zwei Dritteln in Form von
Prothrombinkomplexkonzentrat gegeben werden. Durch Frischplasma wird zusätzlich Faktor V zugeführt, außerdem Gerinnungs-
inhibitoren. Zur Erhaltung eines konstanten Gerinnungsfaktorspiegels
muß in der Regel die halbe Initialdosis in 12stündigen Abständen
verabreicht werden.

    — Anthithrombin-III-Konzentrate. Schlüssige Studien über die
Wirksamkeit von Antithrombin-III-Konzentraten bei hepatogener
Koagulopathie liegen nicht vor. Antithrombin III dürfte die Perfu-
sionszeit bei Pavian-Leberbypass verlängern sowie die disseminierte
intravasale Gerinnung bei Le-Veen-Shunt mildern ([9], Abb. 1—3).
Günstige Ergebnisse wurden in einzelnen Fällen auch bei akutem
Leberversagen beobachtet. Möglicherweise kann durch AT-III-Kon-
zentrat auch das Risiko der Verbrauchskoagulopathie bei Massensub-
stitution mit Prothrombinkomplexkonzentraten herabgesetzt werden.

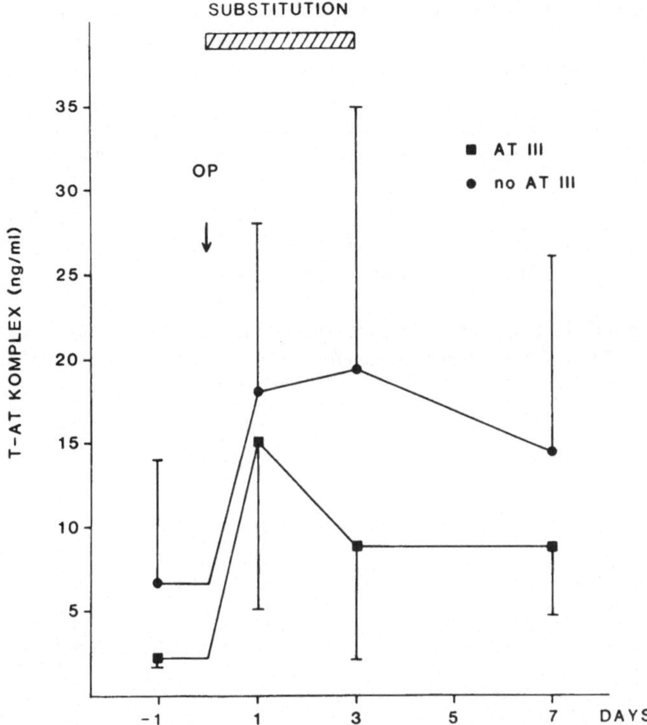

Abb. 3. Wie Abb. 1, Thrombin-Antithrombin(T-AT-)Komplex als Ausdruck der Thrombinaktivierung

Literatur

1. Palareti G, Poggi M, Coccheri S (1981) Fibrinogen in liver cirrhosis. Sialic acid content of fibrinogen in moderate and severe cirrhosis in relation to thrombin time. Thromb Haemost 46: 358
2. Marassi A, di Carlo V, Manzullo V, Manucci PM (1978) Thromboembolism following a prothrombin complex concentrate and major surgery in severe liver disease. Thromb Haemost 39: 787
3. Cocceri S, Mannucci PM, Palareti G et al. (1982) Significance of fibrinopeptide A and high molecular weight fibrinogen in patients with liver cirrhosis. Br J Haematol 52: 503
4. Owren PA (1977) Blood coagulation in liver diseases. Blood Vessels 8: 1—22
5. Deutsch E (1985) Vitamin-K-Resorptions- und Verwertungstörungen. In: Buchborn E (Hrsg) Handbuch der Inneren Medizin, Band 2. Springer, Berlin Heidelberg New York Tokyo, S 439—538
6. Lechner K, Niessner H, Thaler E (1977) Coagulation abnormalities in liver disease. Semin Thromb Haemost 4: 40—56

7. Floersheim GL, Weber O, Tschumi P, Ulbrich M (1982) Die klinische Knollenblätternpilzvergiftung (Amanita phalloides): prognostische Faktoren und therapeutische Maßnahmen anhand von 205 Fällen. Schweiz Med Wschr 112: 1164—1177

8. Collen D, Rouvier J, Chamone DAF, Verstraete M (1978) Turnover of radiolabelled plasminogen and prothrombin in cirrhosis of the liver. Eur J Clin Invest 8: 185—188

9. Korninger C, Klepetko W, Miholic J, Schwarz Ch, Lechner K (1987) Randomized trial of antithrombin III versus placebo in patients undergoing peritoneo-venous shunt operation. Thromb Haemost 58: 426

Korrespondenz: Univ.-Doz. Dr. C. Korninger, I. Medizinische Universitätsklinik, Lazarettgasse 14, A-1090 Wien, Österreich.

Leberfunktion und Blutgerinnung bei Patienten mit Leberzirrhose —
Gibt es prognostische Indices und Therapiemöglichkeiten?

D. Hüppe[1], **H. D. Kuntz**[1], **B. Höltmann**[2], **H. Straub**[2], **M. Krieg**[3]
und **B. May**[1]

[1] Abteilung für Gastroenterologie und Hepatologie,
[2] Medizinische Klinik und Poliklinik und
[3] Institut für Klinische Chemie und Laboratoriumsmedizin, Berufsgenossenschaftliche
Krankenanstalten Bergmannsheil Bochum, Universitätsklinik, Bochum,
Bundesrepublik Deutschland

Einleitung

Im Rahmen der Plasmaproteinsynthese kommt der Leber eine zentrale Stellung zu. Die Hepatozyten allein sind für die Herstellung von 13 koagulatorisch und inhibitorisch wirkenden Gerinnungsfaktoren zuständig.

Nur der Bildungsort des Faktors VIII der Gerinnungskaskade ist nicht abschließend geklärt. Es ist anzunehmen, daß der koagulatorisch wirksame Faktor VIII : C von retikulo-endothelialen Zellen der Leber gebildet wird, während der Von-Willebrand-Faktor aus den Endothelzellen der Gefäßwand stammt [3]. Die Erfahrung, daß ein genetisch angelegter Faktor-VIII-Mangel durch Lebertransplantation überwunden wird, weist die Leber als Syntheseort des Faktors VIII aus [8].

Chronische Lebererkrankungen, insbesondere Leberzirrhosen, gehen mit Hämostasestörungen einher, die unter diagnostischen, therapeutischen und prognostischen Aspekten von großem Interesse sind [6]. Gerinnungsfaktoren werden, gerade unter Berücksichtigung der unterschiedlichen Halbwertszeiten dieser Proteine zu den empfindlichsten Leberfunktionsproben gerechnet. Ihre Beziehung zu anderen Parametern der metabolischen und exkretorischen Leberfunktion, insbesondere zu sog. quantitativen Leberfunktionsprüfungen (ICG und

GEK), ist wenig untersucht [1]. Während z. B. die Ermittlung der Galaktoseeliminationskapazität (GEK) die Leberparenchymfunktion erfaßt, ermöglichen Substanzen mit hoher hepatischer Extraktionsrate, z. B. Indocyaningrün (ICG) eine Abschätzung der Leberdurchblutung. Gleichzeitig kann indirekt das portale Shuntvolumen approximiert werden. Die Mechanismen, die bei Leberzirrhose zu Hämostasestörungen führen, sind jedoch komplex und nicht allein Ausdruck einer Syntheseleistungsstörung. Bei der Interpretation von Hämostaseparametern sind folgende Teilaspekte zu berücksichtigen:

— Die Bildung von Faktoren der Gerinnung und Fibrinolyse sowie deren Inhibitoren ist im Rahmen der Lebersyntheseleistungsstörung vermindert.

— Die Clearancefunktion der Leber durch das retico-endotheliale System ist vermindert, was zu einer Anhäufung aktivierter Gerinnungs- und Fibrinolyseprodukte führt.

— Die portale Hypertension bedingt Zirkulationsstörungen der Leber mit Ausbildung einer Shuntzirkulation [7].

Fragestellung, Krankengut und Methode

Um die Bedeutung von Hämostasestörungen bei Leberzirrhotikern zu quantifizieren und ihre Beziehung zu anderen Parametern der metabolischen und exkretorischen Leberfunktion, insbesondere unter prognostischen Gesichtspunkten zu erfassen, wurden prospektiv 94 Patienten mit Leberzirrhose unterschiedlicher Ätiologie und Phasen der portalen und funktionellen Dekompensation z. T. wiederholt untersucht (Oktober 1986—Oktober 1988). Neben der klinischen und laparoskopischen Sicherung der Diagnose, der sonographischen Erfassung von Aszites und der Registrierung der Ösophagusvarizendicke als Ausdruck der portalen Hypertension wurden folgende Gerinnungsanalysen durchgeführt:
1. Thromboplastinzeit (Quick-Test), 2. Fibrinogen (Methode nach Clauss), 3. Gerinnungsfaktor II, V, VII, VIII sowie Antithrombin III (AT III). Weiterhin wurden Thrombozyten sowie Cholinesterase, Albumin und Bilirubin im Serum quantifiziert.

Zusätzlich wurde die Galaktose-Eliminationskapazität (GEK) als „Maß der funktionstüchtigen Leberzellmasse" nach Injektion von 0.5 g/kg Körpergewicht [11] und die exkretorische Leberfunktion durch Bestimmung der Indocyaningrün-Halbwertszeit (ICG-HWZ) nach Injektion von 0.8 mg/kg Körpergewicht ermittelt. Indocyaningrün wird ohne hepatozelluläre Biotransformation unverändert biliär eliminiert und kann als Parameter der hepatischen Exkretionsfunktion angesehen werden [9].

Alle Patienten wurden in Anlehnung an die Child-Pugh-Klassifikation gruppiert [10]. Bei 33 Leberzirrhotikern erfolgte die stationäre Aufnahme wegen einer gastrointestinalen Blutung, zumeist aus Ösophagusvarizen. Fand sich ein Quick und/oder AT III < 50%, so wurde eine Substitution mit Fresh Frozen Plasma (FFP) und ggf. AT III durchgeführt.

Die Auswertung der erhobenen Daten erfolgte mit einem SPSS-Programm (Statistical Package for the Social Sciences), die Signifikanz wurde mit dem Student-t-Test geprüft. Angegeben werden Mittelwerte x und Standardfehler (SEM).

Ergebnisse

1. Die ätiologische Verteilung sowie das Ausmaß der funktionellen und portalen Dekompensation gibt Tabelle 1 wieder. Im Untersuchungszeitraum verstarben 34 Patienten.

2. Wie Abb. 1 zeigt, kommt es bei den meisten Patienten mit Leberzirrhose unabhängig vom Ausmaß ihrer funktionellen Dekompensation zu einem Gleichgewicht zwischen koagulatorischen (Quick) und inhibitorischen (AT III) Faktoren der Blutgerinnung ($r = 0.72$, $P < 0.001$). Gleichzeitig korreliert die CHE hochsignifikant mit Quick ($r = 0.52$, $P < 0.001$), Faktor II ($r = 0.54$, $P < 0.001$), Faktor VII ($r = 0.56$, $P < 0.001$) und AT III ($r = 0.58$, $P < 0.001$). Zwischen Quick und AT III sowie Bilirubin und ICG-HWZ lassen sich ebenfalls hochsignifikante Korrelationen nachweisen. Entsprechen positive Beziehungen zwischen Gerinnungsparametern, Gesamtweiß, Albumin, Fibrinogen, GEK oder Thrombozyten lassen sich nicht ermitteln. Meßbare Hinweise für das Vorliegen eines Verbrauches von Gerinnungs-

Tabelle 1. Patienten mit Leberzirrhose: Alter, Geschlecht, Ätiologie und Klassifikation ($N = 94$) (Oktober 1986—Oktober 1988)

Alter (Jahre)	Männlich ($N = 62$)	Weiblich ($N = 32$)
	$x = 55,9$	$x = 61,4$
Ätiologie		
Alkohol	42 (68%)	10 (31%)
Hepatitis	14 (22%)	14 (44%)
Biliär		3 (9%)
Andere	6 (10%)	5 (16%)
Child		
A	23 (37%)	13 (41%)
B	25 (40%)	11 (34%)
C	14 (23%)	8 (25%)
Im Untersuchungszeitraum verstorben	21 (34%)	13 (41%)

D. Hüppe et al.

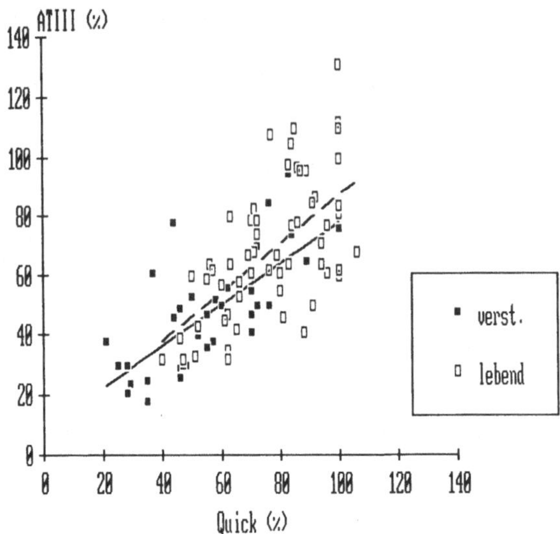

Abb. 1. Quick und AT III in verschiedenen Phasen funktioneller Dekompensation bei Leberzirrhose

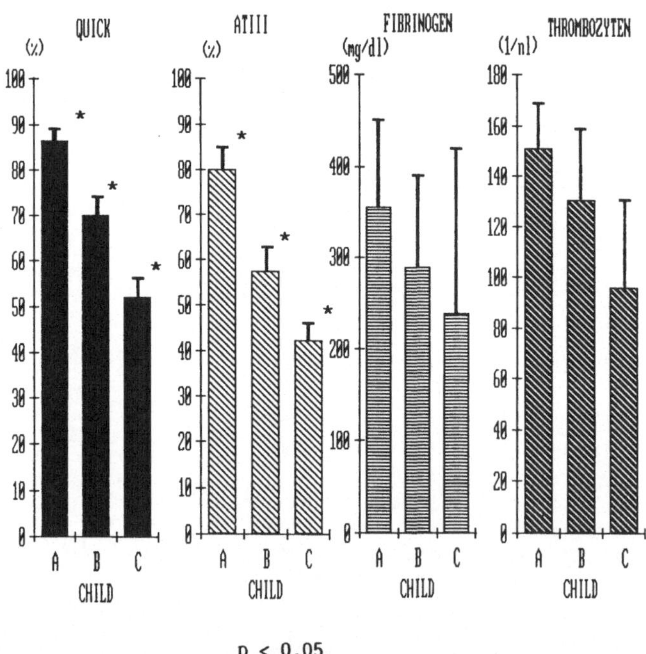

$p < 0.05$

Abb. 2. Gerinnungsparameter bei Leberzirrhose

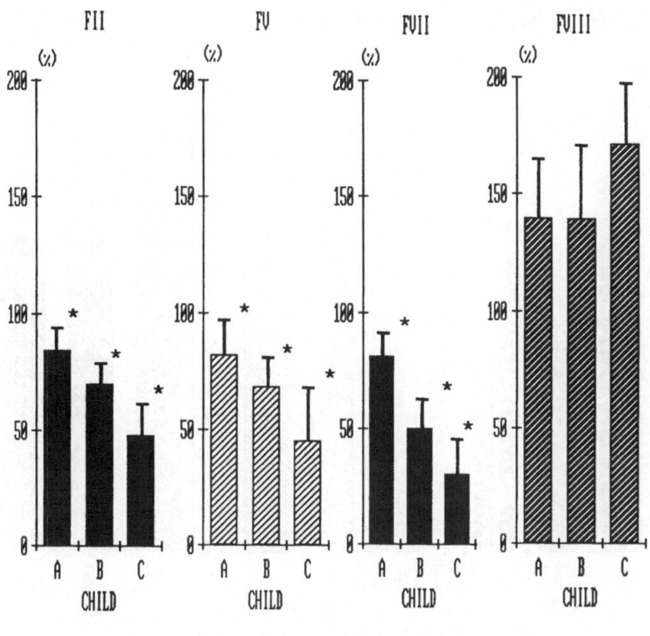

Abb. 3. Gerinnungsfaktoren bei Leberzirrhose

faktoren im Sinne einer Verbrauchskoagulopathie fanden sich nicht. Ein solcher Nachweis gelang nur im Zusammenhang mit einem hämorrhagischen Schock oder Sepsis [Fibrinogen-Spaltprodukte $> 10\,\mu$g/ml (n $= 7$)]. Faktor VIII stand in inverser Beziehung zu den anderen Faktoren der Blutgerinnung, jedoch ohne signifikante Korrelation.

3. Die Gerinnungsfaktoren II, V, VII, Quick, AT III, Cholin esterase, Bilirubin und ICG-HWZ diskriminieren signifikant ($P < 0.05$) die Patienten entsprechend der Child-Pugh-Klassifizierung. Mit Albumin, Fibrinogen, GEK und Thrombozyten gelingt diese Unterscheidung nicht (Abb. 2—5).

4. Der Versuch, Patienten, die im Untersuchungszeitraum verstorben sind, prognostisch mittels eines oder mehrerer obiger Parameter im Rahmen der Child-Pugh-Klassifikation zu erfassen, gelang auf dem geforderten Signifikanzniveau ($P < 0.05$) nicht. Die größte Diskriminierung konnte noch mittels ICG-HWZ erzielt werden. In den Klassen Child A und B unterschieden sich die Verstorbenen si-

D. Hüppe et al.

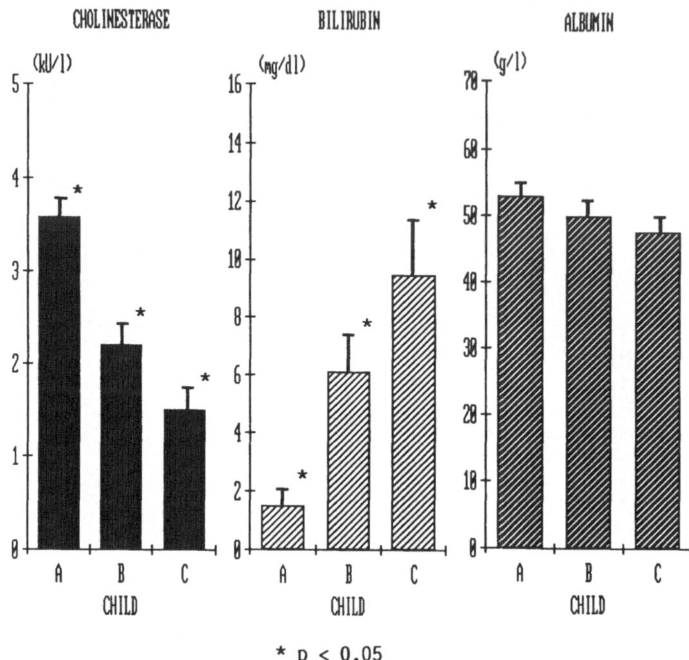

Abb. 4. Lebersyntheseparameter bei Leberzirrhose

gnifikant von den Überlebenden. Im Stadium Child C gelang diese prognostische Aufschlüsselung nicht.

5. Vergleicht man Leberfunktions- und Gerinnungsparameter unter dem Aspekt der stattgehabten gastrointestinalen Blutung, so findet man zwar eine Verminderung der Faktoren-Konzentration/Aktivität in der Blutungsgruppe, eine statistisch signifikante Unterscheidung zwischen „Blutern" und „Nichtblutern" gelingt jedoch nicht. Gleichzeitig ist zu berücksichtigen, daß die Blutentnahme bei Patienten mit gatrointestinaler Blutung vor Blut- und Faktorensubstitution erfolgte, was den Unterschied im Hämostasepotential gut erklärt (vergl. Abb. 6). Demgegenüber gelingt es, mit der ICG-HWZ und der Ermittlung des Leberstromvolumens das Ausmaß der portalen Hypertension abzuschätzen. Die ICG-HWZ korreliert mit der endoskopisch ermittelten Varizengröße (r = 0,78), eine ICG-HWZ > 30 min geht signifikant häufiger mit einer Ösophagusvarizenblutung einher wie eine ICG-HWZ < 20 min. (Abb. 7).

6. Kommt es im Rahmen eines chronischen Leberversagens zu

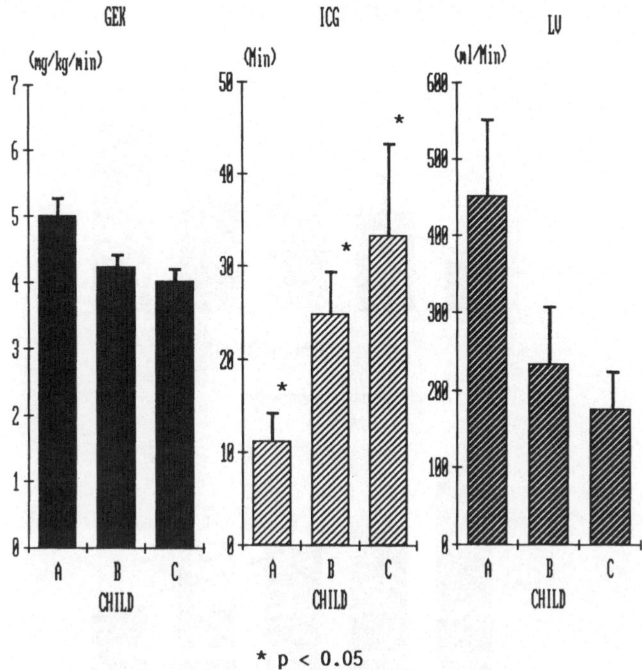

Abb. 5. Quantitative Leberfunktionsparameter bei Leberzirrhose

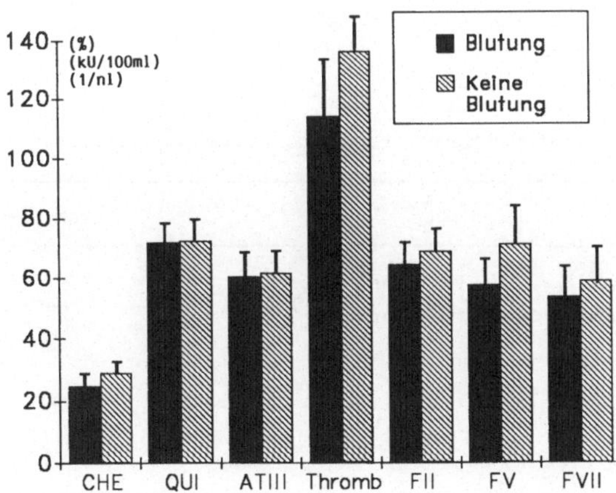

Abb. 6. Einfluß von Hämostaseparametern auf ein Blutungsereignis bei Leberzirrhose

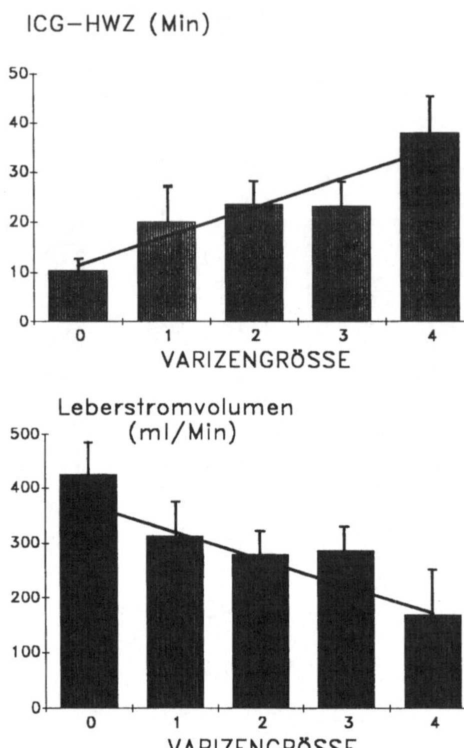

Abb. 7. ICG-HWZ und Leberstromvolumen bei unterschiedlicher Ösophagusvarizengröße

Tabelle 2. Hämostasiologische Prognoseindices bei Leberzirrhose (N = 94)

	Verstorben	Lebend	
Quick < 40% + AT III < 40% + Faktor VII < 30%	7	—	7
Quick < 40% + AT III < 40% + Faktor VII > 0%	27	60	87
	34	60	94
„Colombi-Index"			
Faktor II + Faktor VII < 70%	3	1	4
Faktor II + Faktor VII > 70%	31	59	90
	34	60	94

einem Abfall von Quick und AT III unter 40% und von Faktor VII unter 30%, ist die Prognose infaust. Die Krankenhausletalität betrug 100%. Dieser Score erreicht eine hohe Sensitivität (100%), bei jedoch nur geringer Spezifität (20%). Er ist dem bekannten Colombi-Index bezüglich der Prognoseabschätzung deutlich überlegen [4] (Tabelle 2).

7. Eine Substitutionstherapie mit FFP und AT III (n = 15) war ohne statistisch erfaßbaren Einfluß auf die Prognose der Patienten. Ihr Nutzen liegt in der vorübergehenden Anhebung des Gerinnungspotentials, kann aber, soweit der Faktorenmangel Ausdruck eines protrahierten Leberversagens ist, eine klinische Besserung oder Richtungsänderung im Krankheitsverlauf nicht erreichen.

Diskussion

Meßbare Hämostasestörungen bei Leberzirrhose sind in den meisten Fällen Folge einer eingeschränkten Lebersyntheseleistung. Nur im Zusammenhang mit einem hämorrhagischen Schock oder Sepsis finden sich Hinweise für eine disseminierte intravasale Gerinnung oder Hyperfibrinolyse [7]. Die hoch positive Korrelation zwischen Gerinnungsparametern und anderen metabolischen oder exkretorischen Leberfunktionen weist auf diesen Zusammenhang hin. Insofern ergibt sich auf jedem Niveau der Lebersynthesestörung ein relatives Gleichgewicht im Hämostasepotential. Eine Substitution einzelner Faktoren der Gerinnung (z. B. AT III) erscheint daher nur in Einzelfällen mit nachgewiesenem Ungleichgewicht empfehlenswert.

Die Gerinnungsfaktoren II, V, VII, AT II und Quick sowie CHE, Bilirubin und ICG-HWZ diskriminieren vergleichbar gut wie die Child-Klassifikation die unterschiedlichen Phasen der funktionellen Leberdekompensation, Albumin, Fibrinogen und GEK erreichen dieses [1, 6] Unterscheidungsniveau im Gegensatz zu anderen Untersuchungen in unserer Studie nicht. Der Versuch, mittels Hämostase- und Leberfunktionsparametern prognostische Einflußgrößen zusätzlich zur Child-Klassifikation zu gewinnen, gelang statistisch nicht. Lediglich in den Klassen Child A und B half die ICG-HWZ eine schlechte Prognose im Untersuchungszeitraum vorherzusagen. Im Stadium Child C war die Diskriminierung nicht mehr möglich. Eigene, bisher unveröffentlichte Ergebnisse einer retrospektiven Studie hatten eine solche Prognoseabschätzung auch für Child C erwarten lassen.

Demgegenüber stellt die ICG-HWZ einen wichtigen indirekten

Parameter zur Beurteilung der portalen Hypertension und des Blutungsrisikos dar. Wir fanden eine hoch positive Korrelation zwischen ICG-HWZ und Größe der Ösophagusvarizen. Patienten mit einer ICG-HWZ < 20 min sind nur gering blutungsgefährdet, während das Risiko von Patienten mit einer ICG-HWZ > 30 min signifikant steigt. Dabei dürfte das Blutungsereignis allein vom portalen Druck, von der Wandspannung der Varizen und von lokalen Gefäßveränderungen abhängig sein. Das Ausmaß der Hämostasestörungen selbst hat keinen Einfluß auf das Blutungsereignis [2].

Es sind wiederholt Scores aus Faktoren der Gerinnung zur Abschätzung der Prognose von Leberzirrhotikern gebildet worden. So soll u. a. ein Colombi-Index (Summe aus Faktor II, V, VII) unter 70% auf einen letalen Ausgang sowohl bei akuten wie auch bei chronischen Leberversagen hinweisen [4, 5]. Wir haben die Vorhersagekraft des Colombi-Index geprüft und mit einem eigenen Score verglichen (Quick + AT III < 40% + Faktor VII < 30%). Die Ergebnisse zeigen, daß der von uns formulierte Score dem Colombi-Index sowohl bezüglich der erfaßten Patientenzahl wie auch in der guten Vorhersagegenauigkeit überlegen ist. Eigene Erfahrungen in der Anwendung des Scores nach Abschluß der Studie belegen seine Nützlichkeit. Mit ihm scheint ein Stadium des chronischen Leberversagens ermittelt zu sein, das eine Regeneration nicht mehr zuläßt.

Zu diesem Zeitpunkt verbessert eine Substitution der Hämostasestörung durch FFP und AT III entgegen Literaturmitteilungen die Prognose der Patienten nicht [12].

— Leberfunktions- und Hämostaseparameter korrelieren in unterschiedlichen Phasen funktioneller und portaler Dekompensation z. T. hoch positiv.

— Koagulatorische und inhibitorische Faktoren der Gerinnung korrelieren bei Leberzirrhose hoch positiv, es entsteht ein neues Hämostasegleichgewicht. Eine Verbrauchskoagulopathie ist nur im Zusammenhang mit einem hämorrhagischen Schock oder der einer Sepsis nachzuweisen.

— Ein Blutungsereignis tritt unabhängig vom Hämostasepotential auf, es ist im wesentlichen Folge der portalen Hypertension. Die Verlängerung der ICG-HWZ stellt hierfür einen indirekten Parameter dar, der Aussagen über die Blutungswahrscheinlichkeiten zuläßt.

— Ein Score aus Quick + AT III < 40% sowie Faktor VII < 30% weist mit hohem Vorhersagewert auf einen letalen Ausgang hin. Eine Substitutionstherapie durch FFP und AT III ist dabei ohne Einfluß auf die Prognose.

Literatur

1. Albers I, Hartmann H, Creutfeldt W (1988) Vergleich quantitativer Leberfunktionsprüfungen zu klinischen, laborchemischen und bioptischen Befunden bei Patienten mit Lebererkrankungen. Z Gastroenterol 26: 130—136
2. Boks AL, Brommen EJP, Schalm SW, van Vliet HHDM (1986) Hemostasis and fibrinolysis in severe liver failure and their relation to hemorrhage. Hepatology 6: 79—86
3. Colmann RW, Rubin RN (1988) Blood Coagulation. In: Arias IM, Jakoby WB, Popper H, Schachter D, Shafritz DA (eds) The Liver: Biology and Pathology, 2nd ed. Raven Press, New York, pp 1033—1042
4. Colombi A (1970) Early diagnosis of fatal hepatitis. Digestion 3: 129—145
5. Cordova C, Musca A, Violo F, Alessandri C, Vezza E (1982) Improvement of some blood coagulation factors in cirrhotic patients treated with low doses of heparin. Scand J Haematol 29: 235—240
6. Ekindjian OG, Devanlay M, Duschassaing D, Leluan G, Kammerer J, Fouet P, Auget JL, Maccario J (1981) Multivariate analysis of clinical and biological data in cirrhotic patient: application to prognosis. Eur J Clin Invest 11: 213—220
7. Heene DL (1975) Gerinnungsstörungen bei portaler Hypertension. Z Gastroenterol 13: 147—157
8. Markus BH, Hottenrott C, Scharrer I, Ernst W, Hauser I, Wenisch HJC, Encke A (1989) Lebertransplantation bei schwerer Hämophilie A mit sequentieller vierfach-immunsuppressiver Therapie. Z Gastroenterol 27: 46 (Abstract)
9. Paumgartner H (1975) The handling of indocyanine green by the liver. Schweiz Med Wschr 105 [Suppl]: 1—30
10. Pugh RNH, Murray-Lyon IM, Dawson JL (1973) Transection of oesophagus for bleeding oesophageal varices. Br J Med 60: 646—649
11. Tygstrup N (1966) Determination of the hepatic elimination capacity of galactose by single injection. Scand J Clin Lab Invest 23: 118—125
12. Vogel GE, Komm CH, Lorenz R, Bottermann P (1984) Das akute Leberversagen — neue therapeutische Aspekte. Intensivbehandlung 9: 6—66

Korrespondenz: Dr. med. D. Hüppe, Berufsgenossenschaftliche Krankenanstalten Bergmannsheil Bochum, Universitätsklinik, Gilsingstraße 14, D-4630 Bochum 1, Bundesrepublik Deutschland.

Schwere hepatische Komplikationen in der Spätschwangerschaft. Fallbeispiele, Diagnostik, Therapie

A. Ochs[1], A. Kraft[1], H. Arnold[2], K. P. Maier[3] und W. Gerok[1]

[1] Medizinische Klinik I und II der Universität Freiburg,
[2] Innere Abteilung des Evangelischen Diakoniekrankenhauses Freiburg,
Akademisches Lehrkrankenhaus der Universität Freiburg,
[3] Medizinische Klinik, Gastroenterologie, Städtische Krankenanstalten Eßlingen,
Akademisches Lehrkrankenhaus der Universität Tübingen,
Bundesrepublik Deutschland

Hepatische Komplikationen im letzten Schwangerschaftsdrittel sind erfreulicherweise selten. Von 56 000 Frauen zeigten nur 50 (= 0,1%) Lebererkrankungen während der Schwangerschaft [11]. Ein Großteil dieser Lebererkrankungen war durch Virushepatitiden oder durch die benigne rekurrierende Schwangerschaftscholestase bedingt. Die früher infauste Prognose weniger bekannter Krankheitsbilder wie das der akuten Schwangerschaftsfettleber (ASFL) und des HELLP-Syndromes konnte durch die rechtzeitige Diagnose und die darauffolgende rasche Beendigung der Schwangerschaft deutlich verbessert werden. An Hand von drei Fallbeispielen sollen die Diagnose, Differentialdiagnose sowie die Therapie diskutiert werden.

Sheehan hat 1940 die akute Schwangerschaftsfettleber als „acute yellow atrophy" beschrieben und histologisch von der fulminanten Hepatitis abgegrenzt (Erstbeschreibung vielleicht schon von Tarnier 1857 in [14]). Die Erkrankung führt über eine globale Mebranschädigung der Mitochondrien zu einer mikrovesikulären Verfettung der Hepatozyten (aber auch anderer Organsysteme), wie sie auch zum Beispiel beim Reye-Syndrom oder bei angeborenen Harnstoffzyklusdefekten gefunden werden [14]. Typisch ist eine Verfettung der Hepatozyten, der Kern bleibt jedoch mittelständig. Selten finden sich ausgeprägte Zellnekrosen, treten sie auf, sind sie verknüpft mit einem profunden Schockzustand und extrem hohen Transaminasen wie bei akuter Virushepatitis. Es findet sich nur eine minimale Entzündungsreaktion.

Mit einem Fall einer akuten Schwangerschaftsfettleber ist bei je 13 000 Geburten zu rechnen, typischerweise zwischen der 30. und 40. Woche, im Mittel in der 36. Woche [2, 4, 8, 9]. Die Häufigkeit wird sich vermutlich durch das Erkennen klinisch blander Fälle in Zukunft erhöhen. Schwangerschaften mit männlichen Feten oder Zwillingen (bis zu 20%, normalerweise zu erwarten 1,25%) sind überdurchschnittlich häufig betroffen. Fast obligat sind ein sichtbarer Ikterus, Erbrechen (mit Kaffeesatz oder Blut) und Oberbauchbeschwerden, in circa 60% der Fälle finden sich Zeichen der EPH-Gestose und psychische Veränderungen. Selten treten diese Zeichen erst nach der Entbindung auf. Die wichtigsten Symptome sind in Tabelle 2 wiedergegeben. Je nach Schweregrad ist das Schicksal der Patienten geprägt durch Leberversagen, Gerinnungsstörungen, Hirnödem mit Koma, Nierenversagen, Infektionen und diffusen Blutungen, hauptsächlich gastrointestinal.

Das Akronym HELLP-Syndrom (Hemolysis, Elevated Liverenzymes, Low Platelets) wurde 1982 von Weinstein [15] eingeführt, dem der Verdienst zukommt, einer schon länger bekannten schweren Komplikation der Präeklampsie [1, 5] eine griffige Bezeichnung zu geben und damit bekannt zu machen. Ebenfalls im letzten Schwangerschaftsdrittel kommt es zu ganz ähnlichen Symptomen wie bei der ASFL. Übelkeit und Erbrechen, Oberbauchbeschwerden und ein Ikterus treten auf. Selten können diese Symptome auch nach der Entbindung auftreten. Die EPH-Gestose muß nicht notwendigerweise schwer verlaufen, sie kann monosymptomatisch sein oder unerkannt bleiben. Häufig findet sich ein Mangelkind. Wahrscheinlich führt ein gestörter Prostaglandinmetabolismus zu Gefäßspasmen im Bereich der kleinen hepatischen Arterien. Diese wiederum können eine lokale Koagulopathie mit Fibrinablagerungen in den Sinusoiden [1, 5], aber auch Gefäßrupturen mit nachfolgender Hämorrhagie in das Lebergewebe nach sich ziehen. So wird auch das Entstehen der mikroangiopathischen Hämolyse gesehen [13]. Leberhämorrhagien mit und ohne Kapselruptur und auch diffus verteilte Leberinfarkte können in der Computertomographie nachgewiesen werden und sonographisch entgehen [11]. Obwohl das HELLP-Syndrom nur durch die Laborkonstellation definiert ist, können die obengenannten Leberveränderungen als charakteristisch angesehen werden. Typische Laborveränderungen sind: Thrombozyten 43 000/µl (14 000—120 000/µl), GOT und GPT um 80 U/l (30—600 U/l), LDH: 390 U/l (300—3000 U/l), Nachweis von Fragmentozyten (In Klammern finden sich die Streubereiche, Normalwerte sind den Tabellen zu entnehmen. Aus [3, 5—7, 11, 15] und eigenen Fällen.). Bei je 220 Schwangerschaften ist mit einem HELLP-Syndrom zu rechnen (oder 9,5% der Patienten mit Präeklampsie [6]). Eine Zusammenstellung von Loos [6] zeigt bei einer Gesamtzahl von 346 Fällen 5% mütterliche und 25% perinatale Todesfälle. Erstaunlicherweise waren offensichtlich keine Zwillingsschwangerschaften vertreten. Erstgebährende scheinen häufiger betroffen [13].

Fallbeispiele

Akute Schwangerschaftsfettleber

Eine 30jährige Erstgravida wird in der 33. Schwangerschaftswoche (Zwillinge) stationär eingewiesen, da sie bei bisher ungestörter Schwangerschaft in den letzten Tagen 6 kg Gewicht zugenommen hatte. Ferner waren Knöchelödeme und kurz vor Aufnahme Übelkeit und Erbrechen mit Kaffeesatzbeimengung hinzugekommen. Bei Aufnahme wurde zusätzlich ein deutlich sichtbarer Haut- und Sklerenikterus sowie multiple Spidernaevi gefunden. Die Anamnese war leer für Drogen, Alkohol, Hepatitis und andere chronische Lebererkrankungen. Die Patientin war zunächst psychisch und neurologisch unauffällig, sonographisch ließ sich ein Aufstau der Gallenwege ausschließen, die Leber erschien eher echogen und klein. Das rechte Nierenbecken zeigte einen diskreten Aufstau. Die wichtigsten Laborwerte sind in Tabelle 1 zusammengefaßt. 16 Stunden nach Aufnahme entschloß man sich zur Sectio caesarea, zwei männliche Feten konnten entbunden werden. Beide überlebten nahezu komplikationslos. Intraoperativ wurde mäßiger, grünlicher Aszites gefunden, die Leber war leicht gelblich tingiert und palpatorisch induriert (wegen der Blutungsneigung der Wundflächen keine intraoperative Leberbiopsie). Der postoperative Verlauf war mütterlicherseits kompliziert. Zunächst traten heftige vaginale Nachblutungen auf, das Hämoglobin fiel auf Werte unter um 7 g/dl ab. Multiple Erythrozytenkonzentrate waren notwendig. Ferner zeigte die Patientin passager einen „flapping tremor", war zeitweise somnolent, desorientiert oder aggressiv, parallel dazu zeigte sich eine Erhöhung des Ammoniaks bis auf 86 mg/dl. Ein akutes Nierenversagen konnte konservativ durch Volumenersatz, Dopaminzufuhr und Gabe von Furosemid beherrscht werden. Die Gerinnungsstörung wurde mit Thrombozytenkonzentraten, AT III, Fresh Frozen Plasma und initial einmal mit PPSB (Phrothrombin, Proconvertin, Stuart Power Faktor und antihämophiles Globulin B) behandelt. Nach 26 Tagen wurde durch Laparoskopie eine Leberbiopsie entnommen. Die Leber erschien inzwischen makroskopisch unfällig. Histologisch fand sich in der Fettfärbung eine diskrete, jedoch eindeutige mikrovesikuläre Verfettung der Hepatozyten mit zentralständigem Kern. Offensichtlich waren die hepatischen Veränderungen durch den Zeitabstand zum

Tabelle 1. Wichtige Laborwerte der drei Fallbeispiele sind angegeben. Außerdem wurden bei allen Patientinnen folgende Untersuchungen durchgeführt und waren negativ bzw. nicht richtungsweisend: Serologie für Hepatitis A und B, Zytomegalie-Virus, Epstein-Barr-Virus, Caeruloplasmin, Ferritin, Antimitochondriale Antikörper, indirekte und direkter Coombstest

	Normalwert	ASFL	HELLP 1	HELLP 2
GOT (U/l)	<15	60	320	590
GPT (U/l)	<17	62	320	590
Bilirubin gesamt (mg/dl)	<1,02	13	6	10
Bilirubin direkt	—0,3	6,8	3,44	5,8
Hämoglobin (g/dl)	—16	5,9	8,0	7,5
Thrombozyten/µl	—290 000	40 000	47 000	20 000
Leukozyten/µl	—10 000	27 000	14 000	32 000
Diff.-BB.		Normoblasten	—[1]	Schistozyten Normoblasten
Haptoglobin (mg/dl)	50—150	0	31	<5
LDH (U/l)	<200	1454	31343	3472
PTT (sec)[2]	—35	73	57	64
Prothrombinzeit (%)	70—100	35	100	27
Fibrinogen (mg/dl)	160—450	41	300	84
AT III (%)	80—130	24	—	10
Reptilasezeit (sec)	<16	—	—	22
Fibrinogen-spaltprodukte (µg/ml)	<10	+ +[3]	—	160[3]
Kreatinin (mg/dl)	<1,5	3,4	1,3	7,6
Harnsäure (mg/dl)	<6,5	15,5	8,6	14,9

[1] „—" bedeutet, Bestimmung nicht durchgeführt oder Wert nicht auffindbar. [2] PTT = Partielle Thromboplastinzeit, [3] Im Fall der ASFL keine quantiative Angabe.

akuten Ereignis bereits deutlich rückläufig. Ein Jahr später fanden sich bei der Mutter noch diskret erhöhte Leberwerte (GOT und GPT um 30 U/L), die Zwillinge haben sich normal entwickelt.

HELLP-Syndrom 1

Eine 26jährige Erstgravida kam in der 36. Schwangerschaftswoche wegen Unterleibsbeschwerden und periodenstarker vaginaler Blutungen zur Aufnahme. Bei Aufnahme wurde eine leichte Hypertonie festgestellt und ein β-Blocker verordnet. Am nächsten Tag wurde ein Ikterus sichtbar, ferner erhöhte sich der Blutdruck plötzlich auf diastolische Werte um 120 mm Hg. Die Laborwerte gehen aus Tabelle 1 hervor. Aus maternaler und fetaler Indikation entschloß man sich zur Sectio caeasarea. Es wurde ein männliches Frühmangelkind von 1750 g, 42 cm und einem Apgar von 5/10/10 entbunden, welches sich nach intensivmedizinischer Behandlung inzwischen normal entwickelt hat. Intraoperativ wurde eine Leberbiopsie entnommen, es kam zu einem kleineren subkapsulären Hämatom im Punktionsbereich. Die Histologie erbrachte eine geringschätzige destruierende Cholangitis mit deutlicher Cholestase, ferner eine ausgeprägte unspezifisch-reaktive Hepatitis. Eine immunohistochemische Darstellung von hepatischen Fibrinablagerungen wurde nicht durchgeführt. Nach der Entbindung kam es rasch zur Rückbildung aller pathologischer Laborparameter, nach 15 Tagen konnte die Patientin nach Hause entlassen werden.

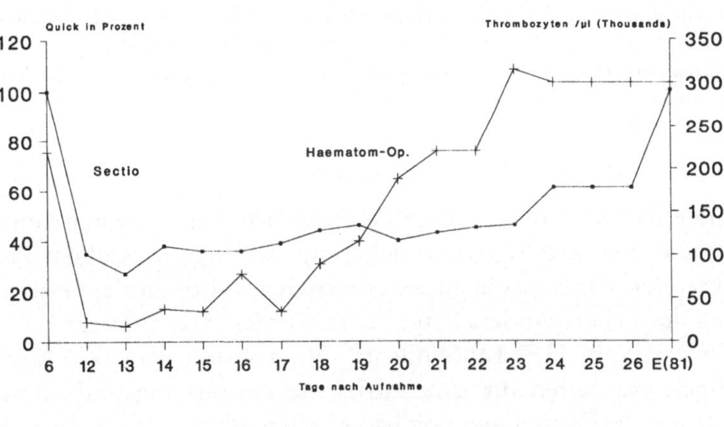

Abb. 1. HELLP-Syndrom: Dargestellt ist der Verlauf des Quickwertes (Prothrombinzeit) und der Thrombozyten. Die Patientin war bereits elf Tage stationär, als ein akutes Ereignis zu einer dramatischen Verschlechterung der Gerinnungssituation führte. Nach operativer Ausräumung von großen Bauchdeckenhämatomen haben sich die Gerinnungswerte erholt

HELLP-Syndrom 2

Die 26jährige Zweitgravida hatte zwei Jahre zuvor einen Abort in der 20. Schwangerschaftswoche. Es lag eine RH-Inkompatibilität vor. Die Patientin wurde in der 34. Schwangerschaftswoche wegen sonographischer Diagnose einer fetalen Retardierung um vier Wochen in ein auswärtiges Krankenhaus aufgenommen, es wurde Bettruhe verordnet und eine Infusionstherapie durchgeführt. Nach elf Tagen kam es aus relativem Wohlbefinden zu einer Fieberzacke von fast 40 °C axillär, eine Blutkultur zeigt später Wachstum eines Keimes der Pseudomonasgruppe. Das Fieber sprach auf Rocephin® an. Am nächsten Tage kam es zu einer deutlichen Verschlechterung der Gerinnungswerte mit einem Abfall der Thrombozyten auf 20 000/µl und des Quickwertes auf 40% (Verlauf Abb. 1). Unter Gabe von FFP (Fresh Frozen Plasma) und Thrombozytenkonzentraten wurde dann ebenfalls eine Sectio caesarea durchgeführt und ein männliches Frühmangelkind (etwa vier Wochen zurück, 2000 g, Apgar 4/8/9) entbunden, dem es inzwischen gut geht. Postoperativ entwickelte die Mutter ein Nierenversagen, große Bauchdeckenhämatome, ferner ließ sich die Gerinnungssituation zunächst nicht stabilisieren. Zunächst wurde eine zweimalige Plasmapherese unter der Vorstellung eines hämolytisch-urämischen Syndromes durchgeführt. Ferner war die Patientin drei Wochen dialysepflichtig. Eine protrahierte Verbrauchskoagulopathie wurde aus verlängerter Reptilasezeit, Nachweis von Fibrinogenspaltprodukten unter der bereits oben beschriebenen Thrombozytopenie, verlängerter PTT und erniedrigter Thromboplastinzeit angenommen, offensichtlich durch die großen Bauchdeckenhämatome unterhalten. Nach deren operativer Ausräumung trat eine zögernde Besserung ein. Außerdem wurden Einblutungen in die Nebennieren und ein subkapsuläres Leberhämatom computertomographisch und sonographisch erfaßt. Die Nieren waren verändert wie bei einem akuten Nierenversagen, noch 5 Wochen nach der Sectio konnte ein immer wieder nachlaufender Pleuraerguß rechts gefunden werden. Intraoperativ (Sectio caesarea) wurde wegen der Gerinnungssituation keine Biopsie entnommen. Später konnte sich die Patientin zu einer Biopsie nicht entschließen. Die Nachkontrolle nach einem Jahr erbrachte einen Normalbefund.

Diskussion

Der erste Fall zeigt die klassische Konstellation einer akuten Schwangerfettleber mit histologischer Sicherung. Wichtig ist, daß der Pathologe von der Verdachtsdiagnose unterrichtet wird, idealerweise sollte ein Teil des Leberzylinders tiefgefroren werden, was auch für Biopsien bei Verdacht auf HELLP-Syndrom gilt. Es sind dann alle Voraussetzungen geschaffen für eine suffiziente Fettfärbung und immunohistochemische Darstellung von hepatischen Fibrinablagerungen. Fallbeispiel 2 zeigt eine leichte Verlaufsform eines HELLP-Syndromes, die uncharakteristische Histologie spricht nicht dagegen, da das Syndrom nur durch die Laborkonstellation geprägt ist. Fallbeispiel 3 zeigt eine schwere Verlaufsform eines HELLP-Syndromes mit Nachweis von Lebereinblutungen ohne Kapselruptur und weiteren hämorrha-

Tabelle 2. Charakteristische Symptome und anamnestische Daten bei ASFL. Die Bewertung der Wichtigkeit ist natürlich subjektiv. Für das HELLP-Syndrom gelten ähnliche Angaben, Erstgravide sind hier vermehrt betroffen. Der Nachweis einer Fruchtretardierung gelingt häufiger

Symptome und anamnestische Daten bei ASFL

Symptom/Anamnese	Häufigkeit bei ASFL	Wichtig für Diagnose	Bemerkungen
Übelkeit, Erbrechen	90—100%	***	Auftreten 0 bis 18 Tage vor Ikterus und Entbindung
Kaffeesatzerbrechen	40%	*	
Oberbauchbeschwerden/ Sodbrennen	66%	*	
Ikterus	90—95%	***	in 8% der Fälle erst postpartal,
Auftreten im letzten Schwangerschaftsdrittel	98%	***	auftreten zwischen der 28. und 40. Woche, im Mittel in der 36. Woche
Psychische Veränderungen, Enzephalopathie, Koma	98%	*	Gereiztheit, Persönlichkeitsveränderung, hepatisches Koma aller Schweregrade, durch Hypoglykaemie möglicherweise verschlechtert
Zeichen der EPH-Gestose mit Knöchelödemen, Proteinurie und art. Hypertension	bis zu 60%	**	in der Schwangerschaft sonst nur in 7% der Fälle
Spidernaevi/Palmarerythem	bis 70%	—	auch in bis zu 70% der ungestörten Schwangerschaft
Zwillingsschwangerschaft	bis zu 20%	**	zu erwarten in der ungestörten Schwangerschaft: circa 1,25%
Juckreiz	selten	***	wichtiges Kriterium zur Abgrenzung von der benigen Schwangerschaftsscholestase

Tabelle 3. Wichtige Laborwerte zur Diagnose der ASFL. Zur exakten Diagnose der Verbrauchsreaktion und der Einstufung des Schweregrades sind noch weitere Untersuchungen notwendig: Antithrombin III (AT III, 80—110% Normalwert, gegen Ende der Schwangerschaft häufig erniedrigt), Reptilasezeit, partielle Thromboplastinzeit, eventuell Einzelfaktorenanalyse, Blutungszeit, Plasminogen, Antiplasmin. Ferner können die D-Dimer-Serumwerte bestimmt werden (normal bis 600 ng/ml in der Schwangerschaft, bis 2100 ng/ml im Wochenbett, bei manifester Gerinnung werden Werte von 50 000—390 000 ng/ml gefunden [6])

Laborchemische veränderungen

Laborwert	Normalwert (Frau)	häufiger Bereich bei ASFL	Streubereich bei ASFL	Häufig- keit d. Verände- rung	Wichtig für Dia- gnose	In der normalen Schwangerschaft	Bemerkungen
SGOT Aspartatamino- transferase	5—15 U/l	<250 U/l	38—4500 U/l	100%	***	unverändert	extreme Werte nur bei profun- dem Kreislauf- schock
SGPT Alaninamino- transferase	4—17 U/l	<220 U/l	25—3000 U/l	100%	***	unverändert	
Bilirubin	<1 mg/100 ml	4—9 mg/100 ml	2—>30 mg/100 ml	100%	***	unverändert	in 8—10% postpartal plazentar gebilde- tes Isoenzym er- höht, * Norm- wert laborab- hängig
Aph. Alkalische Phosphatase	60—220 U/l	400—600 U/l	250—1200 U/l	100%	—	2—3fach erhöht	
Serum-Albumin	3,6—4,6 g/100 ml	<2,5 g/100 ml	1,5—3,4 g/100 ml	100%	*	erniedrigt bis 2 mg/100 ml	Verdünnungsef- fekt durch Plas- maexpansion, γ- Globuline ver- mehrt.
Kreatinin	0,7—1,5 mg/100 ml um 2 mg/100 ml		0,8—4,5 mg/100 ml	85%	*	unverändert	falsch niedrige Werte durch Be- einflussung der Methode bei Ik- terus II

Harnstoff	11—35 mg/100 ml	um 80 mg/100 ml	18—220 mg/100 ml	65—80%	*	unverändert	Nachweis eines akuten Nierenversagens in 20% der Fälle.
Harnsäure	2,6—6,5 mg/100 ml	11 mg/100 ml	6—18 mg/100 ml	70—90%	***	unverändert	auch bei EPG-Gestose erhöht.
Prothrombinzeit	100%	30—60%	10—100%	um 70%	**	—	
Fibrinogen	160—450 mg/100 ml	um 100 mg/100 ml	25—200 mg/100 ml	100%	**	erhöht gegen Ende der Schwangerschaft	niedrignormale Werte können bereits einem Fibrinogenabfall entsprechen
Fibrin-(ogen)-spaltprodukte	<10 µg/ml	—	10—600 µg/ml	30%	*		Nachweis einer Verbrauchskoagulopathie in bis zu 30% der Fälle, klinisch aber nicht immer evident
Thrombozyten	>290 000/µl	90 000/µl	15—250 000/µl	100%	***	unverändert bis erhöht postpartal bei Geburt bis 15 000/µl mit Linksverschiebung erniedrigt durch Plasmaexpansion (um 11 g/100 ml) nicht nachweisbar	
Leukozyten	<10 000/µl	um 15 000/µl	10—45 000/µl	100%	*		bei Leukozytose zunächst meist kein Erregernachweis.
Hämoglobin	12—16 g/100 ml	um 11 g/100 ml		—	—		Hb-Wert abhängig von Blutungskomplikationen
Normoblasten/kernhaltige Erythrozyten	keine	—	—	bis 90%	***		Auftreten wird als Ausdruck extramedulärer hepatischer Blutbildung angesehen

                                A. Ochs et al.

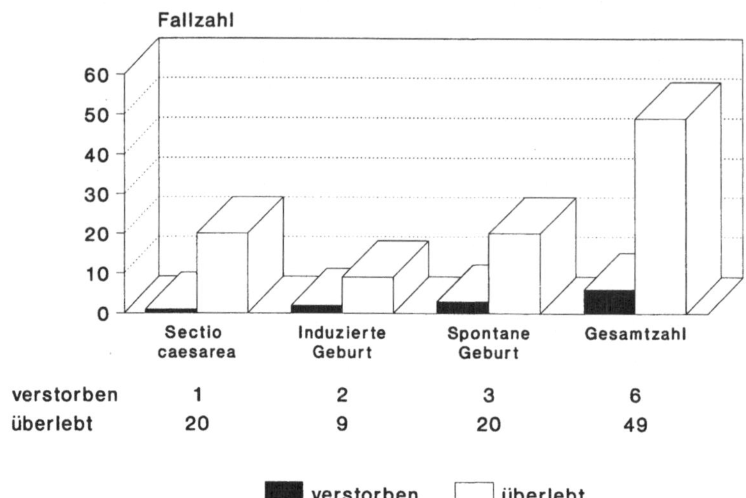

Abb. 2. Müttersterblichkeit bei ASFL: 55 Fälle wurden zusammengestellt aus eigener Beobachtung und Publikationen von 1976 bis 1986

gischen Komplikationen. Zurecht mag eingewendet werden, daß es sich um eine akute Schwangerschaftsfettleber gehandelt haben könnte, allerdings liegt keine Histologie vor. In der Tat sind die beiden Krankheitsbilder auch histologisch nicht immer eindeutig zu unterscheiden. Es wird diskutiert, ob es sich nicht um verschieden schwere Verlaufsformen der selben Erkrankung handelt [9—11].

Diagnostik

Die Diagnose wird aus den Symptomen und anamnestischen Angaben sowie aus einer typischen Laborkonstellation gestellt, wie sie in den Tabellen 2 und 3 zusammengestellt sind. Zur Interpretation der Laborwerte haben wir die schwangerschaftstypischen Abweichungen von den Normalwerten mit angeführt. Diese Angaben sind für das HELLP-Syndrom weitgehend identisch, wobei bei letzterem Erstschwangerschaften und Fruchtretardierung [13] häufiger sind und definitionsgemäß Zeichen der Präeklampsie zu finden sind. Wie berichtet, können diese Zeichen jedoch sehr bland sein. Schwierig wird die Diagnose, wenn beide Krankheitsbilder erst nach der Entbindung voll zur Ausbildung kommen, was gelegentlich der Fall ist. Das Vorgehen bei

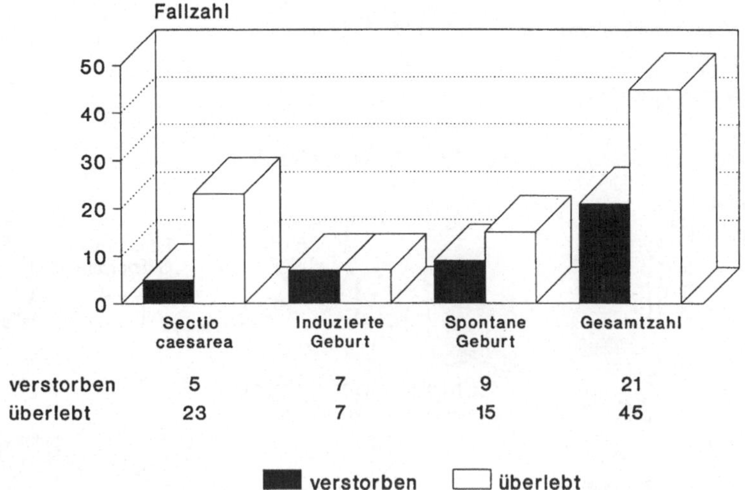

Abb. 3. Perinatale Sterblichkeit bei ASFL aus der gleichen Zusammenstellung wie Abb. 2. Insgesamt 66 Feten/Säuglinge bei elf Zwillingsschwangerschaften. Auch hier findet sich die niedrigste Sterblichkeit in der Gruppe „Sectio caesarea"

Verdacht auf diese Erkrankungen ist in Abb. 4 gezeigt. Falls man sich zu einer Sectio caesarea entschließt, kann unter Sicht eine Leberbiospie gewonnen werden. Gerade beim HELLP-Syndrom ist die Biopsie-entnahme jedoch nicht unumstritten [11]. Nach Entbindung kann eine Computertomographie den Fettgehalt, hepatische und sonstige abdominelle Einblutungen oder Leberinfarkte zeigen, Diagnosen, die sonographisch entgehen können [11].

Differentialdiagnose

Wie erwähnt, sind hepatische Komplikationen in der Schwangerschaft sehr selten, differentialdiagnostisch kommen jedoch sämtliche hepatobiliären Ursachen in Frage. Führend sind auch in der Schwangerschaft akute Virushepatitiden. Falls diese mit einem Leberversagen einhergehen, liegen die Transaminasen bei über 1000 U/l. Allerdings können auch bei ASFL und HELLP bei profusen Schock oder schweren hepatischen Einblutungen sehr hohe Transaminasen auftreten [10, 13]. Beinödeme und das Vorliegen einer Hyptertonie sind bei Virushepatitis ungewöhnlich. Die Virusserologie kann weiterhelfen. Alkoholtoxische und drogeninduzierte Hepatitiden sollten sich anam-

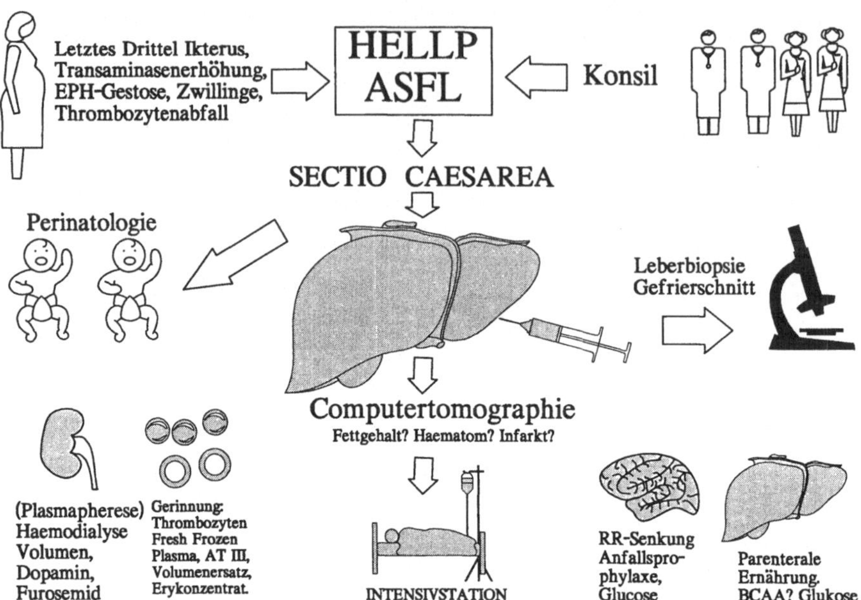

Abb. 4. Vorschlag zum Procedere: Bei Verdachtsdiagnose HELLP/ASFL sollte ein Team aus Perinatologen, Gynäkologen und Internisten das Vorgehen festlegen. Wenn vertretbar, sollte eine Leberbiopsie einer Fettfärbung und Fibrindarstellung unterzogen werden. Die Behandlung der mütterlichen Komplikationen ist nur stichwortartig angegeben, siehe Text und spezielle Kapitel in diesem Buch

nestisch erfassen lassen, notfalls hilft die Biopsie. Eine seltene Differentialdiagnose könnte ein fulminantes Leberversagen bei Morbus Wilson sein, hier wird ebenfalls eine hämolytische Anämie gefunden, das Caeruloplasmin kann durch den Leberzelluntergang falsch normal sein. Ein Kayser-Fleischer-Kornealring oder die Leberkupferbestimmung können die Diagnose erhärten. Akute Erkrankungen der Gallenblase und der Gallenwege sollten sonographisch abgrenzbar sein.

Nur in der Schwangerschaft, meist ebenfalls im letzten Trimester, tritt außer ASFL und HELLP die benigne rekurrierende Schwangerschaftscholestase auf. Ein mäßiger Ikterus, meist ohne Erhöhung der Transaminasen, und insbesondere ein quälender Juckreiz sind pathognomonisch. Vorausgegangene Episoden von Ikterus und Juckreiz bei früheren Schwangerschaften oder unter Antikonzeptiva stützen die Diagnose. Erniedrigte Werte der Thromboplastinzeit reagieren auf Vitamin-K-Gabe. Die Erscheinungen bilden sich nach der Entbindung zurück, die perinatale Sterblichkeit soll leicht erhöht sein [11, 13]. Nur in der Schwangerschaft tritt ferner ein Ikterus bei Hyperemesis gravidarum auf, typischerweise jedoch in der ersten Hälfte. Die Ursachen für eine mäßige Transaminasenerhöhung und eine Bilirubinerhöhung bis 4,5 mg/dl sind bisher schlecht verstanden. Bei Fällen, die eine Klinikaufnahme zur Rehydratation notwendig machen, sollte ferner eine Hyperthyreose ausgeschlossen werden [11].

Therapie

Die Behandlung der hepatischen und sonstigen Komplikationen unterscheidet sich nicht von der Behandlung eines Leberversagens außerhalb der Schwangerschaft. Dazu sei auf ausführliche Darstellungen innerhalb dieser Publikation verwiesen (Kapitel: Hepatische Enzephalopathie, Leberersatz und Transplantation, akutes Leberversagen, hepatische Koagulopathie und portale Hyptertension). In aussichtslosen Fällen, insbesondere im Rahmen einer ASFL, sollte an die Möglichkeit einer Lebertransplantation gedacht werden [10]. Zusätzlich zur Therapie des Leberversagens kann die Behandlung der Eklampsie kommen. Anfallsprophylaxe und Hypertonieeinstellung stehen im Vordergrund. Besonders sorgfältig ist auf den Blutzucker zu achten, da Krampfanfälle und psychische Veränderungen durch schwere hepatische Hypoglykämien ausgelöst sein können.

Rasche Geburtsbeendigung

Unsere Fallberichte sowie die Literaturangaben [4, 9—11] favorisieren eine rasche Beendigung der Schwangerschaft nach Diagnosestellung. Für die ASFL haben wir 55 Fälle mit 66 Feten (11 Zwillingsschwangerschaften) zusammengestellt (Literatur und eigener Fall von 1976—1986, Abb. 2 und 3). Die perinatale und Müttersterblichkeit war jeweils in der Gruppe „Sectio caesarea" am niedrigsten. Auch Weinstein [15] propagiert die Schnittentbindung bei Verdacht auf HELLP-Syndrom, außer, wenn der geöffnete Muttermund eine rasche spontane Geburt erwarten läßt. Loos [6] empfiehlt ebenfalls eine Schnittentbindung über eine längsgerichtete Schnittführung, um Blutungskomplikationen zu vermeiden. Da beim HELLP-Syndrom mit hepatischen Hämorrhagien zu rechnen ist, ist bei vaginaler Entbindung die Gefahr einer Kapselruptur mit einzubeziehen [6].

Die Entscheidung zur frühzeitigen Entbindung, bevorzugt über Sectio caesarea, sollte von Gynäkologen, Perinatologen und Internisten gemeinsam getroffen werden unter Einbeziehung des Schweregrades des mütterlichen Krankheitsbildes und des Reifegrades des Feten. Eine histologische Diagnosesicherung ist zur Therapieentscheidung nicht notwendig, zumal keine der genannten anderen schweren Lebererkrankungen von einem Bestehenlassen der Schwangerschaft profitieren.

Literatur

1. Arias F, Mancilla-Jimenez R (1976) Hepatic fibrinogen deposits in pre-eclampsia—immunofluorescent evidence. N Engl J Med 295: 578—582
2. Burroughs AK, Song NH, Dojcinov DM, Scheuer PJ, Sherlock S (1982) Idiopathic acute fatty liver of pregnancy in 12 patients. Quart J Med 204: 481—497
3. Dadak CH, Feiks A, Lasnik E (1986) Das HELLP-Syndrom: Eine seltene, bedrohliche Komplikation bei Präeklampsie. Geburtsh u Frauenheilk 46: 637—639
4. Hou SH, Levin S, Ahola S, Listen J, Omicioli V, Dandrow R, Papageorge W, Kaplan M (1984) Acute fatty liver of pregnancy—Survival with early cesarean section. Dig Dis Sci 29: 449—452
5. Killam AP, Dillard SH, Patton RC, Pederson PR (1975) Pregnancy-induced hypertension complicated by acute liver disease and disseminated intravascular coagulation. Am J Obstet Gynecol 123: 823—828
6. Loos W, Rath W, Kuhn W, Graeff H (1988) Geburtshilfliches Vorgehen beim HELLP-Syndrom. Hämostaseologie 8: 123—128
7. Mathis G, Parschalk O, Sutterlütti G, Helfenbein E (1988) Schwere Thrombozytopenie, Hämolyse und Leberfunktionsstörung in der Spätschwangerschaft. HELLP-Syndrom. Deutsch Med Wschr 113: 1598—1600
8. Pockros PJ, Peters RL, Reynolds TB (1984) Idiopathic fatty liver of pregnancy: findings in ten cases. Medicine 63: 1—11
9. Riely CA, Latham PS, Romero R, Duffy TP (1987) Acute fatty liver of pregnancy. Reassessment based on observations in nine patients. Ann Intern Med 106: 703—706
10. Riely CA (1987) Acute fatty liver of pregnancy. Semin Liv Dis 7: 47—54
11. Riely CA (1988) Case studies in jaundice of pregnancy. Semin Liv Dis 8: 191—199
12. Rolfes DB, Ishak KG (1985) Acute fatty liver of pregnancy: a clinicoapthologic study of 35 cases. Hepatology 5: 1149—1158
13. Rolfes DB, Ishak KG (1986) Liver disease in pregnancy. Histopathology 10: 555—570
14. Sherlock S (1983) Acute fatty liver of pregnancy and the microvesicular fat diseases. Gut 24: 265—269
15. Weinstein L (1982) Syndrome of hemolysis, elevated liver enzymes, and low platelet count: a severe consequence of hyptertension in pregnancy. Am J Obstet Gynecol 142: 159—167

Korrespondenz: Dr. med. A. Ochs, Habichtweg 9, D-7800 Freiburg, Bundesrepublik Deutschland.

Aszitestherapie

J. Schölmerich

Medizinische Klinik, Freiburg, Bundesrepublik Deutschland

Aszites kann bei verschiedenen Krankheiten auftreten. Die Pathogenese ist nicht einheitlich. Da Aszites das Symptom einer weit fortgeschrittenen Erkrankung ist, ist die Therapie in der Regel palliativer Natur. Diesem Gesichtspunkt müssen sich daher alle diagnostischen und therapeutischen Maßnahmen unterordnen. Von besonderer Bedeutung für die Intensivmedizin sind die verschiedenen Formen des Nierenversagens bei Patienten mit Lebererkrankungen, die meist mit Aszites einhergehen.

Die Differentialdiagnose der verschiedenen Aszitesursachen ist an anderer Stelle ausführlich abgehandelt worden [1]. Von besonderem Interesse ist, daß sich mittels einfach meßbarer Elektrolytbestimmungen in Urin und Serum der Erfolg einer konservativen Aszitestherapie voraussagen läßt. Hierzu sind insbesondere die fraktionelle Natriumelimination FE_{Na} und der Natrium-/Kaliumquotient im Urin geeignet. Eine fraktionelle Natriumelimination von unter 0,2% oder ein Natrium-/Kaliumquotient von unter 0,6 lassen einen Erfolg der konservativen Therapie mit Diät und Diuretika als extrem unwahrscheinlich ansehen (Vorhersagewerte $>90\%$) (Abb. 1).

Die Differenzierung des Nierenversagens bei Lebererkrankungen muß insbesondere deswegen erfolgen, da verschiedene meist iatrogene Formen des prärenalen Nierenversagens relativ häufig und therapeutisch angehbar sind, während das echte „hepatorenale Syndrom" sich bislang den therapeutischen Bemühungen entzieht. Auch diese Differenzierung benutzt im wesentlichen die fraktionelle Natriumelimination, zusätzlich werden aber Kreislaufparameter, wie beispielsweise der zentrale Venendruck oder der linksatriale Füllungsdruck verwandt,

　　　　　　　　　J. Schölmerich

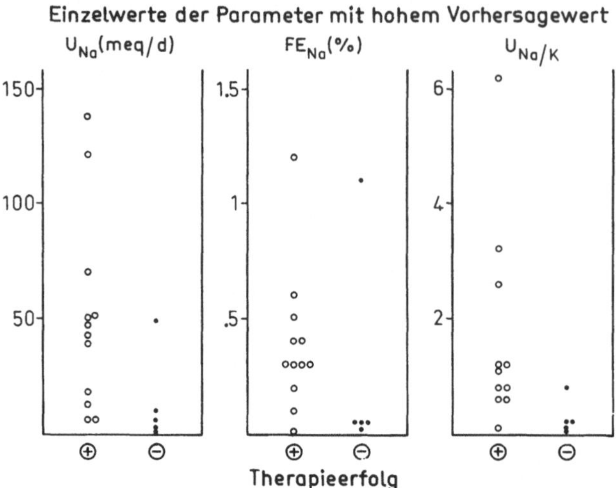

Abb. 1. Vorhersage des Therapieerfolgs (Diuretikatherapie) bei Aszites-Urinelektro-lyte. FE_{Na} = fraktionelle Natriumausscheidung

um das echte hepatorenale Syndrom von den anderen Formen abzu-grenzen [2].

Unter dem Begriff „Pseudopatorenales Syndrom" lassen sich ins-besondere das prärenale Nierenversagen bei Reduktion des Plasma-volumens durch Diuretikatherapie, Diarrhoe, Erbrechen und Para-zentese, das multiple Organversagen, Immunkomplexnephritiden bei Hepatitis B, eine disseminierte intravasale Gerinnung bei akuter Le-bererkrankung und akute Tubulusnekrosen bei Cholestase zusam-menfassen. Finden sich bei einem Patienten mit Nierenversagen bei Leberzirrhose ein erniedrigter zentraler Venendruck und eine fraktio-nelle Natriumelimination von unter 1%, sollte in jedem Fall der Ver-such einer Volumenauffüllung unternommen werden. Bleibt diese er-folglos, so ist die Diagnose eines echten hepatorenalen Syndroms als weitgehend sicher anzusehen.

Die Indikation zur Therapie eines Aszites besteht dann, wenn sich ein gespanntes Abdomen mit Zwerchfellhochstand, Dyspnoe, Schmer-zen und Ausbildung von Hernien oder Pleuraergüssen finden, oder wenn Asziteskomplikationen, wie zunehmende Herzinsuffizienz, re-zidivierende Oesophagusvarizenblutungen oder Anorexie und Pro-teinkatabolismus auftreten.

Die Basistherapie besteht in der Reduktion der Kochsalzzufuhr auf maximal 3 g Natrium pro Tag. Jedes Gramm Natrium, das im Überschuß zugeführt wird, verursacht eine Wasserretention von 200 bis 300 ml. Eine Flüssigkeitrestriktion ist nur bei Absinken der Natriumkonzentration unter 130 mval/l (Verdünnungshyponatriämie) erforderlich. Diese Maßnahmen führen bei 10—20% der Patienten zu einer Aszitesausschwemmung [1].

Von den zahlreichen wirksamen Diuretika sind aus verschiedenen Gründen nur wenige für die Therapie des Aszites bei Leberzirrhose geeignet. So sind bei einzelnen Substanzen (Etozolin, Triamteren) die pharmakokinetischen Veränderungen dominierend, während bei anderen (Furosemid, Thiazide) die pharmakodynamischen Veränderungen im Vordergrund stehen [1]. Bei anderen Substanzen sind die Komplikationsraten besonders hoch (Acetazolamid, Etacrynsäure).

Medikament der ersten Wahl ist Spironolakton, das möglicherweise nicht nur renal, sondern auch extrarenal über eine Senkung der portalen Hypertension wirksam ist. Da unter einer Monotherapie mit Spironolakton aber in Einzelfällen eine Therapieresistenz auftritt und zusätzlich die Gefahr von Hyperkaliämie droht, hat sich eine Kombination von kaliumsparender Substanz (Spironolakton) mit einem weiter proximal angreifenden Diuretikum (Xipamid) bewährt. Xipamid muß bezüglich seiner Wirkung zwischen Schleifendiuretika und Thiaziden angesiedelt werden. Es führt zu einer protrahierten und insgesamt stärkeren Natrium- und Wasserausscheidung als Furosemid. In einer offenen Studie ergab sich für Xipamid in Kombination mit Spironolakton eine Erfolgsrate von 88% (mittlere Gewichtsabnahme $0,7 \pm 0,3$ kg/Tag) mit einer relativ niedrigen Nebenwirkungsrate von 7,7% [3]. ACE-Hemmer, die wegen der betont proximalen Natriumreabsorption bei Leberzirrhose von theoretischem Interesse wären, haben sich aus pharmakokinetischen und pharmakodynamischen Ursachen nicht bewährt und sind mit einer erheblichen Rate von Komplikationen behaftet.

Zu beachten ist, daß bei Fehlen peripherer Ödeme maximal 750 g Gewichtsabnahme pro Tag angestrebt werden sollte, da dies nach verschiedenen Untersuchungen die maximale Aszitesmenge ist, die aus der Peritonealhöhe in die Zirkulation pro Tag mobilisiert werden kann [4]. Unter einer diuretischen Aszitestherapie sind relativ engmaschige Kontrollen von Elektrolyten und Retentionswerten erforderlich, um frühzeitig das Auftreten von Komplikationen zu erkennen (Tabelle 1).

Tabelle 1. Stufenplan der Aszitestherapie bei Leberzirrhose

Stufe I

Natrium-(und Flüssigkeits-)Restriktion [3 g NaCl (1000 ml Flüssigkeit)].
Kontrollen: Elektrolytbestimmung im Urin, Urinvolumen, Gewicht, Bauchumfang.
Wenn nach vier Tagen kein Gewichtsverlust von 1,5 kg:

Stufe II

100 mg Spironolacton und 10 mg Xipamid unter Beibehaltung der Diät.
Kontrollen: Elektrolyte und Retentionswerte im Serum, Urinelektrolyte, Urinvolumen, Gewicht und Bauchumfang.
Wenn nach vier Tagen keine Gewichtsabnahme von 1,5 kg:

Stufe III

200 mg Spironolacton und 20 mg Xipamid.
Kontrollen: wie bei Stufe II.
Wenn nach vier Tagen keine Gewichtsabnahme von 1,5 kg:

Stufe IV

200 mg Spironolacton und 40 mg Xipamid.
Kontrollen: wie bei Stufe II.
Eventuell Steigerung der Spironolactondosis auf 400 mg.
Wichtig: Engmaschige Kontrollen von Elektrolyten und Retentionswerten, bei Entgleisung Diuretika unverzüglich absetzen!
Wenn nach vier Tagen keine Gewichtsabnahme von 1,5 kg:

Stufe V

Indikation zum peritoneovenösen Shunt.

Wesentliche Komplikationen sind Elektrolytentgleisungen, insbesondere Hypokaliämie und Hyponatriämie sowie ein oft irreversibles Nierenversagen und schließlich eine Enzephalopathie. Die Komplikationsrate ist umgekehrt proportional zur akzeptierten Versagerquote der konservativen Therapie. Bei Hyponatriämie und fehlendem Ansprechen auf die Therapie ist es in jedem Falle falsch, die Diuretikadosis zu erhöhen und Kochsalz zu substituieren.

Ein Aszites muß als refraktär bezeichnet werden, wenn bei korrekter Durchführung der Basistherapie und einer ausreichend dosierten und nebenwirkungsfreien Gabe von Diuretika keine Gewichtsreduktion auftritt, oder wenn diese nach initialem Erfolg wieder sistiert,

Tabelle 2. Ursachen der scheinbaren Therapieresistenz bei zirrhotischem Aszites

— Zu hohe Natriumzufuhr
— Andere Krankheitserscheinungen
— Spontane bakterielle Peritonitis
— Gastrointestinale Blutung
— Leberfunktionsverschlechterung: Akute Hepatitis — Toxine
— Nierenfunktionsstörungen: Obstruktion — Toxine (Medikamente!)
— Gestörte kardiale Funktion durch extremen Aszites

während noch größere Mengen von Aszites vorhanden sind. Ursachen einer nur scheinbaren Therapieresistenz sind insbesondere eine zu hohe Natriumzufuhr (cave: Antacida, Albumin), die gleichzeitige Gabe von diuresehemmenden Medikamenten (Aminoglykoside, nichtsteroidale Antiphlogistika) und konkomitante kardiale und renale Erkrankungen. Nach Ausschluß der Ursachen einer scheinbaren Therapieresistenz (Tabelle 2) verbleiben etwa 10—20% aller Patienten mit zirrhotischem Aszites als therapierefraktär.

In diesen Fällen wird man zu chirurgischen Therapieverfahren greifen müssen. Die Parazentese galt lange als absolut. Sie ist nach neueren Befunden aber durchaus eine effektive Alternative, wenn sie unter sorgfältiger Überwachung der Kreislaufparameter und unter ausreichendem Ersatz des verlorengehenden Eiweißes durchgeführt wird. Es ist insbesondere darauf zu achten, daß keine Störungen der renalen Funktion und kein Abfall der kardialen Füllungsparameter auftreten. Das Verfahren sollte daher nur unter intensiven Überwachungsbedingungen bei stationären Patienten angewandt werden, da eine breitere Anwendung in früheren Jahren zu höheren Komplikationsraten geführt hatte. Das Verfahren ist sicher auch nur kurzfristig anwendbar und nicht über lange Zeiträume fortzuführen.

Auch die extrakorporale Aszitesreinfusion ist nur kurzfristig wirksam und daher nur zur raschen Aszitesbeseitigung vor operativen Eingriffen oder bei durch zu aggressive Diuretikatherapie induziertem Nierenversagen sinnvoll. Unter diesen Bedingungen führt die Reinfusion von unmodifiziertem Aszites mittels einer Rollenpumpe zur raschen Normalisierung des zentralen Venendrucks, der Urinausscheidung und des Natrium-/Kaliumquotienten im Urin. Es kommt zu einer Zunahme der Natriurese und der Diurese sowie zu einer Normalisierung des Renin-Aldosteronsystems (Abb. 2) [5]. Auch die ex-

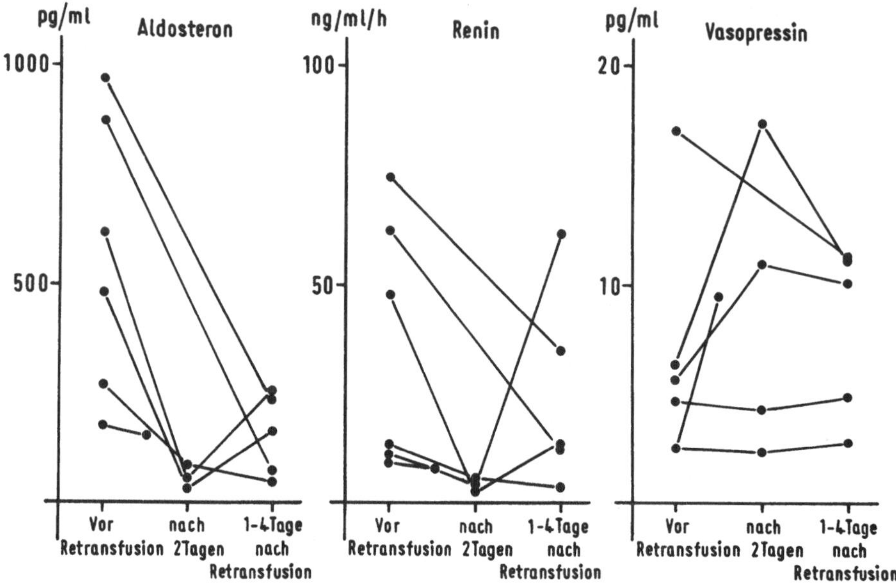

Abb. 2. Veränderung von Aldosteron, Renin und Vasopressin unter Aszitesreinfusion
[5]

trakorporale Aszitesreinfusion sollte unter einer intensiven Überwachung durchgeführt werden. Eine stündliche Retransfusionsmenge von 400 ml hat sich bewährt, das Volumen kann aber in Einzelfällen unter entsprechender Überwachung des Füllungsdrucks deutlich gesteigert werden.

Hauptkomplikation (Tabelle 3) ist eine Hyperfibrinolyse [6], die vermutlich durch die Infusion von Plasminogenaktivatoren bedingt ist. In der Regel liegt keine disseminierte intravasale Gerinnung vor, es findet sich dementsprechend weder ein Abfall von Faktor V noch von Thrombozyten über den Verdünnungseffekt hinaus, die Komplikation läßt sich durch Bestimmung des Plasminogens im Aszites vorhersagen. Bei Plasminogenaktivitäten unter 0,7 CTA U/ml sollte eine Injektion von 16 mg Dexamethason in die Peritonealhöhe erfolgen, die in der Regel zu einem Sistieren der Plasminogenaktivatorausschwemmung führt. Bei Anstieg der Plasminogenaktivität auf über 0,7 U/ml ist eine Reinfusion ohne Gefahr der Gerinnungsstörung möglich (Abb. 3).

Eine längerfristige Alternative zur extrakorporalen Reinfusion ist

Tabelle 3. Komplikationen der Aszitesreinfusion (extrakorporal: n = 16, peritoneovenöser Shunt: n = 21) [7]

Komplikation	Patienten		Ursachen
	n	%	
Gerinnungsstörung	14 von 37	37,8	Hyperfibrinolysee (reversibel) Plasminogenkonzentration < 0,7 CTA U/ml)
Blutung	5 von 37	13,5	Hyperfibrinolyse (reversibel)
Venenthrombose	3 von 21	14,2	Fehllage des venösen Schenkels
Shuntokklusion	5 von 21	23,8	peritoneo-saphenöser Shunt Fehllage des venösen Schenkels
Infektion	2 von 37	5,4	Thrombose, Endokarditis
Fieber ohne Infektion	14 von 37	37,8	Pyrotoxine (?)
Leck	2 von 21	9,5	adipöse Bauchdecken Fehllage des peritonealen Schenkels
Bauchdecken- und Skrotalödem	3 von 16	18,7	Fehllage des peritonealen Zugangs
Kardiale Dekompensation	7 von 37	18,9	chronische Nireninsuffizienz Mitralvitium
Hämatom und Shunt-Dislokation	1 von 21	4,8	Trauma

die Anlage eines peritoneovenösen Shunts [7]. Die Ergebnisse sind abhängig von der Erfahrung des implantierenden Chirurgen und von der Auswahl der Patienten. Kontraindikationen sind zu beachten [7]. Unter geeigneten Umständen sind die Ergebnisse ausgesprochen gut [8].

Hauptkomplikation ist neben den erwähnten Gerinnungsstörungen, die sich ebenso wie bei der extrakorporalen Retransfusion vermeiden lassen, der Verschluß des Shunts. Diese Komplikation ist in der Regel auf einen nicht optimal implantierten venösen Schenkel des Shuntsystems zurückzuführen. Meist findet sich gleichzeitig eine Gefäßthrombose. Ist eine Gefäßthrombose nachgewiesen, kann eine lokale Fibrinolyse mit Urokinase durchgeführt werden [9]. Die bei einzelnen Autoren hohen Infektionsraten lassen sich wahrscheinlich durch eine bessere präoperative Antibiotikatherapie reduzieren [7].

Bei Nachweis eines hepatorenalen Syndroms bleibt letztlich nur die Lebertransplantation als effektive therapeutische Maßnahme. Deren Effekt zeigt gleichzeitig, daß es sich um eine funktionelle Störung

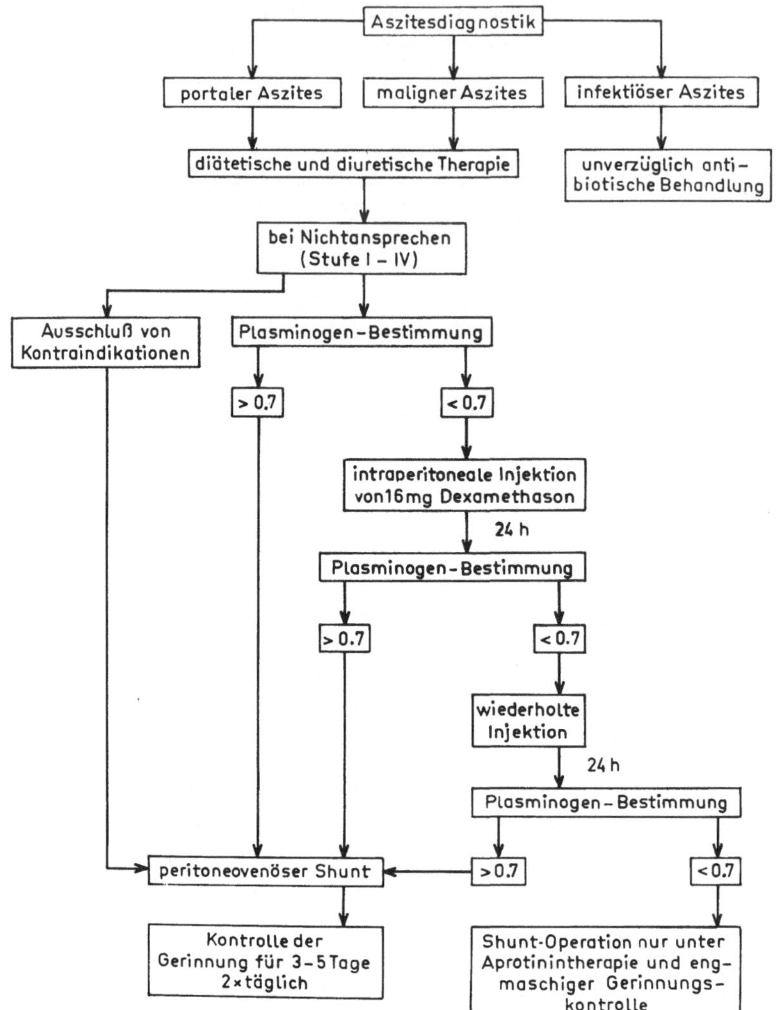

Abb. 3. Vorgehen der Aszitestherapie und Vorbereitung der Anlage eines peritoneovenösen Shunts

handelt, da diese relativ rasch nach Lebertransplantation reversibel ist.
Alle anderen vorgeschlagen Maßnahmen, insbesondere Kohlehämo-
perfusion, Dialyse, Austauschtransfusionen, Antibiotika, Prostaglandine und Anlage verschiedener Shunts haben keinen definitiven Effekt
gezeigt. Möglicherweise ist zumindest in frühen Stadien die Gabe von
8-Ornithin-Vasopressin von Nutzen [10].

Liegt ein pseudohepatorenales Syndrom vor, ist häufig die zur Differenzierung benutzte Volumenexpansion bereits gleichzeitig die therapeutisch wirksame Maßnahme. Die übrigen Formen des pseudohepatorenalen Syndroms, insbesondere die akute tubuläre Nekrose, bedürfen einer intensiven Therapie einschließlich der Dialyse, da sie ebenfalls reversibel sind und keine allzu schlechte Prognose haben.

Zusammenfassend ist zu sagen, daß die Bestimmung der Prognose der Aszitestherapie und die Differenzierung zwischen hepatorenalem Syndrom und anderen Formen des Nierenversagens mit Hilfe der Analyse der Natriumausscheidung und von Kreislaufparametern möglich ist. Die Therapie des zirrhotischen Aszites erfolgt nach einem Stufenschema, das mit einer Natriumrestriktion beginnt. Die Gabe geeigneter Diuretika und — bei Nichtansprechen — chirurgische Therapieverfahren weisen bei Beachtung des Stufenschemas eine relativ hohe Erfolgsrate und eine geringe Komplikationsquote auf. Die Behandlung des hepatorenalen Syndroms ist nur durch Lebertransplantation möglich, die verschiedenen Formen des pseudohepatorenalen Syndroms bedürfen einer Intensivtherapie, wobei insbesondere die Volumenauffüllung von erheblicher Bedeutung ist.

Literatur

1. Schölmerich J (1987) Diagnostik und Therapie des Aszites. Internist 28: 448
2. Schölmerich J (1987) Diagnostik und Therapie des Nierenversagens bei Leberzirrhose. Med Welt 38: 617
3. Wenk E, Schölmerich J, Leser GH, Gerok W, Knauf H (1989) Xipamide: a new drug in the treatment of cirrhotic ascites. Klin Wochenschr (eingereicht)
4. Pockros PJ, Reynold TB (1986) Rapid diuresis in patients with ascites from chronic liver disease: the importance of peripheral edema. Gastroenterology 90: 1827
5. Burmeister P, Schölmerich J, Diener W, Gerok W (1986) Renin, aldosterone and arginine vasopression in patients with liver cirrhosis—the influence of ascites retransfusion. Eur J Clin Invest 16: 117
6. Schölmerich J, Zimmermann U, Köttgen E, Volk BA, Hasler C, Wilms H, Costabel U, Gerok W (1988) Proteases and antiproteases related to the coagulation system in plasma and ascites. Prediction of coagulation disorder in ascites retransfusion. J Hepatol 6: 359
7. Volk BA, Schölmerich J, Wilms H, Köttgen E, Witz G, Billmann P, Hoppe-Seyler P, Gerok W (1985) Peritoneovenöser Shunt in der Aszitestherapie: Komplikationen der Behandlung. Dtsch Med Wschr 110: 1685

8. Wapnick S, Grosberg SJ, Evans M (1979) Randomized prospective matched pair study comparing peritoneovenous shunt and conventional therapy in massive ascites. Br J Surg 66: 667
9. Billmann P, Volk BA, Schölmerich J, Hasler K, Wilms H (1986) Lokale Lysetherapie bei thrombotischen Komplikationen des peritoneovenösen Shunts. Z Gastroenterol 24: 426
10. Lenz K, Hörtnagl H, Druml W, Grimm G, Laggner A, Schneeweisz B, Kleinberger G (1989) Beneficial effect of 8-ornithin vasopressin on renal dysfunction indecompensated cirrhosis. GUT 30: 90

Korrespondenz: Prof. Dr. J. Schölmerich, Abteilung Innere Medizin II, Medizinische Universitätsklinik, Hugstetter Straße 55, D-7800 Freiburg, Bundesrepublik Deutschland.

Nierenfunktionsstörungen bei Patienten mit Leberinsuffizienz

K. Lenz

I. Medizinische Universitätsklinik, Wien, Österreich

Akute Leberinsuffizienz

Nierenfunktionsstörungen können im Rahmen akuter Lebererkrankungen durch eine Glomerulonephritis bedingt sein, wobei die auslösende Ursache der Lebererkrankung mit jener der Nierenerkrankung ident ist. Dieser Zusammenhang zwischen Nierenversagen und Leberversagen ist auch bei verschiedenen interstitiellen Nephritiden und akuten Tubulusnekrosen gegeben. Sehr selten sind postrenale Ursachen für Störungen der Nierenfunktion bei akuten Lebererkrankungen vorhanden.

Intrarenale Ursachen der Niereninsuffizienz:
Glomerulonephritis: Infektionen (Hepatitis B, Epstein Barr, Leptospirose, Coccidioides imitis, Brucella abortus); systemische Erkrankungen (Lupus erythematodes, Kryoglobulinämie); Vaskulitis; Polyarteritis nodosa.
Interstitielle Nephritis: Infektionen (Mononukleose, Leptospiren, Tuberkulose, Lepra, Brucellosen); systemische Erkrankungen (Sarkoidose, Neoplasma); Medikamente und Toxine.
Tubulusnekrose: Schock (kardiogen, hypovolämisch, septisch); Infektionen (Virushepatitis, bakterielle Sepsis); Reye-Syndrom; Medikamente und Toxine.

Postrenales Nierenversagen: Papillennekrosen; Koagula.

Prärenale Ursachen der Niereninsuffizienz bei Leberversagen: Dehydratation durch Flüssigkeitsverluste im Rahmen von Erbrechen, Diarrhöe, Blutverluste durch Störung der Blutgerinnung, Ösophagusvarizen, Ulzera Verteilungsstörung im Rahmen der Sepsis.

Chronische Leberinsuffizienz

Nierenfunktionsstörungen bei chronischer Leberinsuffizienz sind v. a. als Folge der hepatalen Störungen anzusehen. So treten Glomerulopathien bei Leberzirrhose als Folge des abnormen IgA-Metabolismus mit v. a. mesangialen Ablagerungen von IgA auf. Glomerulopathien sind hierbei in bis zu 50% der Patienten autoptisch nachgewiesen worden. Die Nierenfunktion ist in der Regel hierbei jedoch kaum beeinträchtigt, meist findet man nur eine milde Proteinurie.

Klinisch relevante Funktionseinschränkungen sind jedoch als beim prärenalen Nierenversagen und bei der Tubulusnekrose im Rahmen der chronischen Leberinsuffizienz zu finden. Patienten mit fortgeschrittener Leberzirrhose reagieren auf Hypovolämien besonders empfindlich, da aufgrund des durch die Leberinsuffizienz bedingten abnormen Gefäßtonus bereits bei ausgeglichenen Volumenverhältnissen Kreislaufkompensationsmechanismen — Rücknahme des Vagotonus, Zunahme des Sympathikotonus, Aktivierung des Renin-Angiotensin — Aldosteronsystems [4] — aktiviert sind und für zusätzliche Kreislaufbelastungen, wie sie durch eine Hypovolämie auftreten, diese Gegenregulationsmechanismen nun nicht mehr im vollen Ausmaße zur Verfügung stehen. Als Ursachen des prärenalen Nierenversagens kommen v. a. die akute Hämorrhagie (im Rahmen von Ösophagusvarizenblutungen) und die Dehydratation im Rahmen einer zu massiven Diuretikatherapie zur Aszitesausschwemmung bei Nichtbeachtung der maximalen Rückverteilungskapazität des Aszites von maximal 750 bis 1000 ml/die, in Frage. Seltener sind gastrointestinale Flüssigkeitsverluste bei Diarrhöen oder Erbrechen als Ursache eines prärenalen Nierenversagens bei Zirrhosepatienten anzusehen.

Bei schweren Hämorrhagien kann der hypovolämische Schock so ausgeprägt sein, daß es zu einer akuten Tubulusnekrose kommt. Daneben sind vor allem Septikämien verantwortlich für das Auftreten von Tubulusnekrosen bei Zirrhosepatienten.

Ähnlich im Ausscheidungsverhalten der prärenalen Niereninsuffizienz ist die funktionelle Niereninsuffizienz bei Leberzirrhose ohne erkennbare auslösende Ursache, wenngleich vorangegangene Hypovolämien oder Infektionen nur selten mit Sicherheit ausgeschlossen werden können. Der einzige Unterschied dieser „hepatalen Niereninsuffizienz" zur prärenalen Niereninsuffizienz bei lebergesunden Patienten ist die erniedrigte renale Filtrationsfraktion (FF). Bei Hypovolämie kommt es durch Tonusänderungen der prä- und postkapillären Sphinkteren zur Aufrechterhaltung der glomerulären Filtrationsrate (GFR) trotz Abnahme des renalen Plasmaflusses (RPF) (FF steigt an). Bei der hepatalen funktionellen Niereninsuffizienz hingegen ist dieser Regulationsmechanismus gestört, die FF ist normal oder sogar vermindert. Diese Störungen treten erst bei fortgeschrittener portal dekompensierter Leberzirrhose auf. Möglicherweise sind diese renalen Funktionsstörungen jedoch als Belastungsinsuffizienz schon viel früher als bislang angenommen, v. a. schon vor der portalen Dekompensation, zu finden. So fanden Wood et al. [3] bereits bei Patienten ohne klinisch nachweisbaren Aszites und normaler glomerulärer Filtration und Nierenblutung eine signifikant erniedrigte Natrium- und Wasserelimination unter Belastung. Dies ging mit einer fehlenden Zunahme der Nierendurchblutung einher. Die Ursachen dieser frühzeitigen Eliminationsstörung sind bislang ebenso unklar, wie die in der Folge einsetzende Verminderung der Nierendurchblutung, die mit einer Verminderung der glomerulären Filtration einhergeht und im anurischen Nierenversagen enden kann. Die Nieren bleiben dabei bis zuletzt morphologisch unauffällig, bei Wegfall der Noxe Leberinsuffizienz sind diese wiederum voll funktionsfähig, was sowohl durch erfolgreiche Lebertransplantation [1] als auch erfolgreiche Transplantation der Nieren eines im hepatorenalen Syndrom verstorbenen Patienten [2] bewiesen werden konnte.

Für die Entstehung der „hepatal" bedingten Nierenfunktionsstörungen bei Leberzirrhose werden folgende Ursachen diskutiert:

Erhöhter Sympathikotonus

Bei Patienten mit fortgeschrittener Leberzirrhose werden erhöhte Plasmakatecholaminkonzentrationen gefunden. Als Ursache des erhöhten Sympathikotonus wird eine Aktivierung der Barorezeptoren durch den durch die hepatische Insuffizienz bedingten erniedrigten Gefäßtonus angesehen [4]. Die Erhöhung der Plasmakatecholamine geht mit einer Verminderung der Wassereliminationsfähigkeit im Rahmen der Wasserimmersion einher [6]. Möglicherweise führt jedoch auch der erhöhte Druck in den Lebersinusoiden zusätzlich zu einer direkten Aktivierung des renalen Sympathikus [5]. Die erhöhte renale sympathisch Aktivität führt zu einer vermehrten Natriumrückresorption im proximalen Tubulus, ein Befund, der für die Nierenfunktionsstörung bei dekompensierter Leberzirrhose typisch ist [3]. Daneben kommt es durch die erhöhte Noradrenalinkonzentration zu einer renalen Vasokonstriktion, einhergehend mit einer Verminderung der Nierendurchblutung und dadurch auch glomerulären Filtration.

Eine Blockade des lumbalen Sympathikus führte zu einer Verbesserung der Nierenfunktion bei Patienten mit Leberzirrhose [7]. Ein Befund der die Bedeutung des erhöhten Sympathikotonus bei der Entstehung der Nierenfunktionsstörung unterstreicht. Allerdings ist die verminderte Eliminationsfähigkeit von vermehrt angebotenem Kochsalz auch bei Patienten mit Leberzirrhose und unveränderten Sympathikotonus gegeben, desweiteren führte die exogene Zufuhr von Noradrenalin bei Patienten im Rahmen einer Wasserimmersion zu einer Verbesserung der Natrium- und Wasserelimination [8]. Intrarenale Phentolamininfusionen führten ebenfalls zu keiner Besserung der Nierenfunktion [9] wodurch die Bedeutung der erhöhten Plasmakatecholamine für renale Funktionsstörung wiederum in Frage gestellt werden muß.

Aktivierung des Renin-Angiotensin-Aldosteron-Systems (RAAS)

Bei Patienten mit fortgeschrittener Leberzirrhose und Störung der Wasserelimination im Rahmen der Wasserimmersion wird eine Aktivierung des RAAS gefunden [6]. Diese führt zu einer vermehrten Natriumrückresorption und Verminderung der Nierendurchblutung. Als Ursache der Aktivierung wird der verminderte Gefäßtonus bzw. der erhöhte Sympathikotonus angenommen. Eine Blockierung des RAAS konnte jedoch keine Besserung der Nierenfunktion erbringen, so daß auch dies nur als Teilfaktor bei der Entstehung der Nierenfunktionsstörung angesehen werden kann.

Störungen im Arachidonsäuresystem

Die in der Frühphase der Leberzirrhose gefundene verminderte Fähigkeit ein erhöhtes NaCl-Load adäquat ausscheiden zu können, geht mit einer verminderten Zunahme der Nierendurchblutung bei diesen Patienten einher. Als Ursache wird eine bei gesunden Probanden vergleichsweise geringere intrarenale Aktivierung vasodilatierender Prostaglandine diskutiert. Als Hinweis hierfür wird die verminderte renale

Ausscheidung von PGE 2 bei Zirrhosepatienten mit inadäquater Wasserausscheidung [10] in diesen Untersuchungen angeführt. Auch die Verschlechterung der Nierenfunktion nach Zykloxygenasehemmern [11] deutet auf die Bedeutung der Prostaglandine für die Aufrechterhaltung der Nierenfunktion bei diesen Patienten hin. Eine Störung der renalen Prostaglandinsynthese könnte auch für den fehlenden Anstieg der FF durch den vorwiegenden Affekt auf das Vas afferens verantwortlich sein. Weiters wurde bei Patienten mit Leberzirrhose und Nierenfunktionstörung eine vermehrte Ausscheidung vasokonstriktorischer Leukotriene gefunden sowie eine erhöhte Ausscheidung an Thromboxan B 2 [12]. Allerdings konnte durch Gabe von Thromboxansynthetasehemmer nur bei Zirrhosepatienten mit mäßig eingeschränkter Nierenfunktion, jedoch nicht bei jenen mit Nierenversagen eine Besserung der Nierenfunktion gefunden werden [12, 13].

Adenosin

Adenosin führt zu einer peripheren Vasodilatation und renalen Vasokonstriktion, ein Befund der typisch für Patienten mit Leberzirrhose und eingeschränkter Nierenfunktion ist. Eine erhöhte Adenosinsekretion wird als Mechansimus der Erhöhung der A.-hepatica-Durchblutung bei Verminderung der Pfortaderdurchblutung [14] angesehen. Inwieweit dies bei der Gesamtkreislaufstörung im Rahmen der Leberinsuffizienz eine Rolle spielt, ist bislang nicht geklärt, ebenso wie eine Störung im Zusammenspiel Katecholamine — Prostaglandine — Adenosin — Angiotensin II im Nierenkreislauf.

Atrialer Natriuretischer Faktor (ANP)

Der Vorhofextrakt zirrhotischer Ratten führte zu einer verminderten Diurese und Natriurese [15], in klinischen Untersuchungen konnte jedoch eine erhöhte Freisetzung von immunreaktivem ANP aus dem Koronarsinus von Zirrhosepatienten gefunden werden [16].

Bezüglich systemischer ANP Konzentration sind die vorliegenden Daten kontroversiell, ebenso wie die Annahme einer renalen Resistenz gegenüber ANP [17].

Antidiuretisches Hormon (ADH)

Bei Patienten mit Zirrhose findet man trotz einer Hypoosmolalität normale oder sogar erhöhte Plasma-ADH-Konzentrationen, die durch

Gabe von freiem Wasser nicht beeinflußbar sind [17]. Dies deutet auf eine nicht osmotisch bedingte Hypersekretion von ADH bei Zirrhosepatienten hin. Da PGE 2 die renalen Effekte von ADH unterdrücken kann, könnte eine insuffiziente renale PGE-2-Produktion die renale ADH-Wirkung verstärken.

Störungen im Kreislaufsystem

Bei Patienten mit dekompensierter Leberzirrhose findet man einen erniedrigten Gefäßtonus, der zu einer Aktivierung vasokonstriktorischer Hormone führt. Durch den erniedrigten Gefäßtonus ist der mittlere arterielle Druck vermindert, damit kommt es zu einer Verminderung des Perfusionsdruckes. Diese Verminderung des Perfusionsdruckes der Niere führt zu einer Verminderung der Nierendurchblutung, da der Nierengefäßwiderstand nicht gegenregulatorisch absinkt, sondern sogar zunimmt. Dies ist ein Befund, der im Einklang mit einer Hypovolämie steht, wobei diese Hypovolämie im Sinn einer Verminderung des effektiven arteriellen Blutvolumens durch den abnormen Gefäßtonus angesehen werden muß. Diese Annahme wird durch Untersuchungen bestätigt, bei denen durch Gabe der vasopressorischen Substanz Ornipressin (POR 8®) — einem Vasopressinanalog mit nur minimaler antidiuretischer Wirkung — eine Besserung der Nierendurchblutung, der Kreatininclearance, der Wasserausscheidung und der Natriumausscheidung bei Patienten mit dekompensierter Leberzirrhose erzielt worden war [19]. Der Nierengefäßwiderstand ist hierbei abgefallen, dies kann durch die Abnahme der sympathischen Aktivität und der Plasmareninaktivität im Rahmen der Normalisierung des Kreislaufs angesehen werden [20]. Zusätzlich zur Perfusionsdruckverminderung kommt es zu einer intrarenalen Zirkulationsstörung mit fehlender gegenregulatorischer Änderung des Tonus der präglomerulären Sphinkteren im Vergleich zum Tonus der postglomerulären Sphinkteren. Dadurch fehlt der gegenregulatorische Anstieg der Filtrationsfraktion, die GFR sinkt parallel zur Abnahme des RPF ab. Als Ursache dieser intrarenalen Zirkulationsstörung kommen Fehlregulationen in der intrarenalen Prostaglandinsynthese in Frage, wie sie bereits oben dargestellt wurden, oder aber die zum abnormen Gefäßtonus führende vasodilatierende Substanz [18] führt hier zu einer Störung im Zusammenspiel im Tonus der prä- und postkapillären Sphinteren. Diese Annahme der intrarenalen Zirkulationsstörungen wird durch Untersuchungen mit Blockade des renalen Sympathikus bei Zirrhosepatienten unterstützt [7]. Durch Ausschalten des renalen Sympatikus kam es bei allen 8 untersuchten Patienten zu einer Zunahme der Nierendurchblutung. Die FF und die GFR stiegen jedoch nur bei jenen 5 Patienten an, bei denen auch die Plasmareninaktivität abfiel.

Man kann daher annehmen, daß bei den drei Patienten mit Abfall der FF trotz Zunahme der Nierendurchblutung Angiotensin II entweder direkt zu einer Erhöhung des Tonus im Vas afferens im Vergleich zum Vas efferens geführt hat oder aber das Vas efferens ist durch die zum abnormen Gefäßtonus führende vasodilatierende Substanz auf Angiotensin II unempfindlicher als das Vas efferens. Eine weitere Möglichkeit wäre die oben bereits angeführte insuffiziente Aktivierung vasodilatierender Prostaglandine mit vorwiegendem Angriff auf das Vas afferens durch das RAAS.

Zusammenfassend kann gesagt werden, daß für die primären Funktionsstörungen der Niere intrarenale Mechanismen verantwortlich sind, die sich erst bei extremen Flüssigkeits- und/oder Elektrolytbelastungen bemerkbar machen. Als auslösende Mechanismen für diese Störungen kommen eine neurohumorale Stimulation durch den erhöhten Pfortaderdruck oder Fehlregulationen durch die hepatale Insuffizienz in Frage. In der Folge treten zusätztliche hämodynamische Faktoren dazu, die über eine Abnahme des Gefäßtonus zu einer Verminderung des Nierenperfusionsdruckes und über die Aktivierung der Barorezeptoren zu einer weiteren Steigerung des renalen Sympathikus und des Renin-Angiotensin-Aldosteronsystems führen. Diese hämodynamischen Faktoren werden verstärkt durch eine bei Zirrhosepatienten gehäuft auftretenden Hypovolämie (v. a. im Rahmen gastrointestinaler Blutungen) und Septikämien sowie durch Therapiefehler (überschießende Diuretikagabe mit Erzielung einer negativen Flüssigkeitsbilanz über 750 ml/die).

Literatur

1. Iwatsuki S et al. (1973) Recovery from hepatorenal syndrom after orthotopic livertransplantation. N Engl J Med 289: 1155
2. Koppel J et al. (1969) Transplantation of cadaveric kidneys from patients with hepatorenal syndrome. Evidence for the functional nature of renal failure in advanced liver disease. N Engl J Med 280: 1367
3. Wood LJ et al. (1988) Renal sodium retention in cirrhosis: tubular site and relation to hepatic dysfunction. Hepatology 8: 831

4. Lenz K et al. (1985) Function of the autonomic nervous system in patients with hepatic encepahlopathy. Hepatology 5: 831
5. Levy M et al. (1987) Sodium excretion in dogs with low-grade caval constriction: role of hepatic nerves. Am J Physiol 253: F 672
6. Nicholls KM et al. (1986) Factors determining renal response to water immersion in non-excretor cirrhotic patients. Kidney Int 30: 417
7. Solis-Herruzo JA et al. (1987) Effect of lumbar sympathtetic block on kidney function in cirrhotic patients with hepatorenal syndrome. J Hepatol 5: 167
8. Shapiro MD et al. (1985) Interrelationship between cardiac output and vascular resistance as determinants of effective arterial blood volume in cirrhotic patients. Kidney Int 28: 206
9. Epstein M et al. (1970) Renal failure in the patient with cirrhosis; the role of active vasoconstriction. Am J Med 49: 175
10. Perez-Ayuso RM et al. (1984) Evidence that renal prostaglandins are involved in renal water metabolism in cirrhosis. Kidney Int 26: 72
11. Bruix J et al. (1985) Effects of prostaglandin inhibition on systemic and hepatic hemodynamics in patients with cirrhosis of the liver. Gastroenterology 88: 430
12. Zipser RD et al. (1984) Therapeutic trial of thromboxane synthesis inhibition in the hepatorenal syndrome. Gastroenterology 87: 1228
13. Gentilini P et al. (1988) Effect of OKY 046, a thromboxane-synthetase inhibitor, on renal function in nonazotemic cirrhotic patients with ascites. Gastroenterology 94: 1470
14. Lautt WW (1985) Mechanism and role of intrinsic regulation of hepatic arterial blood flow: hepatic arterial buffer response. Am J Physiol 249: G 549
15. Jimenez W et al. (1986) Atrial natriuretic factor: reduced cardiac content in cirrhotic rats with ascites. Am J Physiol 250: F 749
16. Gines P et al. (1988) Atrial natriuretic factor in cirrhois with ascites: plasma levels, cardiac release and splanchnic extraction. Hepatology 8: 636
17. Arroyo V et al. (1988) Pathophysiology of ascites and funtional renal failure in cirrhosis. J Hepatol 6: 239
18. Hörtnagl H et al. (1984) Substance P is markedly increased in plasma of patients with hepatic coma. Lancet i: 480
19. Lenz K et al. (1985) Enhancement of renal function with ornipressin in a patient with decompensated cirrhosis. Gut 26: 1385
20. Lenz K et al. (1989) Beneficial effect of 8-ornithin vasopressin on renal dysfunction in decompensated cirrhosis. Gut 30: 90

Korrespondenz: Univ.-Doz. Dr. K. Lenz, I. Medizinische Universitätsklinik, Lazarettgasse 14, A-1090 Wien, Österreich.

Nierenfunktion nach orthotoper Lebertransplantation

Ch. Wieser[1], J. Koller[1], P. Mair[1], E. Kornberger[1],
W. Furtwängler[1], A. Königsrainer[2] und R. Margreiter[2]

[1] Universitätsklinik für Anästhesie und Allgemeine Intensivmedizin und
[2] I. Universitätsklinik für Chirurgie, Abteilung für Transplantationschirurgie,
Innsbruck, Österreich

Einleitung

Die orthotope Lebertransplantation (OLTX) ist heute ein anerkanntes Therapieverfahren für Patienten mit terminalem Leberversagen [2].

Bei vielen dieser Patienten besteht vor der Operation zusätzlich eine Funktionseinschränkung eines oder mehrerer Organsysteme, wie zum Beispiel Zentralnervensystem, Herz-Kreislauf-System oder Lunge.

Bei mehr als 40% der Patienten mit Leberzirrhose im Endstadium wird ein Nierenversagen mit Oligurie und Azotämie beobachtet [5]. Der funktionelle und reversible Charakter dieser Störung, die als hepatorenales Syndrom bezeichnet wird, wird an der spontanen Erholung der Nierenfunktion bei Besserung der Leberfunktion — also auch durch eine Lebertransplantation [3] — sichtbar. Auch sind Nieren von Organspendern, die im hepatorenalen Syndrom verstarben, erfolgreich transplantiert worden [4].

Eine gestörte Nierenfunktion vor Lebertransplantation kann aber auch auf einer akut tubulären Nekrose (ischämisch, medikamentös-toxisch) beruhen.

Weiters kommen zunehmend Patienten mit primärer chronischer dialysepflichtiger Niereninsuffizienz und terminaler Leberinsuffizienz zur Transplantation [6].

Die Unterscheidung der Ätiologie der präoperativen Niereninsuffizienz ist von entscheidender Bedeutung für das therapeutische Vorgehen.

Tabelle 1. Ursachen des Nierenversagens bei Lebertransplantation

Präoperativ:	hepatorenales Syndrom,
	akute tubukäre Nekrose,
	chronische Niereninsuffizienz
Intraoperativ:	anhepatische Phase,
	Blutverlust,
	Hämodynamik,
	Katecholamine,
	Operationsdauer
Postoperativ:	Immunsuppression,
	Antibiotika,
	hämodynamische Instabilität,
	Transplantatversagen

Während der orthotopen Lebertransplantation können massive Volumenverschiebungen und enorme hämodynamische Veränderungen, insbesondere in der präanhepatischen und anhepatischen Phase, einen negativen Einfluß auf die Nierenfunktion ausüben.

Im postoperativen Verlauf kann eine vorgeschädigte Niere durch die notwendige medikamentöse Therapie (Immunsuppression mit Cyclosporin A und hochdosierte antibiotische Abschirmung) gefährdet werden (Tabelle 1).

Patienten mit intakter Nierenfunktion nach OLTX haben einen deutlich kürzeren Aufenthalt an der Intensivstation zu erwarten, das Risiko infektiöser Komplikationen ist dadurch wesentlich reduziert, die Mortalitätsrate liegt entsprechend niedriger [1].

Ziel dieser retrospektiven Studie war es,

1. das perioperative Verhalten der Nierenfunktion bei Patienten zur OLTX zu untersuchen,

2. den Einfluß der Operation auf die Nierenfunktion postoperativ zu evaluieren sowie

3. die Mortalität im ersten Halbjahr nach Lebertransplantation in Relation zur präoperativen Nierenfunktion zu setzen.

Material und Methodik

(Tabelle 2)

In Untersuchungszeitraum von $4^{1}/_{2}$ Jahren wurden an unserer Klinik 66 orthotope Lebertransplantationen durchgeführt. Darunter waren sechs Kinder im Alter zwischen 11 und 31 Monaten, die in dieser Studie nicht berücksichtigt wurden.

Tabelle 2. Patienten und Indikationen zur OLTX

Patienten: 60 Erwachsene (36 männlich, 24 weiblich)		
Alter: 16—66 Jahre (im Durchschnitt 43)		
Indikation:		
Zirrhose		34
posthepatitisch	16	
primär biliär	11	
nutritiv toxisch	5	
kryptogen	2	
Lebertumor		16
Metabolische Erkrankung		4
Budd-Chiari-Syndrom		2
Akute Leberdystrophie		1
Lebermetastase		1
Retransplantation		2

Die 60 erwachsenen Patienten waren zum Zeitpunkt der Operation zwischen 16 und 66 Jahre alt (im Durchschnitt 43 Jahre: 60% männlich).

Bei 57% der Patienten war eine Zirrhose die Ursache der terminalen Leberinsuffizienz, wobei ätiologisch gesehen die posthepatischen sowie die primär biliären Zirrhosen den größten Anteil daran hatten.

Weitere Indikationen zur Lebertransplantation waren primäre Leberzellkarzinome und Cholangiokarzinome (27%), metabolische Erkrankungen (Morbus Wilson, Hämochromatose, 7%) und Budd-Chiari-Syndrom (3%). Zwei Patienten wurden retransplantiert.

Die Patienten wurden entsprechend der Nierenfunktion in drei Gruppen eingeteilt:

Gute NF: Kreatinin-Clearance über 30 ml/min (n = 43 vor OLTX, n = 41 nach OLTX).

Reduzierte NF: Kreatinin-Clearance unter 30 ml/min (n = 7 vor OLTX, n = 14 nach OLTX).

Niereninsuffizienz: Hämodialyse bzw. Hämofiltration (n = 10 vor OLTX, n = 5 nach OLTX).

Die statistische Auswertung (Einfluß der Operation auf die postoperative Nierenfunktion) erfolgte mittels Kruskal-Wallis-Test (für numerische Variable) und Chi-Quadrat-Test (für nichtnumerische Variable).

Ergebnisse

Vor der Operation zeigten sieben Patienten (12%) eine reduzierte Nierenfunktion, bedingt durch ein hepatorenales Syndrom (HRS). Zehn Patienten (17%) waren niereninsuffizient, darunter zwei mit HRS und eine Patienten mit akut tubulärer Nekrose. Bei sieben Patienten

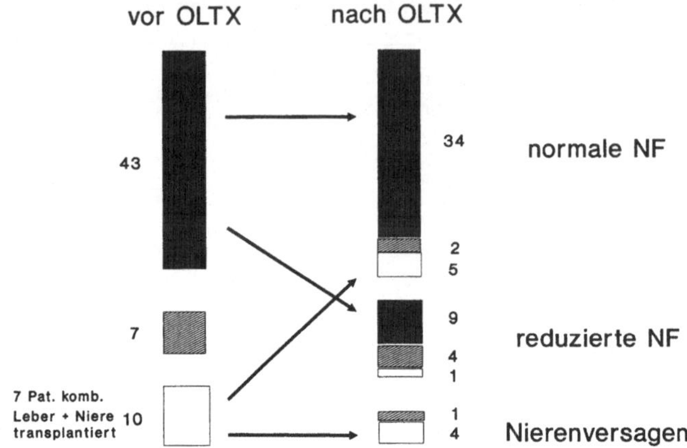

Abb. 1. Verhalten der Nierenfunktion vor und nach OLTX

mit chronischer Niereninsuffizienz (vier davon mit Zustand nach Nierentransplantation) wurde eine simultane Leber- und Nierentransplantation durchgeführt.

Abbildung 1 veranschaulicht den Einfluß der Operation auf die Nierenfunktion:

Bei 79% der Patienten mit primär guter Funktion blieb dieselbe über die Operationsphase erhalten, 21% zeigten postoperativ eine reduzierte Nierenfunktion. Kein Patient aus dieser Gruppe war nach der OLTX niereninsuffizient.

Das relativ beste Ergebnis erzielte die Gruppe der präoperativ niereninsuffizienten Patienten. Bei fünf der sieben simultanen Leber- und Nierentransplantationen nahm die transplantierte Niere ihre Funktion sofort auf.

Tabelle 3 zeigt eine Analyse der wichtigsten intraoperativen Faktoren, die sich negativ auf die Nierenfunktion auswirken:

Die hämodynamische Stabilität, d. h. ein konstanter ausreichender Perfusionsdruck, ist sicher an erster Stelle zu nennen: Die Patienten, die nach der Operation eine normale Nierenfunktion aufwiesen, hatten intraoperativ deutlich weniger Blutverluste erlitten (hier indirekt gemessen anhand der benötigten Konserven).

Ebenso deutlich ist auch der Zusammenhang zwischen postoperativer Nierenfunktion und Katecholaminabhängigkeit: Alle Patienten mit postoperativem Nierenversagen, aber auch ein Drittel derjenigen

Tabelle 3. Einfluß der Operation auf die Nierenfunktion nach OLTX 60 Patienten, Mittelwert (Standardabweichung)

Postoperative Nierenfunktion	Normal (n = 41)	Reduziert (n = 14)	Ausgefallen (n = 5)
Blutverlust (Konserven)	22 (15) $p < 0.001$	54 (21)	72 (47)
Operationsdauer (Stunden)	9,4 (2,9)	10,8 (3,1)	12,9 (4,3)
Anhepatische Phase (Minuten)	72 (21) $p < 0,05$	95 (62)	105 (19)
Katecholaminabhängigkeit	2,4% $p < 0,001$	35,7%	100%

mit eingeschränkter Funktion, hatten intraoperativ über einen längeren Zeitraum Adrenalin (bzw. Dopamin in hoher Dosierung) zur Kreislaufunterstützung benötigt.

Während der anhepatischen Phase wurde routinemäßig zur Stabilisierung der Hämodynamik und zur Verbesserung des venösen Rückstroms aus der unteren Körperhälfte ein veno-venöser Bypass von der Pfortader und der Vena femoralis zur Axillarvene eingesetzt.

Trotz dieser Maßnahme nahm auch die Dauer der anhepatischen Phase einen leichten Einfluß auf die Nierenfunktion.

Die gesamte Operationszeit war ebenfalls bei den Patienten mit postoperativ normaler Nierenfunktion am kürzesten.

Alle fünf Patienten, deren Nierenfunktion nach Lebertransplantation ausgefallen bzw. nicht in Gang gekommen war, wurden zunächst veno-venös hämofiltriert (im Schnitt für 16 Tage). Vier der fünf mußten dann auf Hämodialyse umgestellt werden.

In der Gruppe mit postoperativ reduzierter Nierenfunktion wurden fünf von 14 Patienten kurzfristig (im Schnitt fünf Tage) hämofiltriert, bei allen nahmen die Nieren ihre Funktion wieder auf, keiner benötigte eine Hämodialyse.

Während des Aufenthalts an der Intensivsation kam es bei keinem Patienten zu einer Verschlechterung der Nierenfunktion, bedingt durch hämodynamische Probleme.

Transplantatversagen, und zwar in Form einer akuten Abstoßung, beobachteten wir bei einer Patientin. Sie entwickelte daraufhin auch ein akutes Nierenversagen, wurde unter kontinuierlicher Hämofiltration retransplantiert und verstarb nach drei Wochen im Multiorganversagen. Bei allen anderen Patienten war die Transplantatfunktion gut und hatte keinen Einfluß auf die Nieren.

Eine Patientin mußte für fünf Tage hämofiltriert werden, nachdem sie (infolge eines Dosierungsfehlers) einen Cyclosporin-A-Schaden der Nieren erlitten hatte.

Die *Halbjahresmortalität* im gesamten Untersuchungskollektiv betrug 15%; die Mortalitätsrate ist mit 12% in der Gruppe mit normaler Nierenfunktion vor der Operation wesentlich geringer als bei den Patienten mit präoperativ reduzierter Nierenfunktion (Halbjahresmortalität 29%). Das relativ bessere Ergebnis bei den Niereninsuffizienten (20%) läßt sich auch hier damit erklären, daß die Mehrheit dieser Patienten zugleich Leber und Niere transplantiert wurden.

Diskussion

1. Zahlreiche Patienten mit sog. „end stage liver disease" haben eine reduzierte oder bereits ausgefallene Nierenfunktion. Dabei ist es wichtig, präoperativ die Pathophysiologie des Nierenversagens zu differenzieren:

Bei Patienten im hepatoralen Syndrom führt eine erfolgreiche Lebertransplantation zumeist auch zur Wiederherstellung der Nierenfunktion. Diese Reversibilität bestätigt den funktionellen Charakter des hepatorenalen Syndroms. Für Patienten mit chronischem Nierenversagen und terminaler Leberinsuffizienz ist die Indikation zur simultanen Leber- und Nierentransplantation in Betracht zu ziehen; dieses Therapieregime führt nach unseren Resultaten zu einer Verbesserung der Überlebensrate nach OLTX.

2. Intraoperative Komplikationen stehen in signifikanter Beziehung zur postoperativen Nierenfunktion. Große Blutverluste, hochdosierter Einsatz von Katecholaminen und eine verlängerte anhepatische Phase lassen eine Nierenfunktionsstörung im postoperativen Verlauf erwarten.

Literatur

1. Brems JJ et al. (1987) Variables influencing the outcome following orthotopic liver transplantation. Arch Surg 122: 1109—1111
2. Busuttil RW (Moderator) (1986) Liver transplantation today. Ann Intern Med 104: 377—389
3. Iwatsuki S et al. (1973) Recovery from „hepatorenal syndrome" after orthotopic liver transplantation. New Engl J Med 289: 1155—1159

4. Koppel MH et al. (1969) Transplantation of cadaveric kidneys from patients with hepatorenal syndrome. New Engl J Med 280: 1367
5. Kramer HJ (1988) Diagnose des hepatorenalen Syndroms. DMW 113: 558—560
6. Vogel W et al. (1988) Preliminary results with combined hepatorenal allografting. Transplantation 45: 491—492

Korrespondenz: Dr. Ch. Wieser, Universitätsklinik für Anästhesie und Allgemeine Intensivmedizin, Anichstraße 35, A-6020 Innsbruck, Österreich.

Extrakorporale Aszitesdialyse bei Nierenversagen im Rahmen einer chronischen Leberinsuffizienz

G. Steger[1], W. Druml[2], G. Grimm[2], A. N. Laggner[2], B. Schneeweiß[2] und K. Lenz[2]

[1] Universitätsklinik für Chemotherapie und
[2] I. Medizinische Universitätsklinik, Wien, Österreich

Einleitung

Patienten mit chronischer Leberinsuffizienz, die zusätzlich ein dialysepflichtiges Nierenversagen entwickeln, haben eine schlechte Prognose [2, 5, 6]. Neben den Zirrhosestadien nach Child und der Notwendigkeit der maschinellen Beatmung, stellt die Kreatininerhöhung den stärksten einzelnen Prognosefaktor bei Intesivpatienten dar [7, 11]. Extrakorporale Dialyseverfahren sind bei solchen Patienten aber mit einer hohen Komplikationsrate verbunden. So stellen, wegen der notwendigen Antikoagulation bei vorbestehenden hepatalen Gerinnungsstörungen, hauptsächlich gastrointestinale Blutungen, aber auch Kreislaufdysregulationen, die durch den mit der Leberinsuffizienz einhergehenden abnormen Gefäßtonus [3, 4] und auch durch das extrakorporale Blutvolumen erklärt werden können, häufige Komplikationen der Hämodialyse dar, die fatal enden können.

Sowohl Antikoagulation wie auch extrakorporales Blutvolumen können vermieden werden, wenn in Anlehnung an die kontinuierliche Peritonealdialyse [8, 10] Aszitesflüssigkeit anstatt Blut über die Dialysemembran geleitet wird. Wir untersuchten in einer Pilotstudie die Möglichkeit, mittels kontinuierlicher Aszitesdialyse (AD) bei zwei Patienten mit dialysepflichtigem Nierenversagen im Rahmen einer chronischen Leberinsuffizienz die harnpflichtigen Substanzen im Serum nebenwirkungsfrei zu senken.

Patienten und Methoden

Bei zwei männlichen Patienten (Alter 32 und 41 Jahre), die wegen dialysepflichtigem Nierenversagen bei dekompensierter äthylischer Leberzirrhose der Intensivstation der I. Medizinischen Universitätsklinik in Wien zugewiesen wurden, wurde insgesamt fünfmal eine AD zwischen sechs und 15 Stunden durchgeführt.

Die Bestimmung von BUN und Kreatinin im Serum und im zu- und ableitenden Schenkel des Schlauchsystems erfolgten unmittelbar zu Beginn der AD und dann stündlich, die Kontrolle des Blutdruckes erfolgte kontinuierlich. Kontrollen des Hämoglobins und des Hämatokrits wurden zu Beginn und zum Ende der AD sowie vier bis sechs Stunden nach Ende der AD vorgenommen.

Als intrakavitärer Zugang in die Peritonealhöhle wurde ein Mahurkar-11.5 Fr-Doppellumenkatheter (Fa. Quinton) gewählt, der, an der für Aszitespunktionen typischen Stelle, mittels Seldingertechnik appliziert wurde. Die AD wurde mit einer HD-Secura-Dialysemaschine (Fa. Braun) und einer Nephross-Andante-HF-Kapillare (Fa. Organon) bei einem Aszitesflow zwischen 50 und 100 ml/min durchgeführt. Als Azetatkonzentrat wurde ein Standardkonzentrat mit 2.5 mmol/l Kalium und 140 mmol/l Natrium verwendet.

Ergebnisse

Effektivität

Bei beiden Patienten konnte eine kontinuierliche Senkung von BUN und Kreatinin im Serum erreicht werden (Abb. 1 und 2). Die Elimination dieser Substanzen über die Dialysekapillare blieb während der gesamten Dialysedauer konstant (Tabelle 1).

Nebenwirkungen

Während der fünf Dialysebehandlungen wurden keine gastrointestinalen Blutungen oder Blutdruckabfälle beobachtet. Die Werte für Hämoglobin und Hämatokrit nach Ende der AD entsprachen den Vorwerten. Bei einem Patienten stoppte der Aszitesfluß während der Erstdialyse bereits nach kurzer Zeit, was auf ein Verlegen des Dialysekatheters durch Darmschlingen infolge zu geringer Aszitesflüssigkeit zurückzuführen war.

Diskussion

Durch die beschriebene Methode ist es möglich, eine Senkung der harnpflichtigen Substanzen im Serum von Patienten mit Nierenversagen bei chronischer, dekompensierter Leberinsuffizienz zu erreichen. Dies konnte von Adler et al. [1] nur in geringem Ausmaß und erst

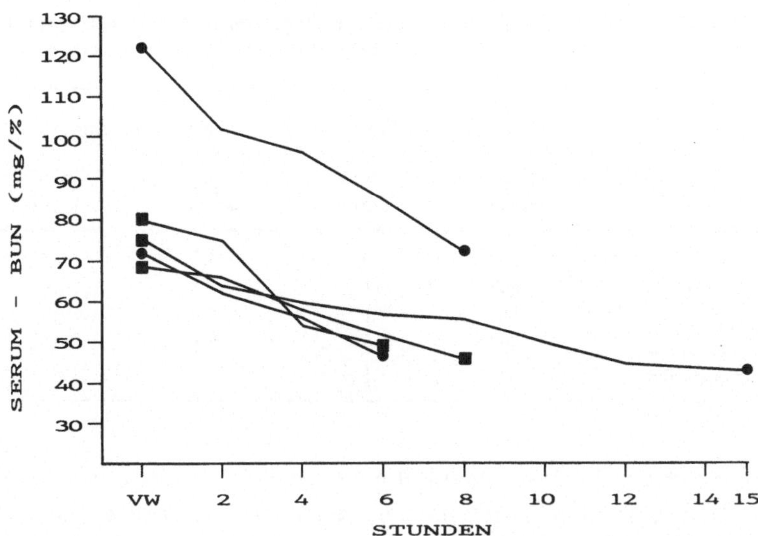

Abb. 2. Abnahme von Kreatinin im Serum zweier Patienten mit dialysepflichtigem Nierenversagen bei chronischer Leberinsuffizienz während der Aszitesdialysen (● Patient 1; ■ Patient 2; *VW* Vorwert)

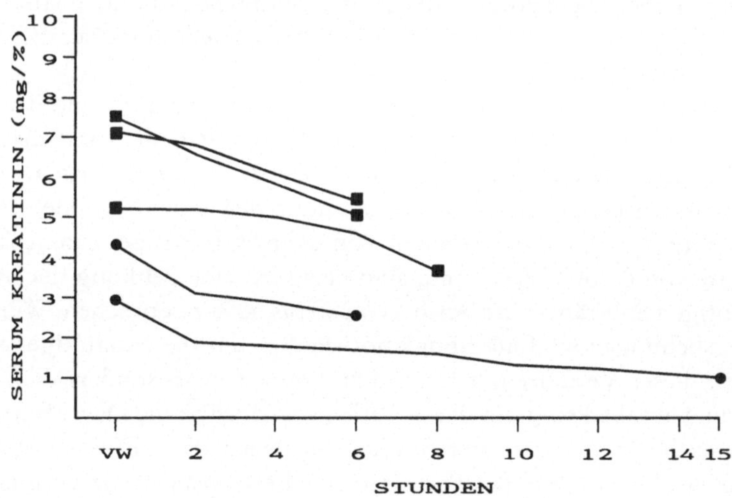

Abb. 1. Abnahme von BUN im Serum zweier Patienten mit dialysepflichtigem Nierenversagen bei chronischer Leberinsuffizienz während der Aszitesdialysen (● Patient 1; ■ Patient 2; *VW* Vorwert)

    G. Steger et al.

Tabelle 1. Gleichbleibende Effektivität der Clearance von BUN und Kreatinin während einer achtstündigen Aszitesdialyse (Patient 1, Dialyse No. 1)

	BUN (mg/%)		Kreatinin (mg/%)	
	prä- kapill.	post- kapill.	prä- kapill.	post- kapill.
VW	133	0.4	4.3	0.1
2 Stunden	69	1.2	2.5	0
4 Stunden	63	1	2.2	0
6 Stunden	49	2	1.6	0
8 Stunden	43	1.8	1.5	0

nach Ende der Dialysebehandlung beobachtet werden. Wir führen diese Diskrepanz der Ergebnisse auf den Umstand zurück, daß diese Arbeitsgruppe Kurzzeitdialysen von drei Stunden bei allerdings höherem Aszitesflow von 300 ml/min durchführte.

In unserer Pilotuntersuchung waren Flowraten von 80 bis 100 ml/min geeignet, eine kontinuierliche Dialyse durchzuführen. Bei einem Patienten kam es allerdings zum Verlegen der Katheterlumina durch Darmschlingen infolge zu geringer Aszitesmenge. Dies konnte in der nachfolgenden Behandlung durch die prätherapeutische Instillation von 2000 ml Humanalbumin 5% ohne Beeinträchtigung der Effektivität verhindert werden.

Zusammenfassend kann festgestellt werden, daß aufgrund der Ergebnisse dieser Pilotuntersuchung die AD bei Patienten mit dialysepflichtigem Nierenversagen bei chronischer Leberinsuffizienz eine schonende, sichere und effektive Methode der extrakorporalen Blutreinigung darstellt. Dialysezeiten von acht Stunden, bei einem Aszitesflow von 80 bis 100 ml/min, sind geeignet, eine Senkung der harnpflichtigen Substanzen im Serum von 30 bis 50% zu erreichen. Weitere Untersuchungen sind allerdings notwendig, um die endgültige Wertigkeit dieses Verfahrens ermitteln zu können. Insbesonders die Auswirkung auf die Prognose dieser Patienten erfordert die Durchführung prospektiver randomisierter Studien, in denen die AD mit konventioneller Hämodialyse bei Patienten mit Leberinsuffizienz verglichen wird.

Literatur

1. Adler AJ, Feldman J, Friedman EA, Berlyne M (1982) Use of extracorporal ascites dialysis in combined hepatic and renal failure. Nephron 30: 31—35
2. Epstein M, Berk DP, Hollenberg NK et al. (1970) Renal failure in the patient with cirrhosis. The role of active vasoconstriction Am J Med 49: 175—185
3. Lenz K, Hörtnagl H, Druml W et al. (1989) Beneficial effect of 8-ornithin vasopressin on renal dysfunction in decompensated cirrhosis. Gut 30: 90—96
4. Lenz K, Druml W, Kleinberger W et al. (1985) Enhancement of renal function with ornipressin in a patient with decompensated cirrhosis. Gut 26: 1385—1386
5. Papper S, Belsky JL, Bleifer KH (1959) Renal failure in Laennec's cirrhosis of the liver. 1. Description of clinical and laboratory features. Ann Intern Med 51: 759—773
6. Shear L, Kleinerman J, Gabudzda J (1965) Renal failure in patients with cirrhosis of the liver. 1. Clinical and pathological characteristics. Am J Med 39: 184—198
7. Shellman RG, Fulkerson WJ, DeLong E, Piantadosi CA (1988) Prognosis of patients with cirrhosis and chronic liver disease admitted to the medical intensive care unit. Crit Care Med 16: 671—178
8. Shinaberger JH, Shear L, Barry KC (1965) Increasing efficiency of peritoneal dialysis: experience with peritoneal extracorporal recirculation dialysis. Trans Am Soc Artif Intern Organs 11: 76—82
9. Stephen RC, Atkin-Thor E, Kolff WJ (1976) Recirculationg peritoneal dialysis with subcutaneous catheter. Trans Am Artif Intern Organs 22: 575
10. Villaroel F (1977) Kinetics of intermittent and continuous peritoneal dialysis. J Dialysis 1: 333—347
11. Weston MJ, Wilkinson SP (1975) Consequences of acute renal failure relevant to hepatic failure. Postgrad Med J 51: 486—488

Korrespondenz: Dr. G. Steger, Universitätsklinik für Chemotherapie, Lazarettgasse 14, A-1090 Wien, Österreich.

Pathogenese der hepatischen Enzephalopathie

E. Holm

I. Medizinische Klinik, Mannheim, Bundesrepublik Deutschland

Basisbedingungen der HE: metabolische Konsequenzen und neurotrope Effekte*

Die Pathogenese zerebraler Störungen bei Leberkrankheiten baut sich dreistufig auf. Basisbedingungen sind die Leberumgehungskreisläufe und die Schädigung des Leberparenchyms. Bei entsprechend gefährdeten Patienten können „bahnende Faktoren", wie Blutungen, Infekte und Diuretika der Entwicklung eines Präkomas oder Komas, Vorschub leisten. Insgesamt setzen diese Faktoren die Mechanismen (!) der HE ins Spiel, zu denen nach heutiger Kenntnis vorzugsweise Wirkungen mehrerer Neurotoxine und vielleicht auch Veränderungen von Transmitterprofilen bzw. Transmitter-Rezeptoren gehören. Pathogenetisch offenbar nachgeordnet sind Störungen des zerebralen Energiestoffwechsels und Strukturschäden des Gehirns.

Bei etwas vereinfachter Darstellung ordnen sich den beiden Basisbedingungen jeweils typische metabolische Konsequenzen zu. So wird der Grad der arteriellen HA in erster Linie durch das portosystemische Shuntvolumen determiniert. Dafür sprechen faktorenanalytisch bearbeitete Daten von Patienten mit Leberzirrhose sowie die Tatsache, daß Kranke mit idiopathischem Pfortaderhochdruck und Versuchstiere mit einer PKA — jeweils bei gut erhaltener Leberfunktion — eine erhebliche HA entwickeln können. Die hepatozellulär (!) bedingte Einschränkung der Harnstoffsynthese ist bei Leberzirrhose nicht stärker ausgeprägt als bei chronischer Hepatitis. Ammoniak senkt

---

* Abkürzungen: *HE* hepatische Enzephalopathie; *HA* Hyperammoniämie; *PKA* portokavale Anastomose.

seinerseits die Plasmaspiegel der verzweigt kettigen Aminosäuren; die pathogenetische Tragweite des Defizits an diesen Aminosäuren gilt indessen als umstritten.

Die in der Intensivmedizin oft relevante zelluläre (nicht „zirkulatorische") Leberinsuffizienz läßt — zumal bei gleichzeitiger Katabolie — jene Aminosäuren akkumulieren, die ganz überwiegend hepatisch metabolisiert werden. Im Hinblick auf die HE soll dabei besonders die Vermehrung von Methionin, Phenylalanin, Tyrosin und Tryptophan bedeutsam sein. Derivate dieser Aminosäuren können zerebrale Funktionen entweder im Sinne einer toxischen Beeinflussung stören (Merkaptane, Phenole, Indole), oder sie veranlassen ein Ungleichgewicht zwischen Neurotransmittern (adrenerge Überträgersubstanzen, Serotonin). Veränderte Konzentrationen von Transmittern — wie auch von Ammoniak — modifizieren die Zahl und die Affinitäten zerebraler Rezeptoren. Eine hochgradige Schädigung des Leberparenchyms steigert im übrigen die Konzentrationen freier Fettsäuren. Klinisch besonders ernst zu nehmen sind (etwa bei Zirrhosekranken) Synergismen zwischen Ammoniak, Aminosäurenderivaten (Merkaptanen) und freien Fettsäuren.

Über die relativen Anteile der Leberumgehungskreisläufe und der Leberzellinsuffizienz an der Entstehung der HE orientierten tierexperimentelle und klinisch erhobene Befunde. Katzen mit einer PKA und nahezu intakter Leberfunktion zeigten veränderte elektrische Aktivitäten neokortikaler und limbischer Hirngebiete bei unbeeinflußtem Erregungsniveau der mesenzephalen Formatio reticularis. Dagegen ließen elektrophysiologische Studien an Katzen mit Thioazetamid bedingter Leberschädigung erkennen, daß die Störung der Hirntätigkeit hier nicht von rostral nach kaudal fortschritt, wie es von Polli für die Leberzirrhose als typisch beschrieben wurde, sondern alle untersuchten Hirnareale simultan erfaßte. Die Schwelle der EEG-Weckreaktion war schon in einem frühen Stadium erhöht, was eine Abnahme der Vigilanz beweist. Vom portosystemischen Kollateralkreislauf ist demnach am ehesten eine — zumindest subklinische — Minderung mentaler (intellektueller, amnestischer und emotionaler) Funktionen zu erwarten, während sich die Leberparenchyminsuffizienz a priori und zusätzlich in Richtung Somnolenz bzw. Koma auswirkt. Bei einer retrospektiven psychometrischen Gegenüberstellung von Zirrhosepatienten ohne und mit PKA waren die shuntoperierten Kranken den nicht-operierten deutlich überlegen, wenngleich auch sie das Leistungsniveau der gesunden Referenzpersonen nicht erreichten. Unter Bezugnahme auf das Bilirubin als einen der wichtigsten Funktionsparameter der Leber ergab sich die überspitzte Formulierung: „Neuropsychiatrisch ist es günstiger, shunt-operiert zu sein und einen Bilirubinwert von 1,9 mg/dl zu haben, als mit einem Bilirubinwert von 3,5 mg/dl der nichtoperierten Patientengruppe anzugehören." Für die Pathogenese der HE fällt der Leberparenchymschaden offensichtlich mehr ins Gewicht als der Umgehungskreislauf. Dennoch stellt auch der letztere einen gravierenden Faktor dar, und zwar deshalb, weil die durch ihn bedingte HA per se schon effektiv ist und bei synergistischer Wirkung mit anderen Noxen (Anämie, Merkaptane, Fettsäuren) deletär werden kann.

Ammoniak/Ammonium

Entstehung

Hauptbildungsstätte ist der Darm, der täglich etwa 4 g Ammoniak produziert. Bei der Ratte und beim Hund stammen ungefähr 60% des intestinal entstehenden Ammoniaks aus dem Dünndarm und nur 40% aus dem Dickdarm. „Spezifische" Ammoniakpräkursoren sind für den Dünndarm nahezu ausschließlich Glutamin und für den Dickdarm schwerpunktmäßig Harnstoff. Aus den Nahrungsproteinen und dem übrigen Darminhalt, also dem „unspezifischen" Ausgangsmaterial der Ammoniakproduktion, wird Ammoniak im Dünndarm ebenfalls über Glutamin bezogen. Die Ammoniakbildung im Dünndarm erfolgt nach Aufnahme von Glutamin aus den Gefäßen und aus dem Lumen ohne Mitwirkung von Bakterien „metabolisch". Sie wird bei einer Blutung in den oberen GI-Trakt derart dominant, daß Antibiotika wie Neomycin offenbar nicht mehr greifen. Dieser Umstand verdient unter anderem deshalb größte Beachtung, weil Blut im Verdauungskanal wegen des Isoleuzin-Mangels der Erythrozyten und der daraus resultierenden Aminosäurenimbalanz im Organismus (Katabolie) eine exzessive HA verursacht. Spülungen bei der Endoskopie und eine anschließende kontinuierliche Zufuhr von 10%igem Mannit (4 × 500 ml/ 24 Std. durch eine nasogastrale Sonde) sind hier eine oft lebensentscheidende Abhilfe. Im Kolon wird die Ammoniogenese nur zu etwa 9% aus Glutamin gespeist, während der Harnstoff mit ca. 40% und das übrige stickstoffhaltige Material mit ca. 50% beteiligt sind. Die Kolonschleimhaut resorbiert täglich eine Ammoniakmenge, die 7 g Harnstoff entspricht, so daß die Harnstoffsynthese der Leber den

Stickstoff zu 20—30% aus der Harnstoffhydrolyse bezieht. Insgesamt wird Ammoniak im Kolon aus Harnstoff und aus Nahrungsproteinen fast ausschließlich bakteriell freigesetzt; dabei kommt anaeroben Keimen eine führende Rolle zu, was man therapeutisch beachten sollte.

In der Niere fällt Amoniak — wie im Dünndarm — vor allem durch den Abbau von Glutamin an. Gesteigert ist dieser Prozeß bei akuter Alkalose, am stärksten aber bei chronischer Azidose. Wenn eine eiweißreiche Kost zur Azidose führt, entnimmt die Niere als dominant werdendes Organ dem Blut so viel Glutamin, daß für den Dünndarm relativ wenig „übrig bleibt". Die resultierende HA ist dann primär renal vermittelt.

Die Muskulatur kann bei körperlicher Anstrengung im Purinnukleotid-Zyklus und bei erhöhter Körpertemperatur durch Transaminierung von Glutamin Ammoniak produzieren. Höher anzusetzen ist die Rolle der Muskulatur im Rahmen der Ammoniak-Elimination.

Entgiftung

Die vorläufige Entgiftung, d.h. die Bindung von Ammoniak an Glutamat, in geringem Umfang auch an Oxalazetat sowie Pyruvat, findet bevorzugt im Muskel und im Gehirn statt. Es ist wichtig zu wissen, daß das Gehirn bei chronischer HA an der oberen Grenze seiner Glutaminsynthese-Kapazität operiert. Therapeutisch geht man die Limitierung der zerebralen Glutaminsynthese mit verzweigt kettigen Aminosäuren an; diese stellen durch Transaminierung mit Alpha-Ketoglutarat Glutamat bereit.

Die im Harnstoffzyklus der Leber ablaufende endgültige Ammoniakentgiftung wird durch den interzellulären Glutaminzyklus besonders effizient und ökonomisch gestaltet. Bei Patienten mit Leberzirrhose beträgt die maximale (!) Harnstoffbildungsrate zwischen 10 und 90% des mittleren Normalwertes. Ihre Überforderung durch ein Angebot von beispielsweise 100 oder 120 g Protein bzw. Aminosäuren pro Tag akzentuiert nicht nur die HA, sondern steigert auch die Konzentrationen freier Aminosäuren im Plasma, vor allem die von Methionin, Phenylalanin, Tyrosin und Prolin. Andererseits ist auf submaximalem (!) Niveau die Harnstoffbildungsrate auch des Zirrhosekranken mit dem alpha-Amino-N des venösen Blutes linear korreliert, unterliegt also einem „substrate drive". Daß die Harnstoffsynthese-Kapazität der meisten Zirrhosepatienten bei einer Zufuhr von

80 g Protein bzw. Aminosäuren pro Tag noch ausreicht, sollte diätetisch und infusionstherapeutisch beachtet werden.

Konzentrationen

Während eine venöse HA nur bei ca. 90% aller neuropsychiatrisch auffälligen Leberkranken anzutreffen ist (muskuläre Entgiftung!), erwies sich in einer Studie an Zirrhosepatienten der Spiegel des arteriellen Ammoniaks bei manifester HE immer als gesteigert; durchschnittlich betrug er bei gesunden Probanden 27, bei asymptomatischer Zirrhose 66, im Präkoma 108 und im Koma 223 µmol/l. Da eine HA mittleren Grades per se nur eine latente HE bedingt und demzufolge präkomatöse wie komatöse Zustände meist Synergismen mit anderen Noxen voraussetzen, bestand selbst zwischen den arteriellen Ammoniakwerten und den Stadien der HE keine enge Beziehung. Die Ammoniakkonzentration in den Hirnzellen überschreitet die des arteriellen Blutes 10—50fach.

Wirkungen

Elektropyhsiologische Effekte zugeführter Neurotoxine beweisen — als Phänomene (!) — zweifelsfrei eine Alteration der Hirnfunktion und sind in dieser Beziehung den weit häufiger zu lesenden Hinweisen etwa auf abnorme Konzentrationen von Transmittern, die allenfalls mögliche Ursachen (!) neuropsychiatrischer Störungen darstellen, an Relevanz überlegen.

Ammoniak/Ammonium beeinflußt die Hirntätigkeit sozusagen auf drei „Niveaus". Effekte klinisch vorkommender Konzentrationen des Ammoniumions per se auf spontane und evozierte Potentiale repräsentieren das erste, „niedrigste" Niveau. Auf dem zweiten Niveau werden Ammoniakwirkungen durch ein Defizit an Transmitter-Aminosäuren, wie Aspartat und Glutamat, noch ohne Beeinträchtigung des zerebralen Energiestoffwechsels vermittelt, sind also indirekt. Erst auf der dritten Stufe tritt im Gefolge extrem und/oder langdauernd erhöhter Ammoniakspiegel ein ATP-Mangel ein.

Die früheste Veränderung bei lokaler (extra- oder intrazellulärer) und systemischer Ammoniumzufuhr ist eine reversible Verlagerung des Gleichgewichtspotentials der postsynaptischen Hemmung in Richtung auf das Ruhepotential mit entsprechender Abnahme der IPSPs. Dies bedeutet eine neuronale Disinhibition; sie wurde bei Ammoniakspiegeln nachgewiesen, die zum Beispiel auch die experimentelle HE kennzeichnen. Wenn der Glutamatgehalt des Hirngewebes abnehmen soll, muß Ammoniak doppelt so hoch konzentriert sein. Die neuronale Enthemmung ist mit Abweichungen des kortikalen EEG korreliert. Bei Rhesusaffen und bei Patienten mit Leberzirrhose wurden unter subakuter bzw. chronischer Applikation von Ammoniumsalzen ausgeprägte EEG-Verlangsamungen gesehen. In welchem Maße Ammonium das Rinden-EEG modifiziert, hängt unter anderem von Synergismen ab. Zwei faszinierende Kasuistiken zeigten, daß die Kombination einer PKA mit einer fast intakten Leistung des Leberparenchyms zu mittelgradigen EEG-Reaktionen auf exogen erhöhte Ammoniakspiegel von 300—350 µg/dl disponiert, während bei deutlich erniedrigtem hepatischen Funktionsniveau bereits ein zufuhrbedingt vermehrtes Blutammoniak zwischen 200 und 250 µg/dl auch ohne PKA das EEG drastisch retardieren kann; eine solche Wirkung auf das EEG ist klinisch mit einem Präkoma verbunden.

Die Ammoniakeffekte der untersten Stufe betreffen neben der Hirnrinde noch rindennahe Strukturen, nicht jedoch die mesenzephale Formatio reticularis. So kamen veränderte Erregbarkeiten neuronaler Elemente des Hippocampus, des Mandelkerns und des Nucl. caudatus in abweichenden Frequenzen bzw. Amplituden spontaner und evozierter Makropotentiale zum Ausdruck. Andererseits bewiesen vor allem konstante Schwellen der EEG-Weckreaktionen eine weitgehende „Ammoniakresistenz" des aufsteigenden aktivierenden Systems. Als klinische Korrelate der unter diskutablen Ammoniakkonzentrationen erhobenen elektrophysiologischen Befunde kommen am ehesten jene in Betracht, die oben der PKA zugeordnet wurden, denn protrahiert ammoniuminfundierte Tiere und solche mit einer PKA bieten im wesentlichen gleiche Besonderheiten elektrischer Hirnaktivitäten.

Weitere Neurotoxine

Konzentrationen

Unter den neurotoxischen Methioninderivaten war Methanthiol am häufigsten Gegenstand klinisch orientierter — teilweise problematischer — Konzentrationsbestimmungen. Vor wenigen Jahren wurde eine „nicht zu aggressive und spezifische" Analyse flüchtiger Schwefelverbindungen entwickelt. Für die „Fraktion P", einen aus Methanthiol entstehenden Thioester, ermittelte man im Serum von Kontrollpersonen bzw. asymptomatischen Zirrhosekranken bzw. komatösen Patienten die Mittelwerte 0,19 bzw. 0,30 bzw. 2,44 µmol/l. Demnach scheint erwiesen, daß Methanthiol bei HE vermehrt anfällt.

Die Summe freier Serumphenole betrug in einem Referenzkollektiv durchschnittlich 0,22 und in den Stadien 1 bzw. 2 bzw. 3 bzw. 4 der HE 0,69 bzw. 0,95 bzw. 1,08 bzw. 1,66 mg/dl. Das im Harn analysierte Spektrum einzelner Phenolkörper änderte sich mit dem Eintritt einer HE, wobei präkomatöse und komatöse Patienten p-Hydroxyphenyl-essigsäure und p-Hydroxyphenylmilchsäure in großen Mengen aus-schieden. Freies Phenol und p-Kresol kamen hinzu.

Interessierende Abkömmlinge des Tryptophans außerhalb des Se-rotoninstoffwechsels, also potentielle Neurotoxine ohne Transmitter-eigenschaften sind Tryptamin, Indolessigsäure, Skatol, Indol und In-dolpropionsäure. Das aus Skatol entstehende Indol wird im Darm zu Indoxyl oxydiert und in der Leber mit Sulfat verestert. Indikan ist Indoxylschwefelsäure. Im Serum wurde Skatol bei Gesunden und bei Leberkranken ohne HE nicht entdeckt, wohl aber bei Patienten mit HE. Für Indol betrug der Durchschnittswert nach Entstehung einer HE 590 nmol/l (Referenzwert: 5 nmol/l). Die mittleren Serumkonzen-trationen von Indikan waren in den vier Stadien der HE 0,25 bzw. 0,41 bzw. 0,44 bzw. 0,73 mg/dl (Referenzwert: 0,07 mg/dl). Indol-essigsäure bestimmte man im Harn; die Tagesmenge belief sich (wie-derum stadienabhängig) auf 20,2 bzw. 26,3 bzw. 34,5 bzw. 47,5 mg (Referenzwert: 5,0).

Was die kurzkettigen Fettsäuren betrifft, so fand man im Plasma von Vergleichspersonen durchschnittlich 8,7 und bei komatösen Pa-tienten 40,8 µg/ml. Die mittelkettige Fettsäure Oktanoat hatte bei Kranken mit HE den Serumspiegel 15 µmol/l (Referenzwert: 0,6 µmol/l); für die erhöhte Konzentration des Oktanoats gilt eine inkomplette Oxydation langkettiger Fettsäuren — die bei schwerer Leberinsuffi-zienz ihrerseits vermehrt sind — als mitverantwortlich.

Wirkungen

Für die Annahme einer pathogenetischen Rolle der aufgeführten Ami-nosäurenderivate und Fettsäuren sind Beobachtungen entscheidend, die man bei Zufuhr der angeschuldigten Substanzen bzw. ihrer Vor-läufer gemacht hat. Während nun solche Beobachtungen zum Beispiel neurotrope Effekte von Methionin und Tryptophan außer Zweifel setzen, sind die Mechanismen (!) der zerebralen Reaktionen in der jüngsten Zeit eher unklarer als klarer geworden.

Methionin darf bei Leberinsuffizienz als indirekt toxisch gelten. Direkt toxisch sind Merkaptane und unter ihnen besonders Methanthiol; dabei bleibt ungewiß, welche Merkaptane bei der Entwicklung einer HE dominieren, ferner wie sie per se und wie sie synergistisch mit Ammoniak wirken.

Mit der phenolischen Substanz p-Hydroxyphenylessigsäure wurden elektrophysiologische Tierversuche durchgeführt. Serumspiegel bis 7 mg/dl ließen jeglichen Effekt vermissen. Konzentrationen von mindestens 10 mg/dl hatten bei mehrtägiger Dauer lediglich eine Abnahme efferenter Aktivitäten des Mandelkerns zur Folge. Ein nennenswerter Synergismus mit Ammoniak wurde nicht festgestellt.

Unter den Tryptophanderivaten dürften die Indole pathogenetisch bedeutsam sein. Zu dieser Einschätzung führte unter anderem eine Publikation, derzufolge bei Zirrhosepatienten durch Tryptophan induzierte neuropsychiatrische Symptome auf Antibiotika zugleich mit dem Indikantest positiv ansprachen, während der Plasmaspiegel des freien Tryptophans sogar gesteigert wurde.

Kurzkettige Fettsäuren synchronisierten bei Tierexperimenten das kortikale EEG und beeinflußten auch die Spontanpotentiale limbischer Areale. Hinzu kam eine Aktivitätsänderung der Formatio reticularis. Da diese Effekte hohe Dosen erforderten, ist ihre Relevanz strittig. Oktanoat wirkt ganz sicher synergistisch mit Ammoniak und Methanthiol. Die Abklärung der Tragweite dieses Synergismus in der Klinik macht indessen weitere Studien notwendig.

Transmitter und Rezeptoren

Bei Leberinsuffizienz modifizieren die Aminosäuren-Imbalanz des Plasmas und Funktionsstörungen der Blut-Hirn-Schranke den Übertritt aromatischer Aminosäuren in das ZNS. Unter anderem daraus resultieren im Hirngewebe abnorme Konzentrationen von Transmittern. Noradrenalin und Dopamin waren zwar bei experimenteller HE zugunsten des „falschen Transmitters" Oktopamin im Gehirn und Liquor vermindert; bei Leberkoma-Patienten fanden sich jedoch normale oder fast normale zerebrale Konzentrationen dieser Überträgerstoffe wie auch von Tyrosin. Im Gegensatz dazu erwies sich der zerebrale Serotoningehalt im klinischen Leberkoma als erhöht, das gilt zumal für die serotonergen Areale. Die Umsatzrate zu 5-Hydroxyindolessigsäure überschritt bei Tierversuchen und klinischen Studien zur HE regelmäßig den Normbereich. Wir zögern dennoch, die forcierte Synthese von Serotonin für bedenklich zu halten; denn erstens fehlten bei Tieren mit HE Beziehungen zur neurologischen Symptomatik, und zweitens wurde festgestellt, daß bei mental bereits beeinträchtigten Zirrhosekranken eine pharmakologische, selektive Hemmung der Serotoninwiederaufnahme psychometrisch und elektroenzephalographisch (Power-Spektren) ohne Nachteile blieb. Bezüglich der GABA-Hypothese bahnt sich eine Klärung an: Zwar gibt es aus Tierversuchen zum akuten Leberversagen Argumente für eine Rolle von GABA; Befunde, die von Tieren mit subakuter sowie chronischer HE, und solche, die von Patienten stammen, lassen die Hypothese jedoch als ziemlich obsolet erscheinen. Glutamat wurde schon erwähnt.

Transmitter-Rezeptoren, die für adrenerge Substanzen, Serotonin, GABA, Aspartat, Glutamat, Glyzin und andere Überträger zuständig sind, zeigten bei vielen experimentellen Modellen der HE und bei Leberkoma-Patienten Veränderugen ihrer Dichte und Affinität. Ungeachtet der Frage, ob und wann es sich dabei um primäre oder sekundäre Phänomene handelt, liegt die klinische Tragweite der betreffenden Abnormitäten völlig im Dunkeln. Von Interesse ist dennoch, daß Valin und Leuzin ammoniakinduzierte Besonderheiten von Serotonin- bzw. Glutamatrezeptoren antagonisieren.

Zusammenfassung

Den aufgeführten biochemischen und elektrophysiologischen bzw. toxikologischen Befunden ist u. E. zu entnehmen, daß zweifellos das Ammoniak und wahrscheinlich noch weitere Neurotoxine zur Entstehung der HE beitragen. Sieht man von Ammoniak ab, dann sind die Wirkungsprofile der hier in Betracht gezogenen toxischen Substanzen vor allem elektrophysiologisch sehr unzureichend oder gar nicht definiert. Unüberschaubar ist erst recht das Zusammenspiel der Neurotoxine. Es führt aber, wie aus tierexperimentellen Erhebungen des neurologischen Status hervorgeht, bei jeweils diskutablen Konzentrationen der beteiligten Noxen zu präkomatösen Zuständen und sogar zum Koma. Zur klinischen Relevanz der Veränderungen im Transmitter- und Rezeptorbereich scheint eine stichhaltige Aussage derzeit nicht möglich zu sein.

Für die heute etablierte Therapie der HE gilt nach wie vor, daß ihre angenommenen Wirkungsmechanismen am ehesten dann der Kritik standhalten, wenn sie — zumindest partiell — in einer Verminderung der Ammoniakkonzentration bestehen, sei es systemisch (Diät, Spülungen, Einläufe, Laktulose, Antibiotika, Arginin- und Ornithinverbindungen), sei es lokal im Gehirn (verzweigt kettige Aminosäuren). Überwiegend sind die einzelnen Behandlungen zueinander komplementär. Nicht jeder gut belegte therapeutische Effekt läßt sich durch die hier skizzierte Pathogenese der HE zufriedenstellend erklären.

Literatur

1. Capocaccia L, Fischer JE, Rossi-Fanelli F (eds) (1984) Hepatic encephalopathy in chronic liver failure. Plenum Press, New York London
2. Conn HO, Bircher J (eds) (1988) Hepatic encephalopathy. Medi-Ed Press, East Lansing
3. Holm E (1986) Ammoniak gestern und heute. Standortbestimmung in der Hepatologie. Klin Ern, Bd 23. Zuckschwerdt, München
4. Holm E et al. (1986) Protein- und Aminosäurenstoffwechsel bei Leberinsuffizienz — Infusionstherapeutische und diätetische Folgerungen. Verh Dtsch Ges Inn Med 92: 685—737
5. Kleinberger G, Ferenci P, Riederer P, Thaler H (eds) (1984) Advances in hepatic encephalopathy and urea cycle diseases. Karger, Basel
6. Soeters PB, Wilson JHP, Meijer AJ, Holm E (eds) (1988) Advances in ammonia metabolism and hepatic encephalopathy. Excerpta Medica, Internat Congr Ser 761. Elsevier, Amsterdam

Korrespondenz: Prof. Dr. E. Holm, Leiter der Abteilung Klinische Pathophysiologie, I. Medizinische Klinik, Theodor-Kutzer-Ufer, D-6800 Mannheim, Bundesrepublik Deutschland.

Methoden
zur Beurteilung der hepatischen Enzephalopathie

G. Grimm

Intensivstation der 1. Medizinischen Universitätsklinik, Universität Wien, Österreich

Definition

Der Begriff „Hepatische Enzephalopathie" (HE) umschreibt ein neuropsychiatrisches Syndrom [1], das als Komplikation akuter oder chronischer Lebererkrankungen auftritt. Das Ausmaß dieser Hirnfunktionsstörung reicht von einem subklinischen Bild bis hin zum tiefen Koma mit massivem Hirnödem und drohender foraminaler Herniation [2]. Die Diagnose einer HE darf erst nach Ausschluß einer neurologischen Erkrankung diagnostiziert werden.

Einteilung nach dem Verlauf

— Akut.
— Akut-rezidivierend: im Intervall restitutio ad integrum.
— Chronisch-rezidivierend: Fluktuation der HE, Normalzustand wird nicht erreicht.
— Chronisch-persistierend: irreversible Hirnfunktionsstörung.

Weitere Einteilungen nach *zugrundeliegender Lebererkrankung*: akut, chronisch, „acute on chronic", und *auslösender Ursache*: primär: Verschlechterung der Leberfunktion, sekundär: extrahepatische Ursache, sind geläufig.

Klinische Diagnostik, Stadien

Die klinische Diagnostik stützt sich auf die Beurteilung von Bewußtseinslage, Intellekt, Verhalten und neuromuskulären Störungen. Die Zusammenschau dieser vier Parameter ermöglicht eine klinisch relevante Einteilung der HE in vier Stadien [3].

Das Frühstadium der HE ist gekennzeichnet durch Beeinträchtigung von Schlaf-Wachrhythmus, Merkfähigkeit, Konzentration und Stimmungsschwankungen. Spätere Stadien sind geprägt durch Desorientierung, Somnolenz und schließlich tiefe Bewußtlosigkeit. Keine der genannten Veränderungen ist spezifisch, weshalb für die Diagnose der HE-Anamnese des Patienten (Fehlernährung, Blutkonserven, Risikogruppen), klinische Hinweise (Ikterus, Aszites, Spider naevi, Caput medusae, Foetor hepaticus, „Flapping Tremor") sowie blutchemische Befunde (Bilirubin, Albumin, Gerinnungstests, Pseudocholinesterase, Transaminasen, Elektrophorese) zu beachten sind. Unter „Flapping Tremor" versteht man repetitive unwillkürliche Flexions-Extensions-Bewegungen des dorsalflektierten Handgelenkes bei Armvorhalteversuch.

Genügt dieses Schema auch klinischen Belangen, so reicht es nicht aus zur Erfassung der subklinische HE, zur Quantifizierung der HE im Rahmen klinischer Studien und zum Monitoring eines behandelbaren erhöhten Hirndruckes bei fulminantem Leberversagen. Hier sei auf spezielle Methoden, wie Psychometrie, Elektrophysiologie (Elektroenzephalographie, evozierte Potentiale), bildgebende Verfahren (Computertomographie, eventuell Kernspintomographie) und intrakranielle Druckmessung (Epiduralsonden), verwiesen.

Psychometrie

Psychometrische Tests werden zur Diagnostik des subklinischen Stadiums der HE (Stadium 0 nach Conn) und des Stadiums I der HE [4—6] verwendet und ermöglichen durch die Untersuchung verschiedener Merkmale (Intelligenz, Merkfähigkeit, Konzentration usw.), als Testbatterie eingesetzt, eine quantifizierbare Beurteilung der HE. Die Tests sind unspezifisch, in ihrer Durchführung sehr aufwendig und für die tägliche Praxis nicht geeignet. Lerneffekte und Unterschiede im Bildungsgrad der zu testenden Patienten limitieren ihre Nützlichkeit.

Für die tägliche Routine geeignete Tests

Die Schriftprobe: Der Patient wird aufgefordert, einige kurze Worte zu schreiben. Das Schriftbild erlaubt rasch eine Beurteilung von Bewußtseinlage und psychomotorischer Beeinträchtigung. Der Test eignet sich für orientierende Verlaufskontrollen, ist jedoch nicht quantifizierbar.

Tabelle 1. Stadieneinteilung der hepatischen Enzephalopathie (modifiziert nach Conn [3])

Stadium der HE	Bewußtseinslage	Intellekt	Verhalten	Neuromuskuläre Störungen
0	unauffällig	unauffällig	unauffällig	—
I	Schlafstörung	Konzentration, Aufmerksamkeit vermindert (Psychometrie)	Euphorie/ Depression, Dysphorie	Tremor fein, Apraxie, Schriftbild gestört
II	Verlangsamung	zeitliche Desorientierung	Enthemmung, Angst	Flapping Tremor verwaschen
	Lethargie	Rechnen gestört, Amnesie	bizarres Verhalten	Sprache, Ataxie
III	Somnolenz	krankheits- uneinsichtig	ev. paranoid	Hyperreflexie Nystagmus
	Sopor (weckbar)	—	—	Babinski-Klonus, Rigidität
IV	Koma	—	—	Mydriasis, Opisthotonus, Areflexie

Der Reitan Test (Zahlenverbindungstest): Der Patient wird aufgefordert, 25 zufällig verteilte Zahlen (Test A, einfach) bzw. eine Folge von Zahlen und Buchstaben (Test B, komplizierter) in richtiger Reihenfolge in möglichst kurzer Zeit miteinander zu verbinden. Der Zeitaufwand für diesen Test ist gering, das Testergebnis quantifizierbar [3], ein Lerneffekt nicht auszuschließen.

Elektroenzephalographie

Elektroenzephalographie (EEG) Befunde unterliegen bereits bei Gesunden beträchtlichen interindividuellen Schwankungen. Üblicherweise erhält man bei Untersuchung wacher Probanden mit geschlossenen Augen einen okzipital betonten (alpha-)Grundrhythmus von 8 bis 12 cps mit Amplituden von 50 bis 100 µV. Der Wert des EEG zur objektiven Diagnostik und Verlaufskontrolle der HE ist jedoch bewiesen [3]. Mit zunehmendem Schweregrad der HE wird eine Abnahme der Frequenz, eine Zunahme der Amplituden mit Auftreten triphasischer Wellen und schließlich eine Abflachung beobachetet. Triphasische Wellen mit frontaler Betonung der Amplituden sind ein charakteristischer, jedoch unspezifischer Befund der HE [3]. Ähnliche EEG Elemente finden sich bei anderen nichthepatischen (Hyponatriämie, Säure-Basen-Störungen u. a. m.) und nichtmetabolischen Erkrankungen (Konvulsionen, Hirninfarkt, Hirnblutung u. a. m.). Bezüglich der Einteilung der EEG-Veränderungen bei HE sei auf jene von Parsons-Smith [7] verwiesen. Zur besseren Quantifizierung der Befunde werden computerunterstützte EEG-Verfahren verwendet, die eine übersichtliche Darstellung dominanter Frequenzen (Hz), absoluter (pW) und relativer (%) Power unterschiedlicher Frequenzbereiche ermöglichen.

Multimodale evozierte Potentiale

Evozierte Potentiale sind bioelektrische Signale des peripheren und zentralen Nervensystems, die durch repetitive akustische (Klicks), somatosensorische (elektr. Impulse Nervus medianus) oder visuelle (Kontrast-, Helligkeitsänderungen) Stimuli ausgelöst werden. Das Ergebnis besteht aus einer Folge standardisierter negativer und positiver Wellen, charakterisiert durch Peak-Latenzzeiten (ms) und Amplituden (μV). Gemäß der diffusen Beeinträchtigung neuronaler Prozesse, beobachtet man mit zunehmender Schwere der HE Verlängerungen der Latenzzeiten und Abnahme der Amplituden der entsprechenden Kenn-Peaks. Bei beidseitiger Untersuchung weisen Asymmetrien zusätzlich auf Herdbefunde hin. Der Wert evozierter Potentiale für die Diagnose der HE ist bewiesen [8, 9], es können wache wie tief bewußtlose Patienten untersucht werden. Die Sensitivität zur Erfassung der HE ist höher als die des EEG. Evozierte Potentiale ermöglichen eine differenzierte Beurteilung von Hirnstamm und Kortex, die Befunde bei HE sind jedoch ebenfalls nicht sehr spezifisch. Der technische und finanzielle Aufwand entspricht dem des computerunterstützten EEG. Durch zunehmende Vereinheitlichung der Untersuchungsbedingungen scheint diese Methodik in Zukunft an Bedeutung zu gewinnen.

Computertomographie

Grundsätzlich sollte jeder bewußtlose Patient mittels Computertomographie untersucht werden. Die entscheidende Bedeutung besteht in der Erfassung extra- oder intrazerebraler Blutungen, von denen besonders subdurale oder epidurale Hämatome einer operativen Behandlung zugänglich sind.

Intrakranielle Druckmessung

Eine Erhöhung des intrakraniellen Druckes tritt vornehmlich im Verlauf des fulminanten Leberversagens auf und ist dann eine häufig letale Komplikation. Die epidurale Einbringung von Druckabnehmern ermöglicht Druckmessungen ohne Eröffnung der Dura. Das Monitoring des intrakraniellen Druckes sollte prinzipiell eine bessere Überwachung von Pflegehandlungen (Bronchialtoilette, Lagerung der Patienten) und Therapie (Beatmungsmodalität, Volumstherapie, Blutdruckkontrolle, Osmotherapie) ermöglichen [10, 11]. Wegen der Blutungsgefahr und dem bislang noch nicht gesicherten Nutzen beschränkt sich diese potentiell wichtige Maßnahme derzeit noch auf einzelne Zentren.

Laborparameter

Die HE ist prinzipiell keine Labordiagnose. Der Wert des Ammoniaks in Pathogenese und Diagnostik ist umstritten [3]. Nach Stahl [12] besteht ein gewisser Zusammenhang zwischen Ammoniak und Stadium der HE. Die arteriellen Blutspiegel sind höher als die venösen, da Ammoniak von der Muskulatur aufgenommen wird. 10% der Patienten mit HE haben normale Ammoniakspiegel. Bei unklarem Koma sollte dennoch eine (arterielle) Ammoniakbestimmung durchgeführt werden.

Differentialdiagnosen

Die HE ist eine Ausschlußdiagnose. Bei jedem Patienten mit unklarer Bewußtseinseintrübung müssen folgende Erkrankungen ausgeschlossen werden:

— *Intrakranielle Raumforderungen:* Trauma, Blutung, Infarkt, Tumor, Infektion.
— *Andere metabolische Enzephalopathien:* Hypoxie, Urämie, diabetische Azidose, Hypoglykämie, akutes Leberversagen, Elektrolytstörungen, u. a. m.
— *Toxische Enzephalopathien:* Alkohol (Intoxikation, Delirium, Wernicke E.), Sedativa u. a. m.
— *Neuropsychiatrische Erkrankungen.*

Literatur

1. Binder H (1981) Die neuropsychiatrische Sympomatik des sogenannten „Coma hepaticum". Wien Klin Wochenschr 93/24 [Suppl 134]: 3—19

2. Bihari D (1985) Acute liver failure. Clinics in Anaesthesiology 3: 973—997
3. Conn HO, Lieberthal MM (1979) The hepatic coma syndromes and lactulose. Williams & Wilkins, Baltimore
4. Rikkers L, Jenko P, Rudman D, Freides D (1978) Subclinical hepatic encephalopathy: detection, prevalence, and relationship to nitrogen metabolism. Gastroenterology 75: 462—469
5. Rehnström S, Simert G, Hansson JA, Johnson G, Vang J (1977) Chronic hepatic encephalopathy. A psychometrical study. Scand J Gastroenterol 12: 305—311
6. Schomerus H, Hamster W, Blunck H, Reinhard U, Mayer K, Dölle W (1981) Latent portasystemic encephalopathy I. Nature of cerebral functional defects and fitness to drive. Dig Dis Sci 26: 622—630
7. Parsons-Smith BG, Summerskill WHJ, Dawson AM, Sherlock S (1957) The electroencephalograph in liver disease. Lancet ii: 867—871
8. Chu NS, Yang SS (1988) Portal-systemic encephalopathy: alterations in somatosensory and brainstem auditory evoked potentials. J Neurol Sci 84: 41—50
9. Zeneroli ML, Pinelli G, Gollini G, Penne A, Messori E, Zani G, Ventura E (1984) Visual evoked potenital: a diagnostic tool for the assessment of hepatic encephalopathy. Gut 25: 291—299
10. Tanikawa K, Abe H, Rikitake K (1986) Clinical evaluation of intracranial pressure monitored in patients with fulminant hepatitis. Hepatology 6: 802
11. Ede RJ, Gimson AES, Bihari D, Williams R (1985) Controlled hyperventilation in the management of cerebral oedema in fulminant hepatic failure. Clin Sci 65 [Suppl 11]: 36 P
12. Stahl J (1963) Studies of the blood ammonia in liver disease. Its diagnostic, prognostic and therapeutic significance. Ann Int Med 58: 1—24

Korrespondenz: DDr. G. Grimm, Intensivstation, I. Medizinische Universitätsklinik, Lazarettgasse 14, A-1090 Wien, Österreich.

Einfluß einer oralen Mannitlösung auf die Entwicklung einer hepatischen Enzephalopathie bei Patienten mit Leberzirrhose

G. H. Micklefield, U. Schwegler, D. Hüppe, H. D. Kuntz
und B. May

Abteilung für Gastroenterologie und Hepatologie, Universitätsklinik, Bergmannsheil
Bochum, Bochum, Bundesrepublik Deutschland

Einleitung

Als Ursache der chronischen Leberzellinsuffizienz kommen verschiedene Faktoren in Frage. An erster Stelle ist bei uns der chronische Alkoholabusus zu nennen. Komplikationen chronischer Leberkrankheiten sind hepatische Enzephalopathie, Ösophagusvarizenblutung, Aszites und das hepatorenale Syndrom [2]. Das Coma hepaticum ist eine schwerwiegende Komplikation bei Patienten mit Leberzirrhose und akuter oberer gastroinstestinaler Blutung, da die resorbierten Zersetzungsprodukte der Bluteiweiße ein wesentliches Agens der Komaentstehung darstellen. Hauptbildungsstätte des Ammoniaks ist der Darm, der täglich beim Gesunden 4 g Ammoniak produziert. Bei Leberzirrhotikern mit akuter gastrointestinaler Blutung ist als Folge der im Darm anflutenden Eiweiße die Ammoniakbildung erheblich gesteigert. Ziel der therapeutischen Bemühungen ist deshalb neben der Blutstillung die rasche Elimination von Blut aus dem Magen-Darm-Trakt. Hierzu verwenden wir seit 1983 die orale Gabe einer hyperosmolaren Mannitlösung. Eine Mannitlösung wurde gewählt, da z. B. eine Kochsalzlösung zum Teil in erheblichen Mengen resorbiert und dadurch bei in der Regel erhöhtem Gesamt-Natrium-Bestand im Organismus dieser Patienten eine Verschlechterung des Krankheitsbildes ausgelöst werden kann.

Material und Methodik

Retrospektiv wurden insgesamt 40 Patienten mit histologisch gesicherter Leberzirrhose und akuter oberer gastroinstestinaler Blutung untersucht. Während 20 Patienten herkömmlich therapiert wurden (Lactulose, schwer resorbierbare Antibiotika, orale Proteinrestriktion, hohe Einläufe), erhielten die anderen 20 Patienten zusätzlich zu der herkömmlichen Therapie eine Mannitlösung über eine naso-gastrale Sonde, wobei in dieser Patientengruppe auf hohe Einläufe verzichtet wurde. Nach Feststellung einer oberen gastrointestinalen Blutung und nach endoskopischer Lokalisation sowie ggf. endoskopischer Behandlung der Blutungsquelle wurde die Therapie begonnen. Die Patienten in der Mannitgruppe erhielten in den ersten zwei Stunden nach stationärer Aufnahme 1000 ml der 10%-igen Mannitlösung über eine Magensonde. Nachfolgend wurden 4 × 500 ml über 24 Stunden appliziert. Die Therapie wurde im Durchschnitt 2,15 ± 0,98 Tage durchgeführt. Die orthograde Darmspülung wurde dann beendet, wenn von den Patienten nur noch klare Flüssigkeit transanal abgesetzt wurde. 1000 ml der Mannitlösung enthielten: Mannit 100 g, Natriumazetat 3H$_2$O 3,4 g, Natriumchlorid 2,63 g, einer Osmolalität von 690 mosm/l entsprechend.

Das durchschnittliche Alter der Patienten in der Gruppe ohne Mannit-Gabe (ohne ML) betrug 52 Jahre (± 11 Jahre), die Patienten mit Mannit-Gabe (mit ML) waren im Mittel 48 Jahre (± 12 Jahre) alt. Die Geschlechtsverteilung in beiden Gruppen war in etwa gleich: ohne ML 17 m und 3 w, mit ML 16 m und 4 w. Die Genese der Leberzirrhose war jeweils gleich; 90% alkoholtoxisch und 10% posthepatitisch.

In beiden Gruppen wurden die ersten vier Therapietage auf der Intensivstation ausgewertet. Routinemäßig wurden Serum-Kalium, -Natrium, -Chlorid, -Kalzium und Kreatinin bestimmt. Täglich wurde die Schwere der hepatischen Enzephalopathie überprüft. Verwendet wurde die Einteilung des Schweregrades der hepatischen Enzephalopathie nach Trey und Davidson [10].

Als Maß für die Blutungsstärke wurde die Anzahl der transfundierten Blutkonserven gewählt, die auch das erhöhte Risiko der HE-Entwicklung widerspiegelt. In Tabelle 1 sind die Child-Pugh-Klassifikationen als Maß für die Leberfunktion und die Schwere der Erkrankung in beiden Kollektiven angegeben. Jeweils ein Patient gehörte zur Child-Pugh-Klasse A; in der Gruppe ohne ML waren zehn Patienten und in der Gruppe mit ML waren elf Patienten der Klasse B zuzuordnen; ohne ML hatten neun und mit ML acht Patienten eine schlechte Leberfunktion (Child-Pugh C).

Bezüglich der Blutungsquellen im Magen-Darm-Trakt waren beide Kollektive ebenfalls vergleichbar: 80% der Patienten ohne ML bluteten aus Ösophagusvarizen,

Tabelle 1. Verteilung der einzelnen Child-Pugh-Stadien bei jeweils 20 Patienten ohne und mit Mannitlösung (n s)

Child-Pugh	Ohne ML	Mit ML
A	1 (5%)	1 (5%)
B	10 (50%)	11 (55%)
C	9 (45%)	8 (40%)

während 20% aus einem Ulkus bluteten bzw. aufgrund einer erosiven Gastritis eine obere gastrointestinale Blutung erlitten. In der Gruppe mit ML bluteten 85% aus Ösophagusvarizen und 15% aufgrund von Ulzera oder einer erosiven Gastritis.

Ergebnisse

In Tabelle 2 sind die Enzephalopathiestadien der 40 Patienten jeweils ohne und mit Mannitlösung zusammengestellt. Keiner der Patienten, der zusätzlich zu der herkömmlichen Komaprophylaxe-Therapie eine Mannitlösung erhielt, entwickelte eine hepatische Enezephalopathie der Stadien III oder IV, während 75% der Patienten ohne Mannitgabe das klinische Stadium III oder IV zeigten. Sämtliche Patienten der Gruppe ohne ML entwickelten eine HE, bei 30% der Patienten mit ML konnte eine HE vollständig verhindert werden ($p < 0,001$).

Folgende Enzephalopathiestadien in Abhängigkeit von der Child-Pugh-Klassifikation wurden in beiden Kollektiven erreicht: Sowohl Patienten mit leichter bis mittlerer Leberfunktionsstörung (Child-Pugh A/B) als auch Patienten mit schwerer Leberfunktionsstörung (Child C) entwickelten bei Gabe von Mannit keine HE des Stadiums III/IV,

Tabelle 2. Enzephalopathiestadium bei jeweils 20 Patienten ohne und mit Mannit-lösung ($p < 0,001$)

Komastadien	Ohne ML	Mit ML
0/0-1	0	6 (30%)
I/II	5 (25%)	14 (70%)
III/IV	15 (75%)	0

Tabelle 3. Enzephalopathiestadium in Abhängigkeit vom Bedarf an Blutkonserven von jeweils 20 Patienten ohne und mit Mannitlösung ($p < 0,001$)

Komastadien	≤4 Blutkonserven		>4 Blutkonserven	
	Ohne Ml	Mit ML	Ohne ML	Mit ML
0/0—1	0	4 (20%)	0	2 (10%)
I	0	4 (20%)	0	3 (15%)
II	3 (15%)	3 (15%)	2 (10%)	4 (20%)
III	4 (20%)	0	5 (25%)	0
IV	2 (10%)	0	4 (20%)	0

    G. H. Micklefield et al.

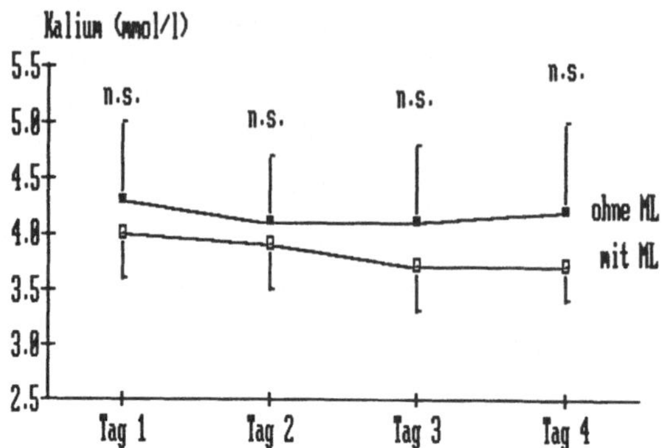

Abb. 1. Verlauf des Serum-Kaliums bei jeweils 20 Patienten ohne und mit Mannitlösung während der ersten vier Tage auf der Intensivstation (n s)

während bei den Patienten ohne ML mit leichter bis mittlerer Leberfunktionsstörung in 35% und bei den Patienten mit schwerer Leberfunktionsstörung in 40% eine HE des Stadiums III oder IV beobachtet
wurde. Alle Patienten der Gruppe ohne ML entwickelten eine HE,
während sich bei 30% der Patienten mit ML eine HE erst gar nicht
ausbildete (p < 0,001).

Die Enzepahlopathiestadien in Abhängigkeit vom Bedarf an Blutkonserven zeigt die Tabelle 3. Sowohl Patienten mit leichter bis mit-
telschwerer Blutung (Gabe von bis zu vier Blutkonserven) als auch
solche mit stärkerer Blutung (Gabe von mehr als vier Blutkonserven)
entwickelten in der Gruppe mit ML keine HE des Stadiums III oder
IV. Sowohl bei leichter als auch bei schwerer oberer gastrointestinaler
Blutung zeigt sich bei Gabe von Mannit eine Verlagerung zu weniger
schweren Enzephalopathiestadien hin.

Abbildung 1 zeigt das Verhalten des Serum-Kaliums bei beiden
Kollektiven während der ersten vier Therapietage auf der Intensivstation. Sowohl in der Gruppe ohne ML als auch in der Gruppe mit
ML konnte kein signifikanter Unterschied bezüglich der Serum-Ka-
lium-Werte gefunden werden. Insgesamt mußten den Patienten, die
ML erhielten, täglich durchschnittlich 45 mval KCl (± 15 mval) appliziert werden, während den Patienten ohne ML täglich im Mittel
40 mval KCl (± 12 mval) substitutiert wurden. Verluste von Serum-
Natrium, -Kalzium und -Chlorid wurden unter der Ml-Therapie nicht
beobachtet. Die entsprechenden Werte der Patienten mit ML unter-

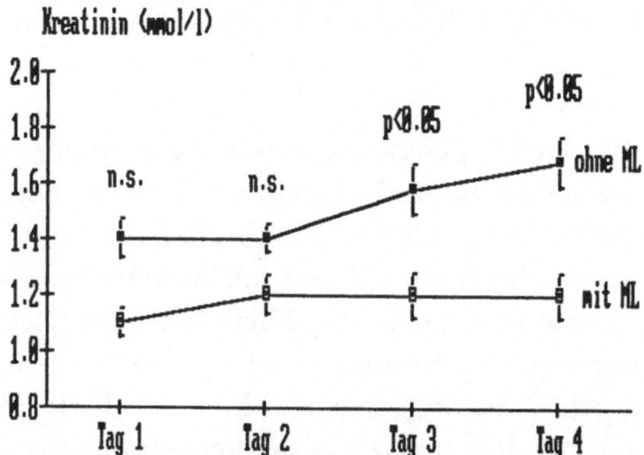

Abb. 2. Verlauf des Serum-Kreatinins bei jeweils 20 Patienten ohne und mit Mannitlösung während der ersten vier Tage auf der Intensivstation (Tag 1 und 2: n s; Tag 3 und 4: p < 0,05)

schieden sich von denen der Patienten ohne ML statistisch nicht. Eine Substitution war in beiden Patienten-Kollektiven nicht erforderlich.

Als Maß für die Nierenfunktion ist in Abb. 2 der Verlauf des Serum-Kreatinins abgebildet. Die 20 Patienten, die keine Mannitlösung erhielten, zeigten im Vergleich zu der Gruppe mit ML an allen vier Tagen auf der Intensivstation eine schlechtere Nierenfunktion. In der Gruppe mit ML blieb das Serum-Kreatinin weitgehend unverändert, während in der Gruppe ohne ML ab dem zweiten Tag auf der Intensivstation das Serum-Kreatinin anstieg. In der Gruppe ohne ML verstarben sieben Patienten, in der Gruppe mit ML vier Patienten. Kein Patient verstarb in der Gruppe mit ML im Coma hepaticum, während zwei Patienten in der nicht mit Mannit behandelten Gruppe an dieser Komplikation starben. Im hämorrhagischen Schock verstarben fünf Patienten in der Gruppe ohne ML und vier Patienten in der Gruppe mit ML.

Diskussion

Ziel sämtlicher therapeutischer Bemühungen bei drohender oder bestehender hepatischer Enzephalopathie ist die Ausschaltung auslösender Faktoren. Bei gastrointestinalen Blutungen steht neben der Blutstillung die rasche Elimination der Blutzersetzungsprodukte aus dem Magen-Darm-Trakt im Vordergrund. Zerebrale Funktionsstörungen infolge von Leberkrankheiten, zumeist als hepatische Enzephalopathie bezeichnet, treten in einem weiten Spektrum auf, das mit der latenten hepatischen Enzephalopathie beginnt und mit dem Coma hepaticum endet [6, 9]. Besonders gefährdet durch die Entwicklung einer hepatischen Enzephalopathie sind Patienten mit einer Leberzirrhose und akuter oberer gastrointestinaler Blutung. Die herkömmliche Therapie beschränkt sich auf die Ausschaltung auslösender Faktoren wie z. B. einer Blutung und auf die Gabe von Lactulose oder Lactilol bzw. von schwer resorbierbaren Antibiotika, auf die Beschränkung der Proteinzufuhr mit der Nahrung und auf hohe Einläufe [3, 5]. Unsere Erfahrungen zeigen, daß zusätzlich zur herkömmlichen Therapie zur Komaprophylaxe bei akuter gastrointestinaler Blutung eine orthograde Darmspülung mit einer 10%igen Mannitösung das Auftreten eines Coma hepaticum verhindern kann. Soweit uns bekannt, finden sich in der Literatur keine Hinweise auf die Effektivität bzgl. dieser Therapieerweiterung. Lediglich Czygan [1] empfiehlt die Gabe einer Mannitösung bei Patienten mit oberer gastrointestinaler Blutung und Leberzirrhose zur Vermeidung einer hepatischen Enzephalopathie, ohne daß Einzelheiten zum therapeutischen Vorgehen und zur Effektivität der Therapie mitgeteilt werden.

Sicherlich hat die Schwere der oberen gastrointestinalen Blutung einen Einfluß auf das Ausmaß der sich entwickelnden hepatischen Enzephalopathie [7]. Um abschätzen zu können, ob die Gabe einer Mannitlösung sowohl bei leichten als auch bei schweren Blutungsepisoden einen gleich guten Effekt zeigt, haben wir beide Kollektive nach diesen Kriterien weiter aufgeschlüsselt (Tab. 3). Eine leichte Blutung lag vor, wenn vier oder weniger Blutkonserven transfundiert werden mußten, um einen Hämoglobin-Wert von 10 g/dl zu erreichen. Als schwer wurde eine Blutung dann klassifiziert, wenn mehr als vier Blutkonserven transfundiert werden mußten, um den o. g. Hb-Wert zu erreichen. Die Angaben des Blutverlustes in g Hämoglobin/dl bzw. die Angabe des minimalen Hb-Wertes bei den einzelnen Patienten erschien uns wenig sinnvoll, da der jeweils gemessene Hb-Wert nur eine Angabe des momentan für den Patienten verfügbaren Hämoglobins darstellt und nur indirekt ein Maß für den Hämoglobinverlust und die Blutungsstärke ist.

Tabelle 3 zeigt, daß sowohl Patienten mit leichter als auch mit schwerer gastrointestinaler Blutung von der Gabe einer Mannitlösung profitieren. Keiner der Patienten, der Mannit erhielt, entwickelte eine hepatische Enzephalopathie des Stadiums III oder ein Coma hepaticum. Abhängig von der Blutungsstärke und der Menge der resorbierten Eiweißzersetzungsprodukte kommt es in der Regel zu einem Anstieg des Serum-Ammoniaks; da aber sowohl bei den Patienten mit ML als auch ohne ML die Blutentnahme zur Bestimmung des Serum-Ammoniaks nicht zu fest definierten Zeiten erfolgte, ist eine retrospektive Darstellung des Ammoniakverlaufes nicht aussagekräftig. Die Bestimmung der Ammoniakwerte zur Beurteilung des Schweregrades einer hepatischen Enzephalopathie ist ohnehin ungeeignet, da eine enge Korrelation zwischen Serum-Ammoniak-Spiegel und dem Stadium der hepatischen Enzephalopathie nicht besteht [8].

Signifikante Unterschiede im Verhalten der Serum-Elektrolyte ergaben sich (insbesondere für Kalium, Natrium und Kalzium) in beiden Kollektiven nicht (Abb. 1). Zwar mußten Kalium-Substitionen in beiden Kollektiven durchgeführt werden, die Menge des zugeführten Kaliums war aber in beiden Kollektiven etwa gleich. Ähnliche Erfahrungen sind von anderen Autoren bei orthograden Darmspülungen zur Vorbereitung von endoskopischen oder chirurgischen Eingriffen gemacht worden [4].

Obwohl es sich bei der vorliegenden Studie um eine retrospektive Untersuchung handelt, so zeigt sie doch, daß es sich bei der orthograden Darmspülung mit Mannit um eine einfach und effektiv durchzuführende therapeutische Maßnahme handelt. Die rechtzeitige orale Gabe einer Mannitlösung verhindert bei Patienten mit Leberzirrhose und oberer gastrointestinaler Blutung das Auftreten des Stadiums IV der hepatischen Enzephalopathie (Coma hepaticum), außerdem wird das Durchlaufen höherer Enzephalopathiestadien verhindert.

Literatur

1. Czygan P (1985) Coma hepaticum. In: Gross R, Heller A (Hrsg) Der Arzt im Notfalldienst, 1. Aufl. Schattauer, Stuttgart New York, S 135—136
2. Egberts E-H, Daiss W (1986) Chronische Leberzellinsuffizienz. Internistische Welt 9: 331—340
3. Heredia D, Caballeria J, Arroyo V, Ravelli G, Rodes J (1987) Lactilol versus lactulose in the treatment of acute portal systemic encephalopathy. A controlled trial. J Hepatol 4: 193—198
4. Kujat P, Pichlmayr R (1983) Nebenwirkungen verschiedener Spüllösungen bei der orthograden Darmspülung. Chirurg 54: 669—672

5. Morgan MY, Hawley KE (1987) Lactilol vs lactulose in the treatment of acute hepatic encephalopathy in cirrhotic patients: a double-blind, randomized trial. Hepatology 7: 1278—1284

6. Mörl M (1984) Diagnostik des Coma hepaticum. Dtsch Med Wschr 13: 501—503

7. Newell J (1984) Portal systemic encephalopathy. Nurse Pract 9: 26—37

8. Schomerus H, Dölle W (1984) Hepatische Enzephalopathie. In: Demling L, Domschke S (Hrsg) Klinische Gastroenterologie, Band II, 2. Aufl. Georg Thieme Verlag, Stuttgart New York, S 176—189

9. Sherlock S (1987) Chronic portal systemic encephalopathy: update 1987. Gut 28: 1043—1048

10. Trey C, Davidson CS (1970) The management of fulminant hepatic failure. In: Popper H, Schaffner F (Hrsg) Progress in Liver Diseases, Vol. III. Grune & Stratton, Orlando

Korrespondenz: Dr. G. H. Micklefield, Bergmannsheil Bochum, Universitätsklinik, Abteilung für Gastroenterologie und Hepatologie, Gilsingerstraße 14, D-4630 Bochum, Bundesrepublik Deutschland.

Ösophagusvarizenblutung-Akutherapie

W. E. Fleig

Medizinische Klinik I mit Poliklinik, Universität Erlangen,
Bundesrepublik Deutschland

Die derzeit für die akute Ösophagusvarizenblutung angebotenen Therapieverfahren umfassen vasoaktive Medikamente (Vasopressin und Vasopressinanaloge, Vasopressin plus Nitrate, Somatostatin), die Ballontamponade mit der Sengstaken-Blakemore- und der Lintonsonde, die verschiedenen Varianten der endoskopischen Sklerotherapie, die transhepatische Varizenobliteration und verschiedene chirurgische Verfahren (Portokavale Shunts, Ösophagus-Transsektion, Devaskularisierungsoperationen). Allein diese Vielzahl zeigt schon die Vielschichtigkeit dieses therapeutischen Problems und belegt, daß bis heute eine wirklich überlegene und akzeptierte Therapie nicht existiert, obwohl sich ein Vorteil für die Notfallsklerosierung abzuzeichnen scheint.

Vasoaktive Medikamente

In der Notfalltherapie der akuten Ösophagusvarizenblutung eingesetzte Medikamente sind das Vasopressin, das Glypressin, die Kombination von Vasopressin und Nitroglyzerin sowie das Somatostatin. Vasopressin führt ebenso wie Glypressin und Somatostatin zu einer Kontraktion der kleinen splanchnischen Arteriolen und über die Verminderung des splanchnischen Blutflusses zu einer Reduktion des Pfortaderdruckes. Inwieweit dieser Mechanismus im Falle der akuten Blutung, bei der es durch den Blutverlust selbst zu einer Kontraktion des splanchnischen arteriellen Gefäßbettes kommt, noch zu einer weiteren Verminderung des portalen Druckes führen kann, ist im Tierversuch fraglich. Die Kombination von Vasopressin und Nitroglyzerin beruht auf der Beobachtung, daß die portal-hypertensive Wirkung des

Vasopressins durch die periphere Vasodilatation verstärkt wird, während die systemischen Nebenwirkungen verhindert werden.

Aufgrund der Ergebnisse verschiedener klinischer Studien kann mit einer passageren Blutstillung durch *Vasopressin* in etwa der Hälfte der Patienten gerechnet werden. Kurzfristige Rezidivblutungen sind sehr häufig (bis 50%). Nebenwirkungen, die z. T. sehr schwer sind (Bauchschmerzen, Diarrhö; intestinale und periphere Ischämien, Myokardinfarkt) wurden in einer Studie bei 87% der Patienten beobachtet. Eine Verbesserung der Überlebensraten gegenüber Plazebo ist nicht belegt. Die Wirksamkeit von *Glypressin* ist der des Vasopressins identisch, Nebenwirkungen wurden bei diesem durch Abspaltung von drei Glycylresten erst in der Zirkulation aktivierten Präparat seltener beobachtet.

Die *Kombination von Vasopressin und Nitroglycerin* (über Perfusor so titriert, daß der systolische arterielle Druck bei ca. 100 mm Hg liegt) ist möglicherweise etwas besser wirksam als Vasopressin alleine, hat aber vor allem keine Nebenwirkungen. Dies trifft auch auf das *Somatostatin* zu, dessen Wirksamkeit kürzlich in einer ersten placebokontrollierten Studie belegt werden konnte. Auch für diese Medikamente ist eine Verbesserung der Überlebensraten nicht nachgewiesen.

Aufgrund der relativ limitierten hämostatischen Wirksamkeit und der häufigen Rezidivblutungen ist die medikamentöse Notfalltherapie der akuten Varizenblutung nur als eine passagere Maßnahme einzustufen, die Zeit für definitivere Behandlungsverfahren gewinnen hilft.

Ballontamponade

Die meisten Blutungen aus Ösophagusvarizen und unmittelbar subkardialen Varizen können durch eine korrekt plazierte Ballonsonde nach Sengstaken-Blakemore oder Linton-Nachlas gestoppt werden. Nach unserer Erfahrung deutet eine unter Sondenblockade weiterbestehende Blutung entweder auf eine inkorrekte Sondenlage oder auf eine andere, eventuell zusätzliche Blutungsquelle hin. Wenige kontrollierte und zahlreiche unkontrollierte Studien berichten über eine durchschnittliche „initiale" Erfolgsrate (initial ist meist nicht genau definiert; im allgemeinen etwa 12 h) von 70—80%. Rezidivblutungen treten nach Entblocken des Ballons in 30—50% der Patienten auf. Eine permanente Blutstillung wird demnach ähnlich selten wie mit Vasopressin erreicht, auch eine Verbesserung der Überlebensraten ist nicht bekannt. Bis zu 15% schwere Komplikationen wie Ösophagusruptur, Aspiration u. ä. wurden aus Zentren berichtet, wo die Sonden meist von unerfahrenen Dienstärzten gelegt wurden. Für Blutungen aus Fundusvarizen ist die Lintonsonde der Sengstakensonde überlegen, im Ösophagus ist ihre Wirksamkeit identisch. Sonden mit vier Lumina, die auch die Absaugung von Sekret oberhalb des Ösophagusballons erlauben, sind den dreilumigen Sengstakensonden vorzuziehen. Die häufigen Rezidive nach Entblocken der Sonde zeigen, daß auch diese Therapie nur eine vorübergehende Maßnahme sein kann, an die sich eine effektive Rezidivprophylaxe anschließen muß (Sklerosierung, Propranolol, Chirurgie).

Notfallsklerosierung

Die Wirksamkeit der endoskopischen Sklerosierungstherapie in der akuten Blutung wurde in sechs kontrollierten Studien untersucht. Nur in zwei Studien wurde eine echte „Notfallsklerosierung" durchgeführt, in den anderen ging der Sklerosierung eine Ballonsondenblockade voraus. In den meisten Studien wurde die schon aus unkontrollierten Serien bekannte hämostatische Effektivität von etwa 90% bestätigt. Außer einer Studie konnten alle Untersucher auch eine Reduktion der Zahl der Frührezidive noch während desselben Krankenhausaufenthaltes bestätigen. Eine signifikante Verbesserung der Überlebensrate wurde nur in den Studien festgestellt, in denen die Patienten der Kontrollgruppe auch bei unstillbarer Blutung keine Sklerosierungstherapie erhielten. Damit kann die endoskopische Sklerosierungstherapie als einzige nicht-chirurgische Notfallmaßnahme gelten, die zu einer deutlichen Verringerung früher Rezidive führt.

Notfallchirurgie

Die chirurgischen Optionen bestehen im portokavalen Notfallshunt, der Ösophagustransektion mit dem Stapler sowie verschiedenen Varianten der gastroösophagealen Devaskularisation. Zwei komplett publizierte Studien verglichen den *portokavalen Notfallshunt* mit der endoskopischen Sklerosierungstherapie bzw. der Transektion mit dem Stapler. Im Vergleich mit beiden Methoden liegt die Rezidivblutungsrate beim Shunt günstiger, die Überlebensraten allerdings sind bestenfalls gleich. In der Langzeitbeobachtung wurden für die *Transektion* eher bessere Überlebensraten als beim Shunt beobachtet. Die *Devas-*

kularisationsoperationen (z. B. nach Sugiura und Futagawa) zeitigen zwar in unkontrollierten Studien in Japan hervorragende Ergebnisse, konnten jedoch am Patientengut der westlichen Welt bislang nicht mit vergleichbarem Erfolg eingesetzt werden.

Zusammenfassend zeigen die vorliegenden klinischen Studien, daß vasoaktive Medikamente und die Ballontamponade als Überbrückungsmaßnahme bis zur Institution einer definitiveren Therapie durchaus einen Platz haben können. Die Effektivität der Sklerosierungstherapie ist unbestritten. Shuntoperationen und Devaskularisierungseingriffe sind nur angezeigt bei Patienten, die auf die Sklerosierungstherapie nicht adäquat ansprechen bzw. die aus Läsionen bluten, die wie tiefsitzende Fundusvarizen einer Sklerosierungsbehandlung zugänglich sind.

Korrespondenz: PD Dr. W. E. Fleig, Medizinische Klinik I mit Poliklinik, Universität Erlangen, Krankenhausstraße 12, D-8520 Erlangen, Bundesrepublik Deutschland.

Der extrakorporale portokavale Shunt — Ein neues Konzept für die Akuttherapie der Ösophagusvarizenblutung?

P. Lechner[1], R. Pucher[1] und K. Neumeier[2]

[1] II. Chirurgische Abteilung und [2] Universitätsklinik für Radiologie und Zentralröntgeninstitut, Landeskrankenhaus Graz, Österreich

Einleitung

Die portale Hypertonie, definiert als Anstieg des Blutdruckes im Pfortadersystem auf über 6 mm Hg, ist ein polyätiologisches Geschehen. Die zugrundeliegenden und sehr heterogenen Pathomechanismen sollen hier nicht behandelt werden.

Ob, entsprechend der „Backflow-Theorie" von Whipple [1], ein erhöhter Strömungswiderstand, oder nach der „Forward-Flow-Theorie" von Cohn [2] ein vermehrter splanchnischer Blutfluß auslösend sind, spielt gemäß dem Ohmschen Gesetz keine Rolle: Der Blutdruck ist immer eine Funktion aus Widerstand mal Blutvolumen ($p = V \times R$).

Steigt das Produkt aus diesen beiden Meßgrößen auf über 12 mm Hg, kommt es erfahrungsgemäß zur Ausbildung portocavaler Kollateralen, insbesondere zur varikösen Ausweitung submuköser Venen im unteren Ösophagus [3]. Spätestens bei einem Druck von 25 mm Hg besteht das Risiko einer Ösophagusvarizenblutung [4]. Die Blutung stellt ein Ereignis dar, das den durch die Grundkrankheit meist reduzierten Patienten akut bedroht. Für die sofortige und effiziente Behandlung bei gleichzeitig möglichst sicherer Rezidivprophylaxe — letztere ist bekanntlich ein prognostisch überaus bedeutsamer Faktor — kann man von verschiedenen Denkansätzen ausgehen:

— Der therapeutische Einsatz von Beta-Blockern, Somatostatin, Glycylpressin und anderen Pharmaka, deren Stellenwert zu diskutieren nicht in der Kompetenz des Chirurgen gelegen ist, fußt auf der „Forward-Flow-Theorie", indem mit diesen Substanzen der Blutstrom ins Splanchnikus-Gebiet gedrosselt wird.

— Die zahlreichen in der gefäßchirurgischen Literatur angegebenen Shunt-Verfahren haben die Herabsetzung des Strömungswiderstandes unter völliger oder teilweiser Umgehung der Leber zum Ziel. Mit dem von uns entwickelten Verfahren versuchen wir, in Analogie zum Kollateralisierungsbestreben des Organismus einen portokavalen Umgehungskreislauf anzulegen und so den Strömungswiderstand im Pfortaderstromgebiet zu senken. Indem dabei die Leber zwar druckentlastet, aber nicht vollständig vom portalen Blutstrom abgeschnitten wird, glauben wir, die Vorzüge der selektiven gegenüber den totalen portokavalen Shunts nützen zu können. Deren wesentlichster besteht darin, daß über die V. gastroduodenalis noch pankreatisches Venenblut an die Leber gelangt, wodurch die Leberfunktion auf einem reduzierten Niveau aufrechterhalten und die Entwicklung einer hepatischen Enzephalopathie möglicherweise verzögert oder verhindert werden kann [5].

Methode

Der Eingriff erfolgt in lokaler Infiltrationsanästhesie. Der in invasiven Techniken geübte Radiologe führt unter Bildwandlersicht die perkutane transhepatische Punktion eines Pfortaderastes im rechten Leberlappen durch. Von dort aus wird ein Katheder möglichst weit — anzustreben ist bis in den Bereich der Pforte — in die V. portae eingeführt. Die Punktion der V. subklavia dextra erfolgt infraklavikulär in typischer Weise [9]. Der kavale Schenkel des Kathetersystems wird bis in den Bereich der Mündung der oberen Hohlvene in den rechten Vorhof vorgeschoben. Die Kontrolle der regelrechten Katheterlage erfolgt ebenfalls röntgenologisch. Beide Katheterschenkel werden an der Haut mittels einer Naht fixiert.

Um Katheterthrombosen mit Sicherheit auszuschließen, wird das System im Nebenschluß mit hochverdünnter Heparin-Lösung durchspült. Ob diese Vorsichtsmaßnahme wirklich erforderlich ist, oder ob die hepatische Gerinnungsstörung eine ausreichende Antikoagulierung bewirkt, werden weitere Untersuchungen zeigen. Der gesamte Eingriff wird selbstverständlich unter streng aseptischen Kautelen im Operationssaal vorgenommen.

Pathophysiologische Daten und physikalische Grundlagen

Der Blutfluß in der Pfortader wird von verschiedenen Autoren sehr unterschiedlich angegeben (Tabelle 1): Nach Bretagne [6] beträgt die durch die Leber strömende Blutmenge unabhängig vom Grad der bereits stattgehabten Kollateralisierung 0,582 ± 0,196 l/min. Er gibt damit das geringste in der uns vorliegenden Literatur beschriebene Pfortadervolumen mit 386 ml/min an. Im Gegensatz dazu beschreiben Saito und Mitarbeiter [7] mit 1,101 l/min das maximal gemessene Blutvolumen in der Pfort-

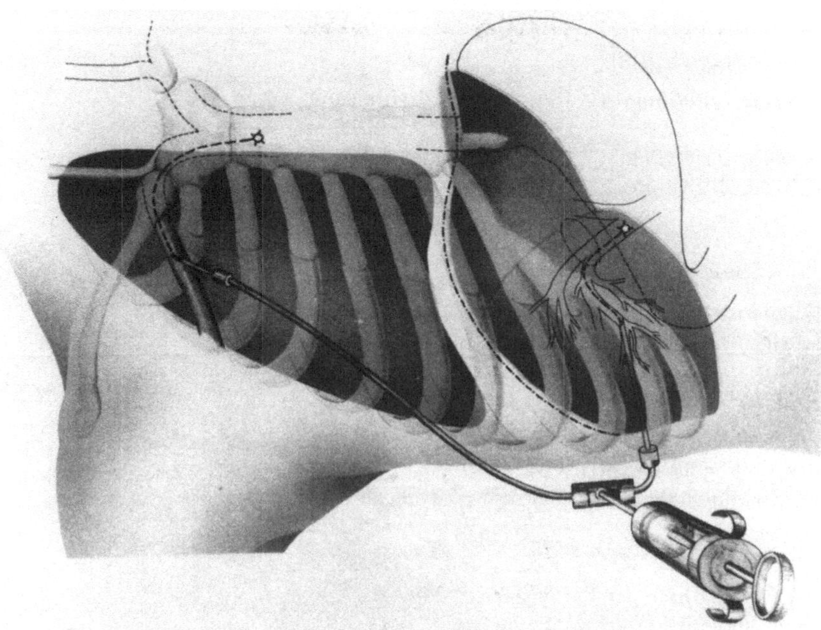

Abb. 1. Extrakorporaler Portokavaler Shunt

ader bei Ösophagusvarizenblutungen. Der am eigenen Patientengut ermittelte Wert von 0,660 ± 0,190 l/min liegt zwischen diesen Extremangaben aus der Literatur. Der Blutdruck in der Pfortader (PVP, Tabelle 1) wird für den Blutungsfall übereinstimmend mit 30 und mehr mm Hg angegeben; in unserem Krankengut ermittelten wir mit blutiger Messung über einen intraportalen Katheter 36 mm Hg.

Nach dem Prinzip der kommunizierenden Gefäße ist der Druck in den Varizen etwa gleich hoch. Geringfügige Schwankungen, die sich aus Kaliberunregelmäßigkeiten der varikös veränderten Gefäße ergeben, dürfen, insbesondere im Hinblick auf die große Schwankungsbreite des portalen Gesamtvolumens (PBF) rechnerisch durchaus unberücksichtigt bleiben.

In Niederdrucksystem der oberen Hohlvene herrscht, suffiziente Herzleistung vorausgesetzt, kein, im günstigsten Fall sogar ein schwach negativer Druck. Letzteres wird vor allem beim akut blutenden und schockiertem Patienten der Fall sein. Wenn wir den kritischen Druckwert (cPVP), also die „Blutungsquelle" mit einem portokavalen Druckgradienten von maximal 25 mm Hg ansetzen, so lassen sich in Kenntnis dieser Daten die

Anforderungen an ein Kathetersystem

formulieren (Tabelle 2): Die Zielsetzung jedes Bypass muß darin bestehen, den Druck im Pfortaderkreislauf unter die kritische Blutungsschwelle, also unter 25 mm Hg zu senken.

Tabelle 1. Pathophysiologische Daten der Ösophagusvarizenblutung

---

Portal blood flow (PBF) = V_{tot}

0,582 ± 0,196 l/min	(Bretagne et al.)
	minimal flow: 0,386 l/min
0,660 ± 0,190 l/min	(eigenes Krankengut)
0,912 ± 0,189 l/min	(Saito et al.)
	maximal flow: 1,101 l/min

Portal venous pressure (PVP) = p

in oder nach der Blutung 30 mm Hg (intern. Lit.)
im eigenen Krankengut durchschnittl. *36 mm Hg* = 4788 Pa

Kritischer PVP (cPVP) = ?

„Blutungsschwelle" bei ca. 25 mm Hg
Central Venous Pressure (CVP)
an der Mündung der V. cava sup. ± 0 mm Hg

Porto-kavaler Druckgradient Δp

in oder kurz nach der Blutung 36 mm Hg
ohne Blutungsrisiko max. 25 mm Hg

Tabelle 2. Anforderungen an die Förderleistung eines decomprimierenden Katheter-Systems

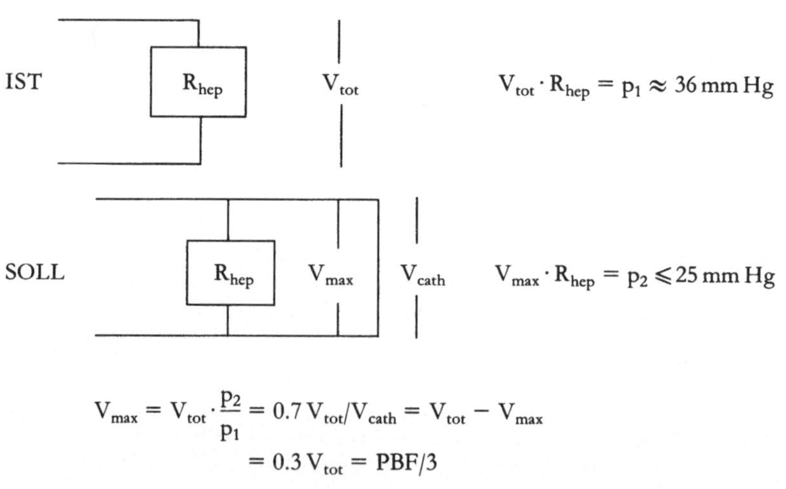

$$V_{max} = V_{tot} \cdot \frac{p_2}{p_1} = 0.7\, V_{tot}/V_{cath} = V_{tot} - V_{max}$$

$$= 0.3\, V_{tot} = PBF/3$$

Im Ist-Zustand, d. h. vor der Behandlung, fließt das gesamte portale Blutvolumen V_{tot} mit einem Druck p 1 von 36 mm Hg durch die Leber, die dem Blutstrom den Widerstand R_{hep} entgegensetzt. Nach dem Ohm'schen Gesetz gilt: $V_{tot} \times R_{hep} = p\,1$.

Durch Parallelschaltung des Bypass-Kreislaufes soll über diesen soviel Blut umgeleitet werden, daß das verbleibende, durch die Leber strömende Blutvolumen V_{max} bei praktisch gleichbleibendem Widerstand R_{hep} einen Druck von höchstens 25 mm Hg aufbauen kann. Dies erfordert die Umleitung von etwa einem Drittel des Gesamtvolumens V_{tot} über das Kathetersystem.

Dieser vereinfachenden Anwendung des Ohmschen Gesetzes liegen folgende Annahmen zugrunde:

— Der Fluß durch die Pfortader bleibt konstant oder wird zumindestens nicht erhöht. Allfällige Abnahmen, bedingt durch die gleichzeitige Gabe von Pharmaka, die die arterielle Nachlast im Strombett senken, können sich nur günstig auswirken, keinesfalls aber die Förderkapazität des Shunts überfordern.

— Es treten keine *nicht-Newtonischen* Effekte auf. Auch diese Forderung ist erfüllt, sofern das gesamte Shunt-System keine Engstellen mit einem Durchmesser von unter 0,8 mm aufweist.

Ausgehend von der in Tabelle 1 getroffenen Aussage über die unterschiedlich hohen Blutvolumina in der Pfortader ergibt sich: Für ein maximal zu erwartendes PBF von 0,386 l/min betragen; im günstigsten Fall, bei einem PBF von 1,101 l/min, muß die Förderleistung des Shunts 0,341 l/min ist ein Shunt-Volumen von 0,097 l/min ausreichend.

Ermittlung der technischen Daten des Kathetersystems

Tabelle 3 zeigt die zur Berechnung herangezogenen Meßgrößen sowie deren SI-Einheiten: Blutviskosität und -dichte sind definiert und jedem Lehrbuch der Physiologie zu entnehmen.

Der portale Druckgradient p entspricht dem Soll-Zustand, also maximal 25 mm Hg.

Die erforderliche Förderleistung, also das Shunt-Volumen, wurde im vorigen Abschnitt determiniert.

Die Katheterlänge folgt anatomischen Gegebenheiten und beträgt etwa 0,5 m, wobei geringfügige Unterschiede in der Körpergröße des Patienten begründet sein können.

Tabelle 3. Meßgrößen in Si-Einheiten

η	Blutviskosität[a]	$0{,}004$ Pa sec^{-1}
ρ	Blutdichte[a]	$1{,}030$ kg/m^3
Re	Reynoldszahl	$Re = \dfrac{2\,r \cdot V}{\eta}$
Δp	portokavaler Druckgradient	$= 3{,}325$ Pa
V_{cath}	Förderleistung des Katheter-Systems max. 0,341 min^{-1}	$= 5{,}67 \cdot 10^{-6}\,\mathrm{m}^3\,\mathrm{sec}^{-1}$
l	Katheterlänge	$0{,}5$ m
r	Radius des Katheters	m^{-3}

[a] Berechnet auf eine Hämatokrit von 43% bei Körpertemperatur.

Tabelle 4. Berechnung des erforderlichen Katheter-Durchmessers

---

$$\Delta p = \frac{64}{Re} \cdot \frac{1}{2\,r} \cdot \rho \cdot \frac{V^2}{2}$$

$$\Rightarrow \Delta p = \frac{8 \cdot 1 \cdot \eta \cdot V_{cath}}{r^4\,\pi} \quad (= \text{Hagen-Poiseullesches Gesetz})$$

$$\Rightarrow r = \sqrt[4]{\frac{8 \cdot 1 \cdot \eta \cdot V_{cath}}{\pi\,\Delta p}}$$

$r = 1{,}7\,\text{mm}$ für $V_{cath} = 0{,}341\,\text{min}^{-1}$
$r = 1{,}3\,\text{mm}$ für $V_{cath} = 0{,}09741\,\text{min}^{-1}$

Die Reynoldsche Zahl, die selbst dimensionslos ist, hat insofern rechnerische Bedeutung, als sie 1100 nicht überschreiten darf. Eine durch zu schnelles Fließen im Shunt hervorgerufene Überschreitung dieses Wertes würde bedeuten, daß der Blutstrom nicht mehr laminar und die Gefahr der Erythrozyten-Fragmentation gegeben ist. Strömungsversuche, mit menschlichem Vollblut unter den Standardbedingungen aus Tabelle 3 durchgeführt, haben gezeigt, daß in sämtlichen handelsüblichen Kathetersystemen der Blutdurchfluß linear mit dem angelegten Druck zunimmt. Damit darf als bewiesen gelten, daß im System keine turbulente Strömung besteht. Aus diesen Parametern kann nun nach einer Minimum-Maximum-Rechnung der Katheterdurchmesser berechnet werden, wie Tabelle 4 zeigt: Er beträgt im günstigsten Fall 2,6 mm, im ungünstigsten Fall 3,4 mm.

Der Strömungswiderstand im Bypass ist gemäß dem Hagen-Poiseulleschen Gesetz proportional der Katheterlänge, jedoch indirekt proportional der 4. Potenz des Radius (siehe auch Tabelle 4). Daher ist die maximale Vergrößerung des Katheterdurchmessers anzustreben, und die größtmöglichste Förderleistung zu garantieren. Diese Forderung ist nur bedingt erfullbar, da der Implantation großlumiger Katheter praktische Grenzen gesetzt sind, insbesondere im hepatischen Schenkel des Systems: Mit zunehmendem Kaliber erhöht sich das Blutungsrisiko beträchtlich, selbst wenn die Implantation unter ständiger Röntgenkontrolle und nach der Seldinger-Technik durchgeführt wird. Allerdings besteht die Möglichkeit, den extrakorporal gelegenen Abschnitt des Systems weiterlumig zu konstruieren: Die Erweiterung dieses Teiles auf einen Durchmesser von 5 mm erlaubt es rechnerisch, die in Leber bzw. V. subklavia gelegenen Anteile auf einen Innendurchmesser von 2,5 mm zu reduzieren, ohne daß das geforderte maximale Shunt-Volumen von 0,341 l/min unterschritten würde. Dabei ist es unabdingbar nötig, daß die unterschiedlich kalibrierten Anteile des Systems kontinuierlich ineinander übergehen, damit keine Wirbelbildungen auftreten. Katheter, die diesen Ansprüchen gerecht werden, sind derzeit noch nicht im Handel.

Diskussion

Sämtliche präsentierten Ergebnisse wurden am liegenden Patienten gewonnen bzw. für den liegenden Patienten errechnet. Durch den hydrostatischen Druck, der bei aufrechter Körperhaltung herrscht, hervorgerufene Änderungen sind nicht enthalten. Inwieweit dieser Druck, entsprechend dem Abstand der beiden Shunt-Enden voneinander, eine Veränderung der Ergebnisse bewirkt, wird nur durch Vitalmessung am stehenden Menschen zu ermitteln sein, da bei einer aufrechten Körperhaltung 1. mit einer Abnahme des cPVP zu rechnen ist, und 2. Druckabnahmen in den Ösophagusvarizen zu erwarten sind. Inwieweit für den Bluttransport Pumpen erforderlich sind, um auch beim aufrechtstehenden Patienten einen Blutfluß zu gewährleisten, kann nicht generell beantwortet werden, sondern wird sich in der Praxis zeigen müssen.

Tierversuche erscheinen hier wenig zielführend, als insbesondere haltungsbedingte Druckschwankungen, wie sie beim Menschen kalkuliert werden müssen, kaum reproduzierbar sein dürften. Ebenso unberücksichtigt blieb bisher die Tatsache, daß bei Leberzirrhotikern die Plasma-Osmolarität deutlich kleiner ist als beim Gesunden und der Kolloidosmotische Druck in den Ösophagusvarizen nur 21 gegenüber normalerweise 30 mm Hg beträgt [8]. Diesen noch zu lösenden Problemen steht die empirisch gewonnene Erkenntnis gegenüber, daß am Patienten bereits mit wesentlich kleiner dimensionierten Systemen als es unseren rechnerisch ermittelten Forderungen entspricht, ein Sistieren der Ösophagusvarizenblutung erzielt werden konnte. Damit erhebt sich zwangsläufig die Frage nach der Richtigkeit unseres Umkehrschlusses, daß, wenn bei portalen Venendrucken unter 25 mm Hg keine Blutungsgefahr besteht, zur Blutstillung eine Absenkung des Druckes auf diesen Wert erforderlich sei. Diese Annahme scheint insofern nur bedingt zuzutreffen, als die Blutstillung offenbar schon bei geringeren Drucksenkungen gelingt. Allerdings glauben wir, die Durchführung größer angelegter Untersuchungsserien ethisch nur dann vertreten zu können, wenn rechnerisch die größtmöglichen Sicherheitsannahmen getroffen werden, d. h.: das zum Einsatz kommende System muß so dimensioniert werden, daß auch im Falle des größten anzunehmenden Blutvolumens eine mit Sicherheit ausreichende Senkung des Pfortaderdruckes erreichbar ist.

Perspektiven

Weiterführende und Langzeituntersuchungen werden zeigen, inwieweit sich das in Entwicklung befindliche Shunt-System für die Notfalltherapie einerseits, für die Rezidivprophylaxe beim aufgrund seines reduzierten Allgemeinszustandes keiner Operation zuzuführenden Patienten andererseits eignet. Ein Fernziel der Entwicklungsarbeit kann möglicherweise darin bestehen, das System als entgültige Behandlungsmaßnahme nach subkutan verlagert zu belassen, wie das für Schrittmacher, Venenkatheter, Aszites-Shunts und a. m. bereits Routine im chirurgischen Alltag geworden ist. Dabei erscheint uns durchaus vorstellbar, den subkutanen Abschnitt des Systems aus Materialien, wie sie von den in der Gefäßchirurgie verwendeten Prothesen her bekannt sind, herzustellen (Gore-Tex® etc.). Dies würde — entsprechende Ringverstärkung vorausgesetzt — gleichermaßen Flexibilität wie Stabilität garantieren. Außerdem wäre dabei eine von den Rändern her fortschreitende Endothelialisierung in einem beträchtlichen Teil des Systems zu erwarten, was eine Verbesserung der rheologischen Parameter gleichkommen müßte.

Literatur

1. Whipple AO (1945) The problem of portal hypertension in relation to the hepatosplenopathies. Ann Surg 122: 449–475
2. Cohn JN, Khatri IM, Groszman RJ, Kotelanski B (1972) Hepatic bloodflow in alcoholic liver disease measured by an indicator dilution technique. Am J Med 53: 704–714
3. Garcia-Tsao G, Groszman RJ, Fischer RI, Conn HO, Atterbury CE, Glickmann M (1985) Portal pressure, presence of gastroesophageal varices and variceal bleeding. Hepatology 5: 419–424
4. Gross E, Erhard J (1987) Endoskopisch geführte Druckmessungen in distalen Ösophagusvarizen. Eine prospektive Untersuchung. Dtsch Med Wschr 112/4: 125–127
5. Holmin T, Herlin P (1984) Experimental protocaval shunts. In: Advances in hepatic encephalopathy and urea cycle diseases. Karger, Basel, pp 72–76
6. Bretagne J-F, Bourguet P, Morisot D (1985) Correlation entre les parametres hemodynamiques de la circulation portale chez le cirrhotique. Gastroenterol Clin Biol 9/10: 674–678
7. Saito M, Ohnishi K, Tanaka H (1987) Effects of esophageal transection combined with splenectomy on portal hemodynamics. Am J Gastroenterol 82/1: 16–19
8. Henriksen JH (1985) Coloid osmotic pressure in decompensated cirrhosis. A „mirror image" of portal venous hypertension. Scand J Gastroenterol 20/2: 170–174
9. Anderhuber F, Lechner P, Tesch NP (1988) Eine sichere Methode zur infraclaviculären Punktion der V. subclavia. Acta Anat 132: 234–241

Korrespondenz: Dr. P. Lechner, II. Chirurgische Abteilung, Landeskrankenhaus Graz, Auenbruggerplatz 1, A-8036 Graz, Österreich.

Lebertransplantation — Intensivmedizinische Probleme

E.-R. Kuse

Zentrum Anästhesiologie, Medizinische Hochschule Hannover,
Bundesrepublik Deutschland

Die ersten orthotopen Lebertransplantationen wurden in den sechziger Jahren von Starzl und Calne durchgeführt. Im November 1972 erfolgte in Hannover die erste Lebertransplantation durch Prof. R. Pichlmayr, in dessen Abteilung dieser Eingriff bis zum 31. Dezember 1988 433mal durchgeführt wurde:

1972—1982 OLTX   79
1983—1985 OLTX 114
1986   OLTX   83
1987   OLTX   66
1988   OLTX   91

Die Indikationen, auf Grund derer die Lebertransplantationen 1988 durchgeführt wurden, waren:

— Leberzirrhose (Non-A-Non-B Hepatitis, B-Hepatitis, Zirrhosen unklarer Genese), elektiv transplantiert $(n = 21)$;

— primär biliäre Zirrhose $(n = 9)$;

— Budd-Chiari-Syndrom $(n = 5)$;

— akutes Leberversagen (Lebertrauma, Fruktoseintoleranz, fulminante Hepatitis, u. a.) $(n = 10)$;

— Hepatozelluläres Karzinom und hepatozelluläres Karzinom bei vorbestehender Leberzirrhose $(n = 12)$;

— Lebertumoren anderer Genese und Metastasen $(n = 8)$;

— Morbus Wilson $(n = 1)$;

— Glykogenose Typ I $(n = 1)$;

— Caroli-Syndrom $(n = 1)$;

— Retransplantationen wegen initialer Nichtfunktion, Gefäßproblemen, intrahepatischen Abszessen, u. a. (n = 10).

Es wurden 13 Kinder transplantiert, die Indikationen waren:

— Gallengangsatresie (n = 8);
— Morbus Byler (n = 3);
— Hepatoblastom (n = 1);
— Kupferintoxikation (n = 1).

Da die pädiatrischen Patienten in einer gesonderten Intensiveinheit betreut werden, wird hier nur auf die postoperativen Probleme der erwachsenen Patienten eingegangen.

Probleme, die während des postoperativen Verlaufs gehäuft auftreten, sind:

— septische Komplikationen;
— die Initiale-Nichtfunktion des Transplantates (INF);
— Nierenfunktionsstörungen;
— die vorbestehende Malnutrition — parenterale Ernährung.

Betrachtet man die 1988 nach orthotoper Lebertransplantation verstorbenen Patienten (20 von 67), so zeigt sich schon in diesem relativ kleinen Kollektiv, daß die postoperative Infektion mit 60% den höchsten Anteil an den letalen Komplikationen einnimmt (Abb. 1). Bei der Auswertung eines größeren Kollektivs verstorbener Patienten (n = 92) ergibt sich ein ähnliches Bild: 40 (43%) der 92 Patienten verstarben infolge einer Sepsis. Auch hier ist der zeitliche Verlauf ähnlich: 69 (75%) der 92 Patienten starben während der ersten 60 postoperativen Tage, 50 (55%) während der ersten 30 Tage, davon 32 bzw. 21 an einer septischen Komplikation (Abb. 2, Tabelle 1). Unsere Ergebnisse hinsichtlich frühpostoperativer Infektionen und den daran versterbenden Patienten sind nahezu deckungsgleich mit denen der Pittsburgher Gruppe um Starzl. Die Infektion ist weiterhin das Hauptproblem des lebertransplantierten Patienten.

Unser derzeitiges Vorgehen besteht in einer intra- und postoperativen Antibiotikaprophylaxe, die über 48 Stunden mittels 4 × 1 g Zienam® (Imipenem/Cilistatin) durchgeführt wird. Für Patienten mit bereits präoperativ eingeschränkter Nierenfunktion ist eine entsprechende Dosisanpassung erforderlich. Dieses Antibiotikum wurde entsprechend der am häufigsten bei unseren an Infekten erkrankten Patienten nachgewiesenen Keimen (Staph. aureus, Enterobacter cloacae, Pseudomonas aeruginosa) und der stationsspezifischen Resistenzlage, die ${}^1/_2$jährlich ermittelt wird, ausgewählt. Bei *jeder* Temperaturerhö-

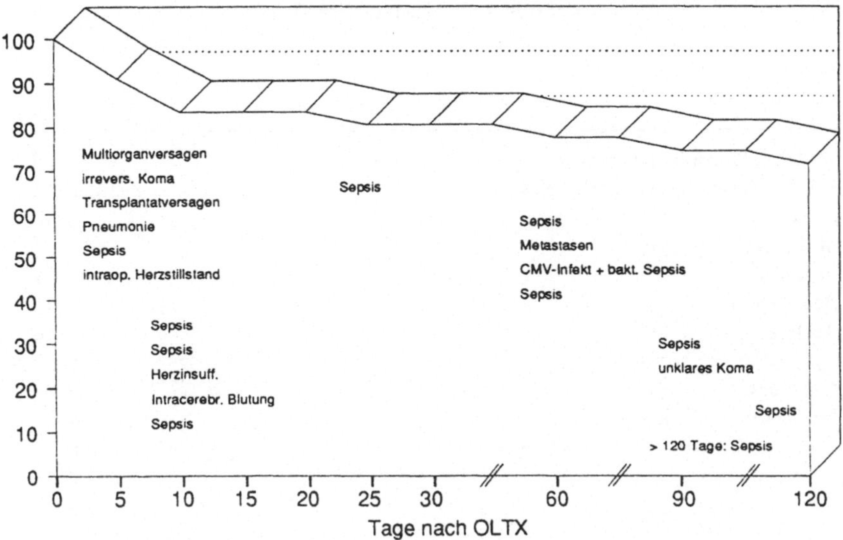

Abb. 1. Postoperatives Überleben nach OLTX 1988 (%, n = 67)

hung > 37,8 °C werden Blutkulturen angelegt. Entwickelt ein Patient unter der Antibiotikaprophylaxe Temperaturen > 37,8 °C, so wird diese nicht länger als 48 Stunden aufrecht erhalten. Während eines 24stündigen antibiotikafreien Intervalls werden vierstündlich Blutkulturen angelegt und danach mit der Kombination Zienam®/Gernebcin® (Imipenem/Tobramycin) weiterbehandelt, bis die ersten mikrobiologischen Keimnachweise vorliegen.

Das mikrobiologische Monitoring umfaßt 2× wöchentlich Abstriche aus allen Wunden, Drainagen, die Erreger und Resistenzbestimmung aus dem Urin, bei beatmeten Patienten das Anlegen von Kulturen aus dem Trachealsekret. Einmal wöchentlich erfolgt die Titerbestimmung des Candida-Antigens. Die Inzidenz systemischer Candidainfektionen betrug 1988 16%. Als Risikofaktoren für die Entwicklung einer Candidainfektion gelten: Relaparotomien, Abstoßungsbehandlungen mittels Steroidbolusgaben, längerfristige Antibiotikagabe. Unser Behandlungsschema besteht in der Gabe von 0,6 mg/kg/KG/Tag Amphotericin i.v. kombiniert mit 150 mg/kg/KG/Tag Ancotil® (Flucytosin) i.v.

E.-R. Kuse

Tabelle 1. Erklärung siehe Text

| Patienten verstorben | n = 92 |
Ursache	
Initiales Transplantatversagen	9
Wiederauftreten Grunderkrankung	12
Sepsis	40
Multiorganversagen	14
Blutung	1
Abstoßung	6
Andere*	16

* Andere:	
Intracerebrale Blutung	4
Arterien/Pfortaderverschluß/Stenose	6
CMV-Infektion	3
u.a.	3

Mehrfachrechnungen kommen vor bei: Initiales Transplantatversagen/Sepsis, MOF/ Sepsis, Abstoßung/Sepsis

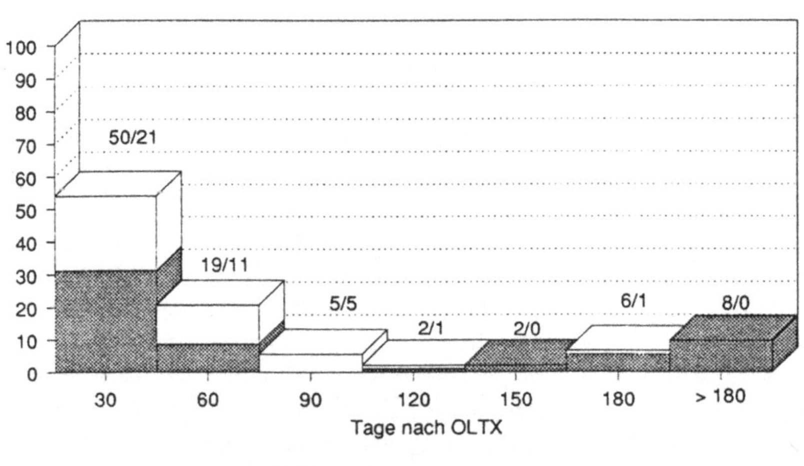

Abb. 2. Nach OLTX Verstorbene (%, n = 92)

Differenzierung zwischen Reversibilität und Irreversibilität des Ischämieschadens

Bedingt durch die unterschiedlichsten Faktoren wie Spenderauswahl, Entnahme- und Konservierungstechniken, Ischämiezeit, u. a. zeigt das Transplantat einen mehr oder weniger ausgeprägten Ischämieschaden, der reversibel sein kann (severe ischemic damage = SID) oder zu einer initialen Nichtfunktion (INF) führt. Die Differenzierung dieser beiden möglichen Verlaufsformen sollte so früh wie möglich erfolgen, da die INF für den Fall, daß eine Retransplantation nicht erfolgt, nach unseren Erfahrungen in den ersten 5 Tagen durch den Übergang in ein Multiorganversagen zum Tode führt.

Von 83 1986 und 30 im ersten Halbjahr 1987 durchgeführten Lebertransplantationen wurden diejenigen erwachsenen Empfänger eines Ersttransplantates untersucht, die innerhalb eines Zeitraumes von 48 Stunden nach Reperfusion einen Anstieg der GOT oder GPT über 1000 U/L aufwiesen. Diese Patienten wurden in zwei Gruppen eingeteilt: eine Gruppe mit schwerem, jedoch reversiblem Ischämieschaden (SID) und eine zweite, in der die Patienten wegen irreversibler Ischämieschäden retransplantiert werden mußten oder wegen des Fehlens eines geeigneten Spenderorgans zur Retransplantation verstarben (INF). Außer den Transaminasen wurden die für die klinische Ent-

Parameter	Korrektur- Faktor	Score Multiplikator	
GPT (U/L) Tag 0	1/1000	3,00	X_1
GOT (U/L) Tag 0	1/1000	$1,96 \times (-1)$	X_2
Anstieg GOT (U/L) Tag 0 auf Tag 1	1/1000	0,63	X_3
Anstieg GLDH (U/L) Tag 0 auf Tag 1	1/1000	1,07	X_4
Menge FFP und Frischblut Tag 0 (ml)	1/1000	0,57	X_5
Menge FFP und Frischblut Tag 1 (ml)	1/1000	0,67	X_6
Gallemenge (T-Drain ml/24 Stdn. Tag 1)	1/100	$1,72 \times (-1)$	X_7
Summe		$X_1 - X_7$	
Korrektur		$-2,95$	
Ischämiescore		X_{IS}	

$X_{is} < 0$: SID, reversibler, schwerer Ischämieschaden
X_{IS}: INF, irreversible initiale Nichtfunktion

Abb. 3. Erklärung siehe Text

scheidung bedeutsamen Parameter GLDH, Gallenmenge (T-Drain/24 Stunden), Gerinnungsfaktoren bzw. konsekutiver Substitutionsbedarf für FFP und Frischblut untersucht. Zur gleichzeitigen Wertung aller Parameter im Zusammenhang wurden beide Gruppen einer linearen Diskriminanzanalyse mit anschließender Reklassifikation durch eine Jackknife-Analyse unterzogen. Der hieraus entwickelte Score wurde bei den 1987 transplantierten Patienten überprüft. Die Diskriminanzanalyse erbrachte eine 100%ige Klassifikation mit 95%iger Reklassifikation in der jack-knifed Analyse für 1986, 1987 klassifizierte der Score, bei allerdings kleiner Fallzahl, wiederum zu 100% richtig. Die 100%ige Klassifikation für 1987 dürfte wegen der kleinen Fallzahl fälschlicherweise so hoch liegen, insgesamt zeigte sich jedoch, daß der Score ein gutes Hilfsmittel für die Differenzierung zwischen SID und INF ist. Er kann aus leicht verfügbaren Parametern innerhalb von 48 Stunden nach Reperfusion erstellt werden (Abb. 3).

Perioperative Nierenfunktionsstörungen

21% (n = 14) unserer Patienten, die 1988 transplantiert wurden, waren niereninsuffizient, so daß eine Hämodialysebehandlung erforderlich war. Weitere 16,5% (n = 11) wiesen eine kompensierte Niereninsuffizienz auf, Nierenfunktionsstörungen traten also bei rund 38% aller Patienten auf. Der hohe Anteil der dialysepflichtigen Patienten beruht darauf, daß 1988 10 Patienten notfallmäßig transplantiert wurden und 11 Retransplantationen erfolgten. Die meisten dieser Patienten waren bereits präoperativ anurisch oder wiesen eine erhebliche Nierenfunktionseinschränkung auf.

Das von uns favorisierende Verfahren, bei gegebener Indikation zur Hämodialysebehandlung, ist die CAVH über einen Scribner-Shunt (A. tibialis anterior und eine Unterschenkelvene) unter Verwendung einer laktatfreien Lösung. Den Vorteil gegenüber einer maschinellen Hämofiltrationsbehandlung (in der Regel 4—6 Stunden) sehen wir in der geringeren hämodynamischen Belastung und der dabei gegebenen Möglichkeit einer ausgewogenen Flüssigkeitsbilanzierung.

Bei 17 unserer Patienten untersuchten wir den Einfluß der Immunsuppression durch Cyclosporin A auf die Nierenfunktion im frühen postoperativen Verlauf. Der angestrebte Cy-A Blutspiegel (trough level nach 12 Stunden) sollte 200—250 ng/ml, gemessen mit einem spezifischen monoklonalen Assay, betragen. Die Cy-A-Metabolite wurden mittels eines nicht spezifischen monoklonalen Assays bestimmt. 11 von 12 Patienten, bei denen deutlich erhöhte Metabolitenspiegel (> 1250 ng/ml) bestimmt wurden, wiesen eine Einschränkung der Nierenfunktion auf. Der „parent drug level" überschritt bei keinem dieser Patienten die 250 ng/ml. Ab Metabolitenspiegel > 1250 ng/ml nehmen wir eine Cy-A Dosisreduktion vor, unabhängig vom „parent drug level", da beim Überschreiten dieses Wertes gehäuft mit Nierenfunktionsstörungen gerechnet werden muß.

Die parenterale Ernährung des Lebertransplantierten

Eine adäquate Ernährungstherapie stellt heute eine der wesentlichen Komponenten der intensivmedizinische Behandlung dar. Als Energieträger stehen Glukose, Proteine, Zuckeraustauschstoffe und Fette zur Verfügung. Zuckeraustauschstoffe kommen bei diesen Patienten wegen des im Vergleich zur Glukose höheren ATP-Bedarfs zur Metabolisierung nicht zur Anwendung. Fettemulsionen sind bisher nicht regelmäßig zum Einsatz gekommen, da bis vor kurzem zur parenteralen Ernährung nur langkettige Triglyzeridemulsionen zur Verfügung standen, diese erschienen aber zur postoperativen Ernährung des lebertransplantierten Patienten als nicht geeignet, da:

— Tierexperimentelle Untersuchungen vorliegen, die eine Beeinträchtigung der Funktion des Retikuloendothelialen Systems der Leber unter Verwendung langkettiger Triglyzeride (LCT) als wahrscheinlich erscheinen lassen.

— Histologische Untersuchungen vom Lebergewebe Erwachsener als auch von Kindern vorliegen, die auf eine Schädigung der Kupfferschen Sternzellen nach parenteraler Ernährung mit LCT-Fettemulsionen hinweisen. Wir haben bei unseren Patienten eine Mischemulsion aus lang- und mittelkettigen Triglyzeriden (LCT/MCT 1:1) im Rahmen der parenteralen Ernährung eingesetzt, da MCT-Emulsionen einige Vorteile bieten: geringere Belastung des RES der Leber, im Vergleich zu LCT-Emulsionen geringere Speicherung in der Leber, carnitinunabhängiger Transport über die Mitochondrienmembran, u. a. Da Untersuchungen zur Beeinflussung der RES-Funktion der Leber durch die parenterale Ernährung mit Fettemulsionen bisher nur tierexperimentell durchgeführt wurden, haben wir dies bei unseren Patienten untersucht. Wir haben uns zur Untersuchung der RES-Funktion der Clearance radioaktiv markierter Kolloide bedient. Als

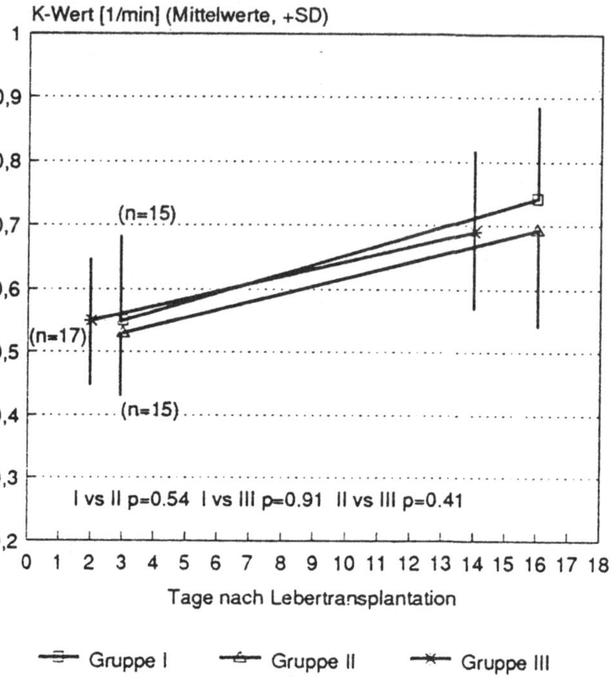

Abb. 4. Verlauf des mittleren K-Wertes [1/min] der drei untersuchten Gruppen

Colloid wurden $99m_{Tc}$-Humanserummillimikrosphären benutzt, 90% der applizierten Partikel wiesen dabei einen Durchmesser $< 1\ \mu m$ auf.

Es handelte sich um eine prospektive, randomisierte Studie an 60 Patienten, die sich auf drei Gruppen verteilten. Bei identischer Zufuhr von Glukose (5,5 g/kg/Tag) und Aminosäuren (1,5 g/kg/Tag) war die Fettzufuhr in den drei Gruppen unterschiedlich. *Gruppe I:* 2 × 50 g MCT/LCT-Fette wöchentlich, *Gruppe II:* 0,7 g/kg/Tag MCT/LCT-Fette, *Gruppe III:* 1,5 g/kg/Tag MCT/LCT-Fette. Die 99 m-Tc-HSA-MM-Clearance wurde bei den Patienten jeweils vor der ersten Fettapplikation und am Ende der parenteralen Ernährung mit Fettemulsionen durchgeführt. Die Erholung der RES-Funktion nach der Transplantation wurde dabei nicht durch die Zufuhr der MCT/LCT-Emulsion beeinträchtigt. Es ergaben sich keine statistisch signifikanten Unterschiede zwischen den drei Gruppen (Abb. 4).

Korrespondenz: Dr. E.-R. Kuse, Zentrum Anästhesiologie, Abteilung IV, Medizinische Hochschule Hannover, D-3000 Hannover, Bundesrepublik Deutschland.

Lebertransplantation — für den perioperativen Verlauf entscheidende Faktoren — prognostische Parameter

H. Steltzer[1], W. Hackl[1], G. Huemer[1], J. Karner-Hanusch[2], W. Mauritz[1], M. Winkler[1], E. Zadrobilek[1] und M. Zimpfer[1]

[1] Klinik für Anästhesie und Allgemeine Intensivmedizin und [2] I. Chirurgische Universitätsklinik, Universität Wien, Österreich

Einleitung

Die zukünftige Entwicklung des als kurative Therapie der terminalen Leberinsuffizienz etablierten, technisch ausgereiften Verfahrens — Lebertransplantation — muß neben weiteren chirurgischen und anästhesiologischen Verfeinerungen, bei weniger hart definierten Patientenselektionskriterien, eine Verbesserung der Langzeitergebnisse zum Ziel haben. Während spektakuläre, hochsignifikante Entwicklungen auf dem Gebiet einer mehr spezifischen Immunsuppression und vielleicht auch in der Beeinflußbarkeit einer etwa bestehenden malignen Grundkrankheit zu erhoffen sein mögen, erwarten wir auf Basis einer erfolgreichen chirurgischen Intervention von einer Verfeinerung der perioperativen konservativen Patientenbetreuung potentielle Verbesserungen. Der vorliegende Beitrag soll anästhesiologisch-intensivmedizinisch relevante Faktoren der homologen Lebertransplantation behandeln und, unter Einbeziehung von Behandlungsstrategien in statistischer Evaluation, logistische Ansätze zur Kalkulierbarkeit der perioperativen Verläufe darstellen.

Präoperative Phase

Obwohl es bezüglich der Spenderanalyse mittels Korrelation verschiedener Erfassungsgrößen von Donor und Rezeptor nicht möglich war, auf die postoperative Funktion der Leber bzw. der Überlebenszeit des Patienten zu schließen, legen wir auf eine genaue Abklärung von Spender und Empfänger in der präoperativen Phase größten Wert. Neben wichtigen Spenderkriterien wie Hospitalisierungsdauer, Infektfreiheit, Alter und Organqualität müssen in wechselndem Ausmaß auch die Folgen der chronischen Leberinsuffizienz des Empfängers wie Gerinnungsstörungen, Hypoxämie (vermehrte intrapulmonale Shuntbildung), Infektanfälligkeit sowie hämodynamische Besonderheiten in die präoperativ anaesthesiologischen Überlegungen mit einbezogen werden. So konnte durch konsequente Durchführung von Plasmapheresen kurz vor der Operation, ab Verminderungen der Prothrombinzeit auf 40%, die mit einer Gerinnungsstörung assoziierten intraoperativen Blutverluste entscheidend gesenkt werden.

Operative Phase

Die chirurgische Blutung nach Voroperationen, bei portaler Hypertension oder aufgrund eines Tumors, die prolongierte Klemme der V. cava inferior sowie Besonderheiten der Revaskularisation des Transplantates sind typische Komponenten der anästhesierelevanten chirurgischen Problematik. Aufgrund des Ausfalles der hepatischen Thermogenese akzentuierte die Ausklammerung der Leber vom arteriellen und venösen Blutfluß die obligaten Wärmeverluste des großen Oberbaucheingriffes und begünstigt neben einer Blutungsneigung durch Druckerhöhung im Mesenterialgebiet die transvaskuläre Flüssigkeitssequestration im Gastrointestinaltrakt und der unteren Körperhälfte. Aufgrund der hochgradigen Verminderung des renalen Perfusionsdruckes (Abb. 1) durch Systemdruckverminderung mit gleichzeitiger venöser Abflußbehinderung muß mit einer ischämischen Nierenschädigung gerechnet werden. Im Sinne einer perakuten Abstoßung zu interpretierende, der Spenderbetreuung zuzuordnende und schließlich technisch bedingte Durchblutungsstörungen des transplantierten Organs müssen möglichst rasch erkannt werden, um deren Ursachen, falls möglich, zu beseitigen oder die Konsequenzen aus einer primären Nichtfunktion zu ziehen. Zusätzlich zur klinischen Beurteilung der Anfärbungsrate des Transplantates ware es möglich, aufgrund eines „Stoffwechselmonitorings", (Glukosespiegel, Sauerstoffverbrauch, CO_2-Produktion), prognostisch relevante Faktoren abzuleiten. Die Einschwemmung von Resten der Konservierungslösung mit Metaboliten der transplantierten Leber sowie Nebenwirkungen von während der anhepatischen Phase verabreichten immunsuppres-

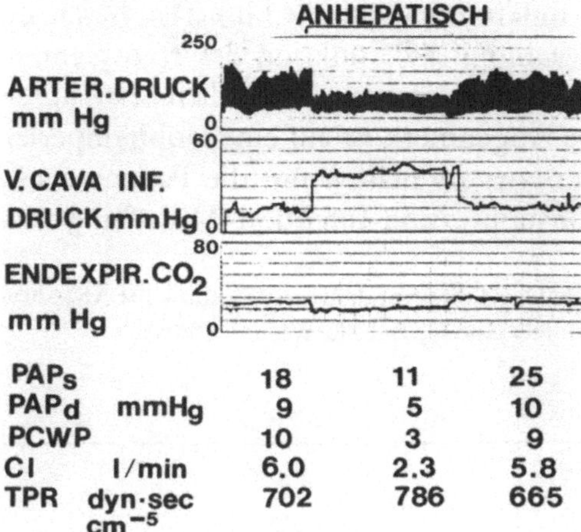

Abb. 1. Registrierungen bei einem Patienten während orthotoper Lebertransplantation. Die anhepatische Periode mit Klemmung der Cava inf. ist durch eine Abnahme des venösen Rückstroms mit enstprechender Hämodynamik im Niederdrucksystem sowie eine hypotensive Kreislaufsituation charakterisiert (Abnahme des renalen Perfusionsdruckes!). Bei diesem Patienten wurde die für den Zirrhotiker typische hämodynamische Ausgangssituation mit hoher Auswurfleistung des Herzens bei niedrigem peripheren Gefäßwiderstand beobachtet. In der frühneohepatischen Phase wird die metabolische Funktion der Leber in einer Steigerung des endexspiratorischen CO_2 und des Gesamtkörper-Sauerstoffverbrauches reflektiert

siven Substanzen können über verschiedene Mechanismen die Mikrozirkulation beeinflussen und so nachteilige karidovaskuläre und pulmonale Effekte induzieren. Die Revaskularisationsphase kann weiters durch eine Größeninkompatibilität mit Cavakompressionssyndrom und hochgradiger Verschlechterung der Organdurchblutung bei Bauchdeckenverschluß kompliziert sein. Da sich gezeigt hat, daß die aufgrund der Cavaklemme zu erwartenden transvaskulären Flüssigkeitsverschiebungen und auch pulmonale Probleme aufgrund einer großzügigen intraoperativen Flüssigkeitszufuhr postoperativ akzentuiert sein können, erfolgt eine präzise Flüssigkeitsbilanzierung in der perioperativen Phase gewichtskontrolliert mittels einer speziellen Patienten Hebe- und Wägevorrichtung (Scale-Tronix Bed Scale 2001).

Postoperative Phase

Die frühe postoperative Phase ist einerseits durch Bewältigung der operativ u. U. akzentuierten kardiopulmonalen und renalen Probleme

charakterisiert, andererseits muß die klinische, biochemische und bildgebende Überwachung der Funktion des transplantierten Organs in
den Vordergrund der intensivmedizinischen Maßnahmen gestellt werden. Besonderes Augenmerk ist auf eine wohltemperierte Modulation
der Allogen-Antwort zu richten um die Patienten nicht dem „Trio
infernal" Immunsuppression-Infektion-Abstoßung auszusetzen.

Korrespondenz: Dr. H. Steltzer, Universitätsklinik für Anästhesie und Allgemeine
Intensivmedizin, Spitalgasse 23, A-1090 Wien, Österreich.

Chirurgische Probleme der Lebertransplantation

T. Sautner, F. Mühlbacher, R. Steininger, M. Gnant und F. Piza

I. Chirurgische Universitätsklinik, Wien, Österreich

Einleitung

Die orthotope Lebertransplantation (OLT) ist gegenwärtig die einzige wirksame Therapieform konservativ nicht mehr behandelbarer Lebererkrankungen im Endstadium.

In der Zusammenarbeit mit Intensivpflegestationen mit vorwiegend gastroenterologischem Krankengut wird häufig das Problem der akuten Lebertransplantation diskutiert, das organisatorische und medizinische Fragen aufwirft, die hier vom chirurgischen Standpunkt aus diskutiert werden sollen. Erfahrungsbasis sind die an der 1. Chirurgischen Universitätsklinik Wien bisher durchgeführten Lebertransplantationen.

Material und Methoden

Von 1982 bis Februar 1989 wurden an der 1. Chirurgischen Universtitätsklinik Wien an 115 Patienten 119 Lebertransplantationen durchgeführt.

Die Evaluation zur Transplantation erfolgt nach einem standardisierten Protokoll und deckt zwei Bereiche ab:

1. Bestätigung der Indikation, nötigenfalls mit offener Biopsie
2. Risikoeinschätzung (allgemeine Operabilität) und Suche nach eventuellen Kontraindikationen (floride Infektion, Metastasierung außerhalb der Leber, biologisches Alter >60).

Alle Transplantationen erfolgten nach standardisierter Technik, orthotop und ohne veno-venösen Bypass. Die mittlere Operationsdauer im Gesamtkollektiv betrug 5,4 ($\pm$1,1) Stunden (Bereich 3,3—8,0 h), bei einer anhepatischen Phase von durchschnittlich 74 ($\pm$17) Minuten (Bereich 50—130 min). Die Mittelwerte von Operationsdauer und anhepatischer Phase blieben über die Beobachtungsdauer unverändert, was einen Hinweis auf den gleichmäßigen Operationsstandard darstellt. Im Fall einer

T. Sautner et al.

Tabelle 1. Indikationen zur Lebertransplantation

	n	%
1. Primär maligne	40	33,6
Hepatozelluläres Karzinom	34	28,6
Cholangiozelluläres Karzinom	4	3,3
Andere	2	1,7
2. Metastasen	16	13,4
3. Benigne	58	48,8
Alkoholische Zirrhosen	22	18,5
Primäre Biläre Zirrhosen	15	12,7
Posthepatitische Zirrhosen	9	7,6
Kryptogene Zirrhosen	4	3,3
Andere	8	6,7
4. Retransplantationen	5	4,2
Akut	4	3,3
Elektiv	1	0,9
	119	100,0

beeinträchtigten Gerinnungssituation (Prothrombinzeit unter 40%) wurde präoperativ mittels Plasmapherese eine Verbesserung der Gerinnung erzielt.

In 83 Fällen (70%) stammten die Organe von Spendern des eigenen Zentrums, 36mal (30%) wurde das Transplantat in einem auswärtigen Zentrum entnommen.

Von den 115 im Beobachtungszeitraum transplantierten Patienten litten 56 (48%) an primären Malignomen der Leber oder Lebermetastasen nach Kolonkarzinom bzw. nach endokrinen Pankreastumoren, 59 (52%) Patienten wurden aufgrund benigner Grunderkrankungen, acht davon im akut lebensbedrohlichen Stadium transplantiert. (Tabelle 1).

Die Gruppe der akuten Indikationen zur Transplantation umfaßt plötzlich auftretende toxische oder hepatitische Leberschädigung, akute Dekompensation eines chronischen Leberleidens sowie die akute Retransplantation nach primär erfolglosem Leberersatz.

Von den acht unter einer solchen dringlichen Indikationsstellung transplantierten Patienten befanden sich vier präoperativ im akuten Leberausfallskoma (2 akute Dekompensationen einer posthepatischen Zirrhose und 2 Amanitavergiftungen). Vier weitere Patienten mußten nach einer ersten Transplantation wegen postoperativ aufgetretener arterieller Gefäßkomplikationen retransplantiert werden.

Das immunsupressive Regime bestand für die Dauertherapie bei allen Patienten aus Cyclosporin nach Serumspiegel, Prednisolon in absteigender Dosierung und, bei Cyclosporinintoleranz und folglich reduzierter Dosierung, zusätzlich Azathioprin.

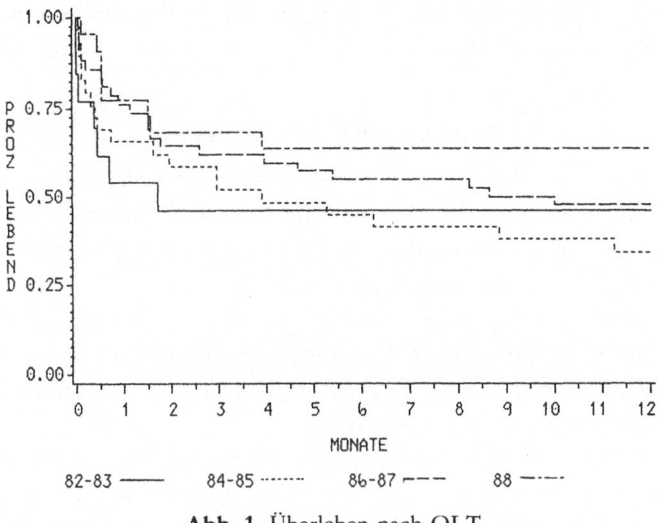

Abb. 1. Überleben nach OLT

Zwischen 1986 und 1988 wurden 41 Patienten in der Initialphase bis zum 10. postoperativen Tag mit einem monoklonalen Antikörper (OKT 3) und Prednisolon, ab dem 10. Tag mit Cyclosporin und Prednisolon behandelt [3].

Ergebnisse und Diskussion

Das Einjahresüberleben im gesamten Patientenkollektiv unterteilt nach Jahren beträgt für die Jahre 1982/83 43%, 1984/85 35%, 1986/87 47% und für 1988 62% (geschätzt nach Kaplan-Meier) (Abb. 1). Von den 1989 transplantierten 12 Patienten leben bislang 11.

Blutgerinnung

Es wurden intraoperativ im Durchschnitt 17,9 Erythrozytenkonzentrate (EK) (Bereich 3-110), 12,9 Fresh Frozen Plasma Konserven (Bereich 0—46) und 1,6 Thrombozytenkonzentrate (Bereich 0—10) verbraucht. Beim Blutkonservenverbrauch zeigt sich seit der Einführung einer routinemäßigen präoperativen Plasmapherese bei erniedrigter PTZ (<40%) ein Absinken des durchschnittlich notwendigen Blutersatzes (44,2 EK vor vs 14,6 EK nach Einführen der präop. Plasmapherese) [1]. Zudem läßt sich bei getrennter Betrachtung der Patientengruppe mit Zirrhosen und der Gruppe der Malignompatienten

                          T. Sautner et al.

aufgrund der schlechteren Gerinnungssituation der Zirrhosepatienten
ein unterschiedlicher Blutkonservenverbrauch beobachten (20 vs. 16,5
EK).

Transplantation bei Leberkoma

Die Indikationsstellung zur Transplantation im Leberkoma gestaltet
sich schwierig, da das volle Ausmaß der Leberschädigung rein klinisch
nicht zu diagnostizieren ist. Es soll daher unbedingt die Irreversibilität
der Schädigung durch einen histologischen Befund mittels Nadel-
biopsie oder, bei schlechter Gerinnungssituation durch offene Biopsie
dokumentiert werden. Der Erhalt eines Spenderorgans ist unter Zeit-
druck mitunter nur durch Zugeständnisse an die Kriterien der Organauswahl möglich (siehe unten).

Die beiden wegen Knollenblätterpilzvergiftung im Leberkoma
transplantierten Patienten verstarben in der unmittelbar postoperativen
Phase. Die Todesursachen waren in einem Fall ein bereits präoperativ
bestehendes Hirnödem, im anderen eine massive Ulkusblutung. Retrospektiv wurde in beiden Fällen die Indikation zur Transplantation
zu spät gestellt. Die beiden im Dekompensationsstadium der Leberzirrhose transplantierten Patienten leben 24 bzw. 29 Monate nach
Transplantation (Tabelle 2).

Größenkompatibilität

Bei zwei Patienten wurde aufgrund der Dringlichkeit des Organbedarfs
und inkompatibler Größenverhältnisse zwischen Spender und Empfänger eine Größenreduktion des Transplantates vorgenommen. In
beiden Fällen wurde das Spenderorgan unter Belassen der linken Ar-
teria hepatica, des linken Pfortaderastes und des linksseitigen Gallen-
gangsystems im Sinne einer Hemihepatektomie rechts auf die Leber-

Tabelle 2. Ergebnisse der OLT bei Leberkoma

Patient	Diagnose	Status	Ursache
W. C., 8 a	Amanitavergiftung	tot	Ulkusblutung
B. N., 19 a	Kryptogene Zirrhose	lebt	
H. V., 4 a	Posthepati. Zirrhose	lebt	
B. O., 7 a	Amanitavergiftung	tot	Hirnödem

segmente 1—3 bzw. 1—4 reduziert. Ein Patient verstarb in der unmittelbar postoperativen Phase im Hirnödem, der zweite Empfänger lebt sieben Monate nach Transplantation. Das Transplantat zeigt völlig normale Funktion.

Blutgruppenkompatibilität

In der Gruppe der akuten Patienten wurde in sieben Fällen ein blutgruppenidentes und für eine Retransplantation ein kompatibles Organ (A auf AB) verwendet. In einem Fall wurde bei einem Malignompatienten ein blutgruppeninkompatibles Transplantat (A auf 0) verwendet. Im Gesamtkollektiv wurden 90 idente, 28 kompatible und 1 inkompatibles Organ transplantiert. Es zeigt sich kein Unterschied in der Funktion der identen und der kompatiblen Organe [4].

HbSAg-positive Patienten

Acht Patienten waren bei der Zuweisung zur Transplantation HbSAg positiv, zwei davon auch HbEAg-positiv. Bei vier dieser Patienten wurde in Anlehnung an das Therapieschema der Hannoveraner Transplantationsgruppe eine peri- und postoperative Prophylaxe mit einem Hepatitisantikörper angereicherten Hyperimmunglobulinpräparat durchgeführt [2].

Bei drei der präoperativ HbSAg-positiven Patienten bei denen keine Antikörperprophylaxe vorgenommen wurde, konnten wir eine

Tabelle 3. Ergebnisse bei HbSAg-positiven Patienten

Patient	HBs-Serologie	Therapie	Status
Ö. V., 42a	HBsAg-pos		Carr. LFP oB
D. H., 45a	HBsAg-pos		Carr. persist. Hep
R. A., 24a	HBsAg-pos		† (HBsAg-pos)
K. R., 46a	HBsAg-pos		HBsAg neg spontan
F. H., 54a	HBsAg-pos	Immunprophylaxe[c]	† (HBsAg-pos)
V. A., 20a	HBsAg-pos, HBeAg-pos	Immunprophylaxe[a]	HBsAg-neg
F. N., 58a	HBsAg-pos	Immunprophylaxe[a]	HBsAg-neg
A. P., 65a	HBsAg-pos, HBeAg-pos	Immunprophylaxe[b]	HBsAg-neg

[a] Mit Hyperimmunglobulin (Hepatect®) 10 000 IE/die für 6 Tage, dann nach Ak-Titer

[b] Intraoperativ 10 000 IE, dann Intervall, ab 8. postop. Tag nach Ak-Titer

[c] Nach 3 Mo. innerhalb eines 6 Wochen Kontrollintervalls Rezidivhepatitis

Viruspersistenz beobachten. Zwei dieser Patienten haben Carrier-Status, ein Patient verstarb mit chronisch persistierender Hepatitis. Ein Patient zeigte nach OLT spontane Serokonversion seines Virusstatus.

Bei einem der passiv immunisierten Empfänger trat nach sechs Monaten wieder das HbSAg auf, bei den anderen drei Patienten wurde mittels engmaschiger Titerkontrollen und Immunglobulintherapie ein suffizienter Antikörpertiter erreicht. Alle drei Patienten sind bislang, bei einem mittleren Beobachtungszeitraum von zwei Monaten, HbSAg-negativ (Tabelle 3).

Immunsuppression

Das Überleben nach OLT war unter beiden im Beobachtungszeitraum angewendeten immunsuppressiven Therapieregimen vergleichbar, jedoch zeigten die Patienten, welche unter Abstoßungsprophylaxe mit dem monoklonalen Antikörper standen in den ersten zehn postoperativen Tagen signifikant niedrigere Serumkreatinin- und Bilirubinwerte als die Patienten die vom postoperativen Tag 1 an unter Cyclosporintherapie gestanden waren. Dagegen war in der Antikörpertherapie-Gruppe eine höhere Inzidenz von Virusinfekten zu beobachten. Die Rate der bakteriellen Infektionen war in beiden Gruppen vergleichbar [3].

Todesursachen nach Lebertransplantation

Sie lassen sich in zwei Gruppen einteilen: Todesursachen die in der perioperativen Phase, und solche die in der stabilen Phase des Patienten zum Tragen kommen. In die erste Gruppe fallen unmittelbar operationsassoziierte letale Komplikationen wie Blutungen (6 Fälle) und vaskuläre Komplikationen [3], irreversible zentralnervöse Schäden [3] sowie die, in ihrer Genese nach wie vor ungeklärte primäre Nichtfunktion (primary non-function) des Transplantats [6].

In 15 Fällen traten tödlich verlaufende generalisierte bakterielle Infektionen, in 7 Fällen letale Pneumonien auf. Zwei Patienten verstarben an Zytomegalie-Virus-Infektionen. Damit ist die Infektion die Haupttodesursache der Lebertransplantation.

In der Gruppe der späten Todesursachen überwiegt das Wiederauftreten maligner Grunderkrankungen. Achtzehn der wegen eines Malignoms oder wegen Metastasen transplantierten Patienten starben im weiteren Verlauf an einem Rezidiv der Grundkrankheit. Das Malignomrezidiv ist die häufigste Todesursache in der Spätphase nach

OLT und die zweithäufigste Todesursache in unserem Krankengut überhaupt.

Die homologe Lebertransplantation gilt heute als etablierte Therapie für konventionell nicht mehr therapierbare Lebererkrankungen. Die Ergebnisse zeigen, daß mit der Standardisierung von Patientenevaluation und Operationstechnik und einer Optimierung der peri- und postoperativen Betreuung die Überlebensraten kontinuierlich gesteigert werden konnten.

Für die Probleme die aus der akuten Indikationsstellung resultieren bieten sich geeignete Lösungen wie Größenreduktion des Transplantats oder Verwendung blutgruppeninkompatibler Organe an, da sie den Ergebnissen der Vergleichsgruppen nicht nachstehen. Trotz dieser Zugeständnisse in der Organauswahl ist es jedoch nicht immer möglich, innerhalb kurzer Zeit ein entsprechendes Organ zur Verfügung zu haben.

Für die HB_S-Antigen-positive Patientengruppe können wir aufgrund unserer geringen Erfahrung mit einem sehr kleinen Patientenkollektiv kein engültiges Therapiekonzept anbieten. Die bisherigen Ergebnisse der postoperativen Prophylaxe ermutigen jedoch zu einem Fortführen des angewandten medikamentösen Schemas.

Literatur

1. Hackl W, Zadrobilek E, Mauritz W, Längle F, Höcker P, Sporn P (1989) Präoperativer Plasmaaustausch zur Therapie plasmatischer Gerinnungsstörungen vor Lebertransplantation. Anästhesist 38 (im Druck)
2. Lauchart W, Müller R, Pichlmayer R (1987) Transplant Proc 19, 5: 4051—4053
3. Mühlbacher F, Steininger R, Längle F et al. (1989) Transplant Proc 21, 1: 2253—2254
4. Steininger R, Mühlbacher F, Hamilton G et al. (1987) Transplant Proc 19, 6: 4586—4588

Korrespondenz: Dr. T. Sautner, I. Chirurgische Universitätsklinik Wien, Alser Straße 4, A-1090 Wien, Österreich.

Energiestoffwechsel bei Leberinsuffizienz

B. Schneeweiß und **D. Seidler**

I. Medizinische Universitätsklinik, Wien, Österreich

Die Leber stellt das zentrale Organ des Substratstoffwechsels dar. Glukogenese aus Aminosäuren und Glykogen zur Aufrechterhaltung der Glukosehomöostase, Verwertung des Aminosäurestickstoffs durch den Harnstoffzyklus und die Ketogenese aus Fettsäuren sind dabei eng miteinander gekoppelt. Um diesen Aufgaben nachkommen zu können, werden in Ruhe 25% des Herzminutenvolumens für die Leber bereitgestellt und 50% des Gesamtenergiebedarfes werden in Ruhe von der Leber umgesetzt [1]. Es ist daher zu erwarten, daß chronische und akute Störungen der Leberfunktion und -struktur durch verschiedene Krankheitsprozesse zu Veränderungen des Energieumsatzes und des Substratstoffwechsels führen werden. Klinische Hinweise auf Störungen des Energieumsatzes (-bedarfes) bei Leberkrankungen sind die bei 86% der Patienten mit Zirrhose gefundenen Zeichen der Malnutrition. Bei Patienten mit akuter Hepatitis werden im Laufe der Erkrankung Gewichtsverluste bis zu 4 kp beobachtet, welche neben einer verminderten Nährstoffzufuhr auch durch einen erhöhten Energiebedarf bedingt sein könnten.

Veränderungen des Energiestoffwechsels bei Patienten mit chronischen Lebererkrankungen

Bei Patienten mit Leberzirrhose können bedeutende Veränderungen des Substratstoffwechsels gefunden werden: Die Konzentration der freien Fettsäuren im Plasma nach 12stündigem Fasten ist um das zweifache gegenüber Gesunden erhöht, die der Ketonkörper um das Fünffache [2]. Vergleichbare Plasmaspiegelveränderungen können bei Ge-

Tabelle 1. Metabolische Veränderungen bei Patienten mit Leberzirrhose nach „overnight fasting" (10–12stündiges Fasten)

Verminderte Glykogendepots in Leber und Muskel
Gesteigerte Lipolyse

Erhöhte Fettsäurespiegel
Erhöhte Ketonkörperspiegel

Gesteigerte Fettoxidation
Verminderte Glukoseoxidation
Proteinoxidation nicht gesteigert

Gesamtenergieumsatz im Kollektiv gegenüber Gesunden nicht verändert
aber
Abnahme des Energieumsatzes mit zunehmendem Schweregrad der Leberzirrhose

---

sunden erst nach 36—72stündigem Fasten beobachtet werden. Darüber hinaus werden deutliche Veränderungen in den Oxidationsraten für Glukose und Fett bei Patienten mit Leberzirrhose nach „overnightfasting" (= 10—12stündiges Fasten) gefunden. Diese Beobachtungen wurden mit Hilfe der indirekten Kalorimetrie erhoben. Der respiratorische Quotient ist gegenüber Normalpersonen deutlich vermindert, was für eine gesteigerte Fettoxidation und verminderte Glukoseoxidation spricht [2, 3]. Bei einem Teil der Patienten konnte sogar eine Nettoglukoneogenese nachgewiesen werden. Im Gegensatz zu älteren Meinungen kann ein gesteigerter Proteinkatabolismus bei Patienten mit Leberzirrhose nicht nachgewiesen werden [3]. Eine Zusammenfassung der Veränderungen im Substratstoffwechsel findet sich in Tabelle 1. Pathophysiologisch können die beschriebenen Störungen des Substratstoffwechsels durch den „Glukose-Fettsäure-Ketonkörper-Zyklus" erklärt werden [4] (Abb. 1): Bei Patienten mit Lebererkrankungen ist die glukoneogenetische Kapazität (Synthese von Glukose aus Aminosäuren und Laktat) der Leber gestört. Das in der Leber gespeicherte Glykogen (70 g bei Gesunden) würde nicht einmal für einen Tag den Glukosebedarf decken. Darüber hinaus sind auch die Muskelglykogendepots deutlich vermindert. Die Neigung zur Hypoglykämie bei fehlender Nährstoffzufuhr ist deshalb auch ein bekanntes klinisches Problem. Unter den Bedingungen einer verminderten Glukoseverfügbarkeit werden die Fettspeicher mobilisiert, der

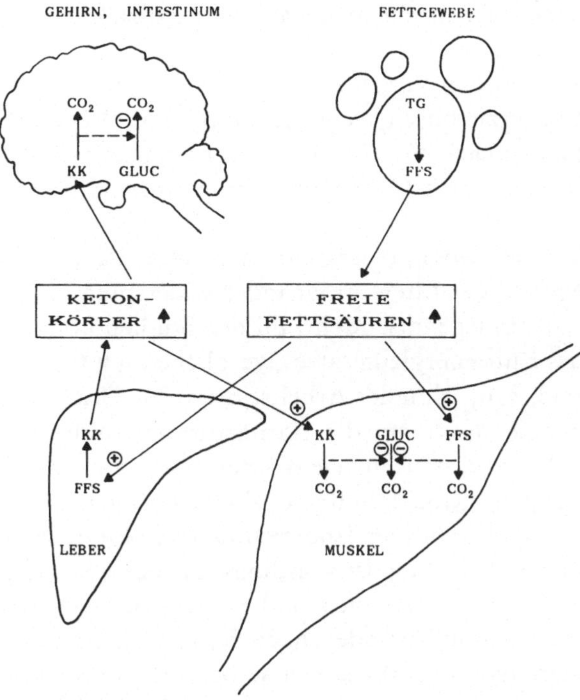

Abb. 1. Der Glukose-Fettsäure-Ketonkörper-Zyklus (nach [5]). *GLUC* Glukose, *TG* Triglyzeride, *FFS* freie Fettsäuren, *KK* Ketonkörper, CO_2 Kohlendioxid. Die Glukoseoxidation im Muskel, Gehirn und im Intestinum wird durch die erhöhten Blutspiegel an Ketonkörpern und freien Fettsäuren gehemmt. Die Energiegewinnung erfolgt überwiegend durch die Oxidation freier Fettsäuren

Spiegel der freien Fettsäuren steigt um das Mehrfache an. Die Oxidationsrate der freien Fettsäuren im peripheren Muskel wird gesteigert, die Glukoseoxidation wird über spezifische Kontrollmechanismen im Bereich der Glykolyse gehemmt [5]. Durch diese Hemmung der Glukoseoxidation durch die gesteigerte Fettsäureoxidation wird Glukose eingespart (ausreichend Glukose kann daher für von Glukose abhängigen Organen bereitgestellt werden). Ketonkörper spielen in diesem Regelkreis einen koordinierende und regulierende Rolle. Ketonkörper können im Muskel und im Gehirn zur Energiegewinnung verwendet werden, wodurch weiter Glukose gespart wird. Die Glukoneogenese aus Aminosäuren kann deshalb eingeschränkt werden, der Abbau körpereigenen Proteins wird gehemmt. Darüber hinaus regeln erhöhte

Ketonkörperspiegel in einem negativen Feedback die Lipolyse und damit die Fettsäureoxidation [3].

Die beschriebenen Veränderungen im Substratstoffwechsel bei Patienten mit Leberzirrhose gleichen metabolischen Veränderungen, wie sie bei Gesunden nach 36—72stündigem Fasten auftreten. Zirrhotiker weisen also schon nach Overnight fasting einen Hungerstoffwechsel auf [2].

Bezüglich des Gesamtenergieumsatztes bei Patienten mit Leberzirrhose liegen in der Literatur einander widersprechende Ergebnisse vor. In der überwiegenden Mehrzahl der Studien konnte keine Veränderung des Ruheenergieumsatzes, verglichen mit Gesunden, gefunden werden [2, 3, 6]. Von der Arbeitsgruppe um Blackburn [7] wurde der Ruheenergieumsatz auf die Harnkreatininausscheidung als Maß für die „lean body mass" (fettfreie Körpermasse = metabolisch aktives Gewebe) bezogen. Dabei konnte bei Zirrhosepatienten ein gegenüber Gesunden deutlich erhöhter Energieumsatz festgestellt werden. Die Harnkreatininausscheidung ist allerdings nur ein sehr grobes Maß für die fettfreie Körpermasse. Auch sind Störungen der Kreatinsynthese in der Leber und damit Veränderungen des Kreatininpools unabhängig von Veränderungen der Muskelmasse bei Lebererkrankungen wahrscheinlich, so daß eine Beziehung des Energieumsatzes auf die Kreatinausscheidung als fraglich erscheint.

Mit Zunahme des Schweregrades der Leberzirrhose (Child-Kriterien) findet sich eine Abnahme des Gesamtenergieumsatzes [8, 9]. Moreau et al. [8] erklärten dies durch eine Abnahme des Sauerstoffverbrauchs bedingt durch eine zunehmende Einschränkung der Gewebesauerstoffextraktion. Die mit zunehmender Leberfunktionseinschränkung gefundene Zunahme des Serumlaktats als Ausdruck einer Gewebehypoxie scheint diese Hypothese zu unterstützen. Allerdings führt auch schon die zunehmende Malnutrition zu einer Reduktion des Energieumsatzes, entsprechend den Kompensationsmechanismen, wie sie im Hungerstoffwechsel auftreten.

Veränderungen des Energiestoffwechsel bei Patienten mit akuten Lebererkrankungen

Bei Patienten mit akuten Lebererkrankungen (Hepatitis) konnte ebenfalls eine stark eingeschränkte glukoneognetische Kapazität der Leber gefunden werden. Darüber hinaus ist auch bei leichten Hepatitiden der Leberglykogengehalt deutlich vermindert [10]. Auf Grund dieser Beobachtung könnte man ähnliche Veränderungen des Energie- und Substratstoffwechsels wie bei der Leberzirrhose erwarten.

Mit Hilfe der indirekten Kaloriemetrie konnte überraschenderweise keine Veränderung des Energieumsatzes und der Oxidationsraten der einzelnen Substrate (Glukose, Fett und Protein) verglichen mit Gesunden gefunden werden!

Schon im Jahre 1949 konnte allerdings an Muskelbiopsie bei Patienten mit schwerer Hepatitis gezeigt werden, daß der Muskelglykogengehalt normal ist [11]. Es scheint daher ausreichend Glukose für die *periphere* Oxidation im Muskel zur Verfügung zu stehen. Da diese Glukose nur über den Umweg des Corizyklus (Glukoneogenese aus Lactat in der Leber erforderlich) mobilisiert werden kann, findet die bei akuten Hepatitiden häufig beobachtete Hypoglycämieneigung eine Erklärung, obwohl Störungen des Energiestoffwechsels und der Substratoxidationsraten nicht nachweisbar sind.

Bei Patienten mit Leberzirrhose findet sich bei unverändertem Gesamtenergieumsatz eine deutliche Zunahme der Fettoxidation nach „overnight fasting“. Gegenüber älteren Meinungen besteht kein gesteigerter Abbau körpereigener Proteine. Die metabolischen Veränderungen bei der Leberzirrhose sind durch die verminderten Glykogendepots in der Leber und im Muskel sowie durch die eingeschränkte glukoneogenetische Kapazität der Leber bedingt. Um Glukose einsparen zu können, wird zur Energiegewinnung bevorzugt Fett oxidiert (Glukose-Fettsäure-Ketonkörperzyklus). Die beschriebenen Veränderungen gleichen metabolischen Adaptationsmechanismen, wie sie im Hungerstoffwechsel auftreten.

Bei Patienten mit akuter Hepatitis finden sich keinerlei Störungen des Energie- und Substratstoffwechsel, obwohl die Glukoneogenese der Leber schon bei leichten Erkrankungsformen schwer eingeschränkt ist. Die periphere Glukoseoxidation ist auf Grund der normalen Muskelglykogendepots nicht vermindert.

Literatur

1. Owen OE, Reichle FA, Mozzoli MA, Kreulen T, Patel MS, Elfenbein IB, Golsorkhi M, Chang KHY, Rao NS, Sue HS, Boden G (1981) Hepatic, gut, and renal substrate flux rates in patients with hepatic cirrhosis. J Clin Invest 68: 240—252

2. Owen OE, Trapp VE, Reichard Jr GA, Mozzoli MA, Moctezuma J, Paul P, Skutches CL, Boden G (1983) Nature and quantity of fuels consumed in patients with alcoholic cirrhosis. J Clin Invest 72: 1821—1832
3. Mullen KD, Denne SC, McCullough AJ, Savin SM, Deborah B, Tavill AS, Kalhan SC (1986) Leucin metabolism in stable cirrhosis. Hepatology 6: 622—630
4. Randle PJ, Garland PB, Hales CN, Newsholm EA (1963) The glucose fatty acid cycle. Its role in insulin sensitivity and the metabolic disturbances of diabetes mellitus. Lancet i: 785—789
5. Newsholm EA, Randle PJ (1964) Regulation of glucose uptake by muscle. Biochem J 93: 641—651
6. Jhangiani SS, Agarwal N, Holmes R, Cayten CG, Pitchumoni CS (1986) Energy expenditure in chronic alcoholics with and without liver disease. Am J Clin Nutr 44: 323—329
7. Shanbhogue RLK, Bistrian BR, Jenkins RL, Jones C, Benotti P, Blachburn GL (1987) Resting energy expenditure in patients with endstage liver disease and in normal population. JPEN 11: 305—308
8. Moreau R, Lee SS, Soupison T, Roche-Sicot J, Sicot C (1988) Abnormal tissue oxygenation in patients with cirrhosis and liver failure. Hepatol 7: 98—105
9. Schneeweiß B, Graninger G, Ferenci P, Grimm G, Laggner AN, Lenz K, Kleinberger G (1989) Energy metabolism in acute and chronic liver disease. Hepatology (in press)
10. Felig P, Brown VW, Levine RA, Klatskin G (1970) Glucose homeostasis in viral hepatitis. N Eng J Med 283: 1463—1440
11. Hildes JA, Sherlock S, Walshe V (1949) Liver and muscle glycogen in normal subjects, in diabetes mellitus and in acute hepatitis. Clin Science 7: 287—295

Korrespondenz: Dr. B. Schneeweiß, I. Medizinische Universitätsklinik, Lazarettgasse 14, A-1090 Wien, Österreich.

Kohlehydratstoffwechsel im Rahmen der Leberinsuffizienz

G. Öhler

Medizinische Klinik, Gießen, Bundesrepublik Deutschland

Auch leichte Funktionsstörungen der Leber, die man unter klinischem Aspekt noch als latente Leberinsuffizienz einordnen würde, führen zu deutlicher Beeinträchtigung des Kohlehydratstoffwechsels. Dies erklärt sich aus der zentralen Stellung, die die Leber im Stoffwechsel der Kohlehydrate einnimmt.

Kohlehydratstoffwechsel bei normaler Leberfunktion

Die Kohlehydrate aus unserer Ernährung werden nach entsprechender enzymatischer Spaltung als Monosaccharide resorbiert. Es handelt sich in der Hauptsache um die Hexosen Glukose, Fruktose und Galaktose. Galaktose und Fruktose werden in den peripheren Geweben erst nach Umwandlung in Glukose verwertet. Die Leber baut Fruktose direkt ab, dabei entstehen Glykolysezwischenprodukte, welche entweder zu Pyruvat bzw. Laktat abgebaut werden oder auch zur Glukoneogenese verwendet werden können.

Glukose gelangt nach der Resorption zunächst via Pfortader zur Leber und kann die Leberzellmembran frei passieren. Ein großer Teil der anflutenden Glukose (ca. 40—60%) wird von der Leber aufgenommen [1, 2]. Dabei werden durch das rasch freigesetzte Insulin Schlüsselenzyme aktiviert, so daß die intrazelluläre Glukoseverwertung eingeleitet wird. Die Insulinsekretion wird nicht nur durch den Blutzuckeranstieg, sondern auch zusätzliche intestinale Faktoren stimuliert (sog. enteroinsulinäre Achse). In der postabsorptiven Fastenperiode stellt die Leber den glukoseabhängigen Geweben Glukose durch Glykogenolyse und Glukoneogenese zur Verfügung. In dieser

Phase sind die Glukagonspiegel erhöht, so daß die glukoseproduzierenden Reaktionen aktiviert werden. Im Hungerzustand wird die Glukosebildung am ersten Tag zu 25% aus Glykogen bestritten, weitere 50% der benötigten Glukose entsteht durch Glukoneogenese aus Aminosäure, Laktat, Pyruvat und Glyzerin. Aus dem Glykogenvorrat der Leber kann der Glukosebedarf lediglich für 12 Stunden gedeckt werden. Bei längerem Fasten werden daher zunächst Aminosäuren zur Glukoneogenese benötigt.

Zusammenfassend läßt sich die Rolle der Leber im Kohlehydratstoffwechsel als Glukostat beschreiben: Bei hohem Glukosezustrom wird Glukose zurückgehalten, so daß eine Überhöhung des Blutzukkerspiegels vermieden wird, bei fehlender exogener Glukosezufuhr wird Glukose aus den angelegten Vorräten freigesetzt.

Auswirkungen der Leberschädigung

Bei Leberschäden werden sowohl Hypoglykämien als auch Hyperglykämien beobachtet. Hypoglykämien treten bei Leberkrankheiten nur selten auf, weil einerseits das Leberparenchym eine ausgeprägte Reservekapazität zur Glukosebildung besitzt und weil andererseits die Glukoneogenese auch in der Niere ablaufen kann. Bei Patienten mit akuter Virushepatitis wurden in einzelnen Studien Hypoglykämien bei etwa 50% der Fälle beobachtet [3]. Bei massiver Lebernekrose kann es zu ausgeprägten Hypoglykämien kommen. Auch bei toxischen Leberschädigungen, z. B. infolge einer Paracetamol-Überdosierung, sind Hypoglykämien bekannt geworden. In einzelnen Fällen kann man bei schwerer Herzinsuffizienz mit Leberstauung eine Hypoglykämie nachweisen (Lit. s. [4]). Bei Leberkranken findet man häufiger erhöhte Blutglukosewerte, und zwar im Nüchternzustand, nach standardisierter oraler Glukosebelastung und unter üblicher Ernährungszufuhr. Pathologische Ergebnisse sind eher bei oraler Glukosebelastung als bei intravenöser Belastung und beim Tolbutamin-Test zu erwarten. Dies zeigt, daß die Leberkrankheit ganz besonders die Glukostatfunktion bei der oralen Glukoseaufnahme beeinträchtigt. Die Glukosetoleranzstörung korreliert in gewisser Weise mit der Schwere der Leberkrankheit.

Bei der Leberzirrhose wird in 12—20% der Fälle ein manifester Diabetes gefunden. Nichtmanifeste diabetische Leberzirrhotiker weisen in 80% eine Glukosetoleranzstörung auf. Die Leberzirrhose wird schon seit langem als Manifestationsfaktor des Diabetes mellitus angesehen (sog. Leberdiabetes von Naunyn). Bei chronisch entzündlichen Leberkrankheiten wurden in zahlreichen Studien eine Neigung zu Hyperglykämien bei Glukosebelastung beschrieben. In eigenen Untersuchungen zeigten sich zwischen den verschiedenen Verlaufsformen der chronischen Hepatitis hinsichtlich der Glukosetoleranzstörung keine wesentliche Unterschiede [5]. Bei der Fettleber bzw. der Fettleberhepatis ist die Koinzidenz mit dem manifesten Diabetes mellitus besonders eindrucksvoll. Ein manifester Diabetes findet sich bei 10—40% der Patienten, eine Glukosetoleranzstörung in 40—70%.

Die frühere Annahme, daß die Fettleber eine Folge der diabetischen Stoffwechelstörung sei, läßt sich nicht aufrecht erhalten, da die Fettleber bei juvenilen Diabetikern selten ist und bei übergewichtigen Diabetikern ohne Insulinpflichtigkeit fast regelmäßig angetroffen wird [6]. Bei der akuten Hepatitis wurde in über 40% eine latente oder manifeste diabetische Stoffwechselstörung gefunden, die sich nach Ausheilung der Hepatitis wieder verbessert. Die idiopathische Hämochromatose ist in 60—80% der Fälle mit einer diabetischen Stoffwechselstörung verbunden.

Pathophysiologie

Bereits vor über 20 Jahren wurde von verschiedenen Arbeitsgruppen gezeigt, daß die Glukosetoleranzstörung bei Leberzirrhose nicht auf einem absoluten Insulinmangel beruht, sondern daß die Insulinspiegel im Blut erhöht sind (Lit. bei [4]). Wir haben bei verschiedenen chronischen nichtzirrhotischen Leberkrankheiten eine signifikante Hyperinsulinämie nach oraler Glukosebelastung nachgewiesen. Zwischen den verschiedenen Leberkrankheiten fanden sich keine wesentlichen Unterschiede im Insulinverhalten. Die Hyperinsulinämie ist demnach nicht auf die Leberzirrhose beschränkt, sondern eine unspezifische Begleiterscheinung aller Leberkrankheiten [7]. Da sich trotz der hohen Insulinwerte bei den Leberkranken eine Glukosetoleranzstörung entwickelt, muß eine Insulinresistenz angenommen werden. In neueren Studien wurde die Insulinresistenz mit Hilfe der hyperinsulinämischen euglykämischen Clamp-Technik nachgewiesen [8]. Die Ursache der Insulinresistenz ist nach wie vor umstritten. Vermutlich spielt das Überwiegen kontrainsulinärer Hormone eine Rolle. Es wurden bei Zirrhosepatienten erhöhte Werte für Glukagon, Wachstumshormon und Kortison nachgewiesen. In eigenen Untersuchungen waren bei chronisch entzündlichen Leberkrankheiten signifikante Erhöhungen des Wachstumshormons nicht feststellbar. Von verschiedenen Autoren wurde die Erhöhung der freien Fettsäuren für den Insulinantagonismus bei Zirrhose verantwortlich gemacht. Wir fanden sowohl bei der Fettleber als auch bei chronisch entzündlichen Leberkrankheiten erhöhte Fettsäuren im Nüchternzustand und auch während der Glukosebelastung. In den letzten Jahren hat sich gezeigt, daß die Insulinresistenz bei Leberkranken offenbar durch Veränderungen der Insulinrezeptoren unterhalten wird. In verschiedenen Studien wurde bei Leberkranken eine Verminderung der Insulinrezeptoren bzw. deren Affinität an Blutzellen und Fettzellen beschrieben (Lit. bei [9]). Untersuchungen über die Interaktionen zwischen Insulin und Insulinrezeptoren der erkrankten Leber selbst liegen beim Menschen bisher leider nicht vor. Erhöhte Insulinkonzentrationen können sowohl durch eine gesteigerte Sekretion als auch durch eine verminderte Elimination des Insulins zustande kommen. Erhöhte C-Peptid-Spiegel und autoptisch nachweisbare Inselzellhypertrophien bei Leberzirrhotikern sprechen für eine gesteigerte Sekretion. Anderseits deutet die vermindert C-Peptid-Insulin-Relation auf einen gestörten Insulinabbau hin [7]. Die Abbaustörung beruht nicht auf portokavaler Shuntzirkulation, sondern ist eine direkte Folge der Leberschädigung, da bei Patienten mit portokavalem Shunt und intaktem Leberparenchym die Insulinabbauraten normal sind. Es ist anzunehmen, daß die Hyperinsulinämie der Leberkranken sowohl durch gesteigerte Sekretion als auch durch verminderten Abbau des Insulins zustande kommt. Die chronische Erhöhung des Insulinspiegels führt durch die sog. Down-Regulation zur Verminderung der Insulinrezeptoren und damit zum Fortschreiten der Insulinresistenz. Dabei entwickelt sich möglicherweise bei Leberkranken ein Circulus vitiosus, bei dem Insulinresistenz und Hyperglykämie zusammen mit der Insulinabbaustörung eine Hyperinsulinämie bedingen, die ihrerseits die Insulinresitenz weiter unterhält [10].

Prognose

Nach unseren Untersuchungen entwickeln etwa 20% der Patienten mit chronischen Leberschädigungen und Glukosetoleranzstörungen in einem fünf-Jahres-Zeitraum einen manifesten Diabetes mellitus. Bei fast allen Patienten waren die Insulinspiegel auch nach 5 Jahren noch deutlich erhöht [11]. Glukosetoleranzstörung und Insulinresistenz sind als häufige Komplikation akuter und chronischer Leberkrankheiten anzusehen. Ein sinnvolles Therapiekonzept kann lediglich in der Behandlung der zugrundeliegenden Leberkrankheit bestehen. Im Rahmen einer vierwöchigen Kurbehandlung konnte bei Fettleberpatienten eine deutliche Verbesserung der Glukosetoleranz objektiviert werden. Bei alkoholtoxischen Leberschädigungen konnte durch Alkoholabstinenz eine Besserung des Leberbefundes und gleichzeitig auch eine Besserung der Glukosetoleranz demonstriert werden. Um die Hyperinsulinämie in Grenzen zu halten, ist bei Leberkranken mit Glukosetoleranzstörungen zu einer Reduktion der schnell resorbierbaren Kohlehydrate in der Kost zu raten.

Literatur

1. Felig P, Wahren J, Hendker R, (1975) Influence of oral glucose ingestion on splanchnic glucose and gluconeogenic substrate metabolism in man. Diabetes 24: 468
2. Katz LD, Glickman MG, Rapoport S, Ferriannini E, de Fronzo RA (1983) Splanchnic and peripheral disposal of oral glucose in man. Diabetes 32: 675
3. Felig P, Brown WV, Levine RA, Klatskin G (1970) Glucose homeostasis in viral hepatitis. N Engl J Med 283: 1463
4. Oehler G (1983) Glukosestoffwechsel bei Leberkrankheiten. Inn Med 10: 253
5. Oehler G, Bleyl H, Knecht M, Matthes K (1981) Hyperinsulinämie und gestörte Glukosetoleranz bei chronisch-entzündlichen Leberkrankheiten Z Gastroenterol 19: 26
6. Wasastjerna C, Reissel P, Karjalainen J, Ekelund P (1972) Fatty liver in diabetes—a cytological study. Acta Med Scand 191: 225
7. Oehler G, Knecht M, Bleyl H, Matthes K (1981) C-Peptid und Insulin im Serum bei verschiedenen chronischen Leberkrankheiten. Verh Dtsch Ges Inn Med 87: 936
8. Creutzfeld W, Hartmann H, Nauck M, Stöckmann F (1983) Liver disease and glucose homeostasis in liver in metabolic diseases. In: Bianchini L (ed) MTP p 221
9. Petrides AS, Strohmeyer G (1986) Insulinresistenz bei Lebererkrankungen. Z Gastroenterol 24: 403
10. Oehler G, Bleyl H, Matthes K (1982) Zur Prognose der hepatischen Glukosetoleranzstörung-Kontrolle von Glukose, Insulin und C-Peptid bei chronisch Leberkranken nach 5jährigen Verlauf. Z Gastroenterol 20: 495

Korrespondenz: Prof. Dr. med. G. Oehler, Klinikum der Justus-Liebig-Universität Gießen, Klinikstraße 36, D-6300 Gießen, Bundesrepublik Deutschland.

Bedeutung der Leber in der Regulation
des Säure-Basen-Haushaltes

D. Häussinger

Medizinische Universitätsklinik Freiburg, Bundesrepublik Deutschland

Neukonzeption der systemischen Säure-Basen-Regulation

Nach klassischer Vorstellung erfolgt die Regulation des systemischen Säure-Basen-Haushalts in höheren Organismen ausschließlich durch zwei Organe, nämlich Lunge und Niere. Diese Vorstellung ist jedoch nur teilweise mit physikochemischen Grundprinzipien vereinbar, so daß eine Neukonzeption des Verständnisses der systemischen pH-Regulation notwendig wurde [1—5]. Diese Neukonzeption beinhaltet nicht nur einen Wandel vom traditionellen Zweiorgankonzept (Lunge, Niere) zu einem Drei- oder Mehrorgankonzept (Lunge, Leber, Niere) einschließlich neuer pathobiochemischer Konsequenzen, sondern integriert auch physikochemische Grundlagen in biomedizinische Forschung.

Mechanismen zur Konstanterhaltung des extrazellulären pH-Wertes müssen die Konstanz des CO_2^-/HCO_3^-—Verhältnisses gewährleisten. CO_2 und HCO_3^- entstehen aber ständig bei der Verbrennung aufgenommener Nahrungsstoffe, so daß zu fordern ist, daß CO_2 und HCO_3^- mit derselben Geschwindigkeit aus dem Organismus eliminiert werden müssen, mit der sie gebildet werden. CO_2, das neben Wasser das einzige Produkt bei der vollständigen Verbrennung von Kohlehydraten und Fetten ist, wird dabei über die Lungen ausgeschieden. Beim Proteinabbau entstehen zunächst bipolare Aminosäuren, deren vollständige Verbrennung jedoch nicht nur CO_2 und H_2, sondern auch HCO_3^- (aus den Karboxylgruppen) und NH_4^+ (aus den Aminogruppen) in praktisch equimolaren Mengen liefert. Die Bikarbonatbildung im Rahmen der Aminosäureoxidation ist erheblich;

so enstehen beim Menschen, der 100 g Nahrungseiweiß pro Tag zu sich nimmt und oxidiert etwa 1000 mmol HCO_3^-. Nur ein kleiner Teil dieses Bikarbonats (i. e. ca. 40 mmol) wird durch Schwefelsäure, die beim Abbau schwefelhaltiger Aminosäuren (Zystin, Zystein, Methionin) zusätzlich anfällt, neutralisiert. Der wichtigste Weg für die Elimination von Bikarbonat ist die Harnstoffsynthese der Leber, die HCO_3^- und NH_4^+ in der gleichen Stöchiometrie verbraucht, mit der beide Metabolite beim Proteinabbau entstehen [2, 3]:

$$2\,HCO_3^- + 2\,NH_4^+ \longrightarrow NH_2CONH_2 + CO_2 + 3\,H_2O$$
$$\uparrow$$
$$\text{Energie}$$

Damit ist die Harnstoffsynthese chemisch gesehen nichts anderes als eine energiegetriebene Neutralisation der starken Base HCO_3^- (pK = 6.1) durch die schwache Säure NH_4^+ (pK = 9.3); eine tägliche Harnstoffausscheidung von 30 g in den Urin entspricht daher einer Elimination von 1000 mmol HCO_3^-. Diese wichtige Funktion der Harnstoffsynthese wurde früher übersehen und ihre Bedeutung wurde ausschließlich mit der Ammoniumentgiftung identifiziert. Der Begriff Ammonium beinhaltet in diesem Zusammenhang die Summe von NH_4^- und NH_3.

Während die Harnstoffsynthese HCO_3^- und NH_4^+ in equimolaren Mengen verbraucht, können NH_4^- auch ohne gleichzeitigen HCO_3^--Verbrauch als solche in den Urin ausgeschieden werden. In diesem Fall dient Glutamin als nichttoxische Transportform für Ammonium zwischen den Geweben und im Rahmen der sog. renalen Ammoniogenese wird NH_4^+ wieder aus Glutamin in der Niere freigesetzt und in den Urin ausgeschieden. Es existieren also zwei Wege zur Elimination von NH_4^-, von denen aber nur einer (Harnstoffsynthese) HCO_3^- konsumiert. Das Ausmaß der hepatischen Harnstoffbildung entscheidet daher über die Rate der HCO_3^--Elimination aus dem Organismus; gleichzeitig bleibt die Ausscheidung von überschüssigem Stickstoff in Form von Harnstoff bzw. NH_4^- gewährleistet (Abb. 1). Da die Harnstoffsynthese ein leberspezifischer und irreversibler Prozeß ist, der durch einen komplizierten Feed-back-Regelkreis durch den aktuellen Säure-Basen-Haushalt gesteuert ist, wird die Leber zu einem wichtigen Organ der systemischen pH-Regulation [1—5]. So kommt es bei metabolischer Azidose zur Hemmung der Harnstoffsynthese: hierdurch wird der Bikarbonatverbrauch in der Leber

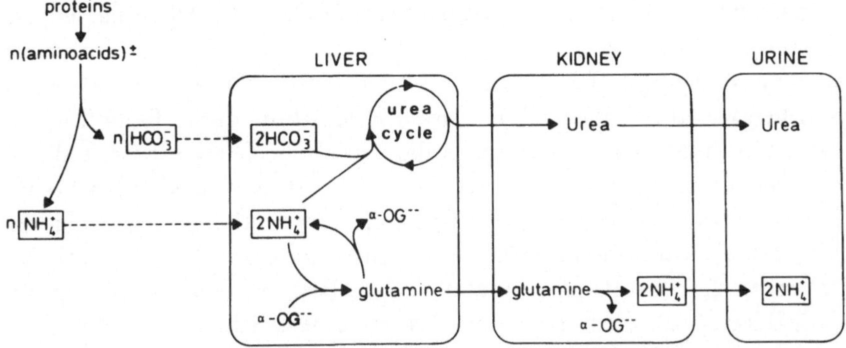

Abb. 1. Rolle von Leber und Niere bei der Erhaltung der Bikarbonat- und Ammoniumhomeostase. Der Eiweißabbau liefert NH_4^+ und HCO_3^- in praktisch gleichen Mengen. Normalerweise werden diese Produkte in derselben Stöchiometrie durch Harnstoffsynthese verbraucht. Bei Azidose ist die Harnstoffsynthese gehemmt, dadurch wird Bikarbonat eingespart und bleibt im Körper zurück; die hepatische Ammoniumentgiftung bleibt durch kompensatorisch gesteigerte Glutaminsynthese in der Leber gewährleistet. Überschüssiges NH_4^+ wird dann durch die Niere in den Urin als solches ausgeschieden

gedrosselt und die daraus resultierende HCO_3^--Einsparung trägt zur Kompensation der Azidose bei. Die Hemmung der Harnstoffbildung geht aber nicht zu Lasten der Ammoniumhomeostase, da sie mit einer kompensatorischen Steigerung der hepatischen Glutaminsynthese einhergeht. Die definitive Ammoniumausscheidung in den Urin wird durch einen bei Azidose gesteigerten Glutaminabbau in der Niere garantiert. Leber und Niere kooperieren also bei der Regulation der Ammonium- und Bikarbonathomeostase auf hervorragende Weise: Wird in der Leber bei Azidose der Bikarbonatverbrauch (d. h. die Harnstoffsynthese) gesenkt und Ammonium zunehmend durch Glutaminbildung passager entgiftet, kommt es ebenfalls pH-reguliert zur kompensatorischen Steigerung der renalen Glutaminspaltung, und die Niere übernimmt die Aufgabe der definitiven Ammoniumelimination durch vermehrte Ausscheidung in den Urin.

Mehrere Mechanismen sind heute bekannt, die in Abhängigkeit vom extrazellulären pH, der extrazellulären HCO_3^-- und CO_2-Konzentration die hepatische Bikarbonatelimination durch Harnstoffsynthese steuern, wobei sich ein empfindlicher Feed-back-Regelkreis zur

Erhaltung der Bikarbonathomeostase ergibt [1, 5, 6]. Sie umfassen im Wesentlichen die substratliefernden Reaktionen für das Schrittmacherenzym des Harnstoffzyklus, die mitochondriale Karbamoylphosphatsynthetase. NH_4^- und HCO_3^- sind die Substrate dieser Reaktion, sie werden intramitochondrial durch die hepatische Glutaminase und ein ausschließlich in den Lebermitochondrien vorkommendes Karboanhydraseisoenzym, die CA V bereitgestellt. Der Fluß durch diese beiden Enzyme ist durch den Säure-Basen-Status kontrolliert; bei metabolischer Azidose ist er gehemmt, d. h. die Harnstoffsynthese nimmt ab und Bikarbonat wird eingespart. Es ist bemerkenswert, daß die Glutaminasen von Leber und Niere verschiedene Enzymproteine mit unterschiedlichen kinetischen Eigenschaften sind: so wird bei Azidose die Glutaminase der Niere stimuliert (d. h. die renale Ammoniogenese ist gesteigert), während gleichzeitig die Glutaminase der Leber gehemmt ist (d. h. die Harnstoffsynthese wird gedrosselt und der hepatische Glutaminverbrauch gesenkt).

Da NH_4^- neurotoxisch ist, darf die Aufrechterhaltung der Bikarbonathomeostase durch Modulation der Harnstoffsyntheserate nicht auf Kosten der Ammoniumentgiftungsfunktion der Leber gehen. Dies wird die strukturell-funktionelle Anordnung von Harnstoff- und Glutaminsynthese im Leberazinus gewährleistet, die ein rasches Umschalten der Ammoniumentgiftung von Harnstoff- auf Glutaminsynthese ohne die Gefahr einer Hyperammoniämie ermöglicht [1, 3, 5, 6].

Vergleich zwischen traditionellem und modernem Konzept der systemischen pH-Regulation

Nach traditioneller Ansicht repräsentiert die renale NH_4^+-Ausscheidung in den Urin eine Protonenelimation durch die Niere, so daß die Niere auf diese Weise Bikarbonat generiert und in die Zirkulation abgibt. Dies wird in der Praxis durch die Bestimmung der sog. „nichttitrierbaren Säure" ermittelt. Die Zusammenhänge werden wie folgt beschrieben: Spaltung von Glutamin in der Tubuluszelle liefert das Glutaminsäure und das neutrale NH_3, welches in das Tubuluslumen diffundiert, dort wie ein Puffer H^+ bindet und auf diese Weise die gradientenlimitierte Protonensekretion der Niere steigert. Für jedes sezernierte Proton bleibt dann ein HCO_3^- zurück, welches in die Körperflüssigkeit zurückgegeben wird. Diese in Lehrbüchern noch

weit verbreitete Darstellungsweise, nach der ausschließlich die Niere
den Bikarbonathaushalt reguliert, ist physikochemisch nicht haltbar,
da die Glutaminspaltung nicht NH_3 und Glutaminsäure, sondern Glu-
tamat$^-$ (Anion, da der pK der y-Karboxylgruppe 4.25 beträgt) und
NH_4^- (pK Wert = 9.3) liefert. NH_4^- kann aber kein weiteres Proton
ablagern, so daß der Schritt der renalen NH_4^--Ausscheidung per se
zwangsläufig ohne Einfluß auf den Säurehaushalt sein kann und lediglich der Elimination von überschüssigem NH_4^- entspricht. Dieser
Inkonsistenz trägt das moderne Konzept Rechnung: durch Hemmung
der Harnstoffsynthese kommt es zur Bikarbonateinsparung im Organismus durch die Leber; während die Bedeutung der Niere die eines
Überlaufventils ist für NH_4+ die nicht im Rahmen der Harnstoffsynthese entgiftet werden können, wenn es die Bikarbonathomeostase
erfordert. Die „nichttitrierbare Säure" entspricht daher nicht der Bi-
karbonatgeneration in der Niere, sondern kann als Maß der in der
Leber stattgefundenen Bikarbonateinsparung angesehen werden.

Pathobiochemische und klinische Konsequenzen aus dem modernen Konzept der systemischen pH-Regulation

Nach dem modernen Konzept interagieren Leber und Niere auf hervorragende Weise bei der Erhaltung der Bikarbonat- und der Ammoniumhomeostase. Funktionsstörung eines dieser Organe müssen
daher zu Störungen des Säure-Basen-Gleichgewichts führen. Im Folgenden seien einige neue pathobiochemische und klinisch relevante
Implikationen des modernen Konzepts des Säure-Basen-Regulation
und der Bedeutung der Leber angesprochen. Dabei darf aber nicht
übersehen werden, daß die Entstehung von Störungen des Säure-
Basen-Haushalts in der Regel multifaktoriell ist, sodaß auch andere
Mechanismen, wie Erbrechen, Diarrhöen, Medikation, Hypoxie, beitragen.

Chronische Niereninsuffizienz

Normalerweise übersteigt die beim täglichen Proteinabbau (100 g) anfallende NH_4^- Menge (i. e. 1000 mmol) die anfallende HCO_3^--Menge
(960 mmol) um ca. 40 mmol, da ein Teil des gebildeten HCO_3^- (nämlich 40 mmol) bereits durch die beim Abbau schwefelhaltiger Aminosäuren entstehende H_2SO_4 neutralisiert wird. Der Rest an HCO_3^-
(960 mmol) wird durch Harnstoffsynthese beseitigt, so daß noch

40 mmol NH_4^+ verbleiben, die im Urin ausgeschieden werden. Die Ausscheidung dieser, wenn auch kleinen NH_4^+-Menge ist bei chronischer Niereninsuffizienz gestört und Ammonium bleibt im Körper zurück. Dies führt zu einer NH_4^+-getriebenen Steigerung der Harnstoffsynthese und damit zu einem inadäquaten Bikarbonatverbrauch durch die Leber: eine metabolische Azidose entsteht. Dadurch wird die Ausbildung einer Hyperammoniämie verhindert; allerdings für den Preis einer Hypobikarbonatämie. Die Situation ähnelt der bei der Induktion einer metabolischen Azidose durch NH_4Cl-Injektion im Tierexperiment: NH_4Cl führt zu einer Steigerung der Harnstoffsynthese und damit des Bikarbonatverbrauchs der Leber, so daß eine metabolische Azidose entsteht.

Metabolische Alkalose bei Lebererkrankungen

Die metabolische Alkalose ist eine der häufigsten Störungen des Säure-Basen-Haushalts bei Leberzirrhose: etwa 13—42% aller Zirrhosepatienten haben eine rein metabolische Alkalose, eine gemischt metabolisch-respiratorische Alkalose findet sich bei weiteren 8—20% [7, 8]. Diese Alkalose wurde bislang durch Hyperaldosteronismus, Kaliummangel, Diuretikatherapie oder rezidivierendes Erbrechen erklärt. Zweifelsfrei tragen diese Faktoren zur Entstehung einer metabolischen Alkalose bei; sie vermögen aber ihre Pathogense nicht befriedigend zu erklären, da eine metabolische Alkalose bei Leberzirrhose auch dann beobachtet wird, wenn diese Begleitumstände fehlen. Nach dem modernen Konzept der Säure-Basen-Regulation erklärt sich die metabolische Alkalose bei Leberzirrhose als Folge einer gestörten Bikarbonatelimination durch die erkrankte Leber mit ihrer um 80% reduzierten Harnstoffsynthesekapazität [9]. Dies wurde in kürzlich durchgeführten klinischen Studien belegt ([9]; Steeb und Häussinger, unveröffentlicht), bei der gesunde Kontrollen und Patienten mit unterschiedlich schwerer, aber metabolisch kompensierter Lebererkrankung untersucht wurden. Es besteht eine inverse Beziehung zwischen der in vitro in Leberbiopsieproben gemessenen Harnstoffsynthesekapazität und den in vivo bestimmten Plasmabikarbonatspiegeln. Aufgrund der eingeschränkten Harnstoffsynthesekapazität der zirrhotischen Leber übernimmt bei Leberzirrhose die Niere zunehmend die Aufgabe der definitiven Ammoniumelimination. Dies zeigt sich an der mit dem Grad der Harnstoffsyntheseinsuffizienz steigenden fraktionellen Ammoniumausscheidung in den Urin. Bemerkenswerterweise steigt bei diesen Patienten die Ammoniumausscheidung mit dem Serumbikarbonatspiegel. Diese Beobachtung ist nicht erklärt durch Diuretika, Hypokaliämie oder Hyperaldosteronismus und damit nicht vereinbar mit dem klassischen Konzept der Säure-Basen-Regulation durch die Niere, die eine steigende Ammoniumausscheidung in den Urin mit dem Grad einer Azidose, nicht aber einer Alkalose voraussagt.

Diuretikainduzierte Hyperammoniämie

Diuretika und metabolische Alkalose werden als auslösende Faktoren einer Hyperammoniämie und einer hepatischen Enzephalopathie bei Zirrhosepatienten angesehen. Viele heute gebräuchliche Diuretika beeinflussen an der Niere die Karboanhydrase nicht, sind aber potente Hemmstoffe der hepatischen Karbonanhydrase V und damit der Harnstoffsynthese, so daß die diuretikainduzierte Hyperammoniämie eine einfache Erklärung findet.

Nach dem modernen Konzept der Säure-Basen-Regulation ist eine metabolische Alkalose weniger als auslösender Faktor einer Hyperammoniämie oder hepatogenen Enzephalopathie, sondern als ein Begleitphänomen einer kausal bedeutsameren Störung der Ammoniumentiftung im Rahmen der Harnstoffsynthese anzusehen.

Literatur

1. Häussinger D (ed) (1988) pH Homeostasis. Academic Press, London San Diego
2. Atkinson DE, Camien NM (1982) Curr Top Cell Reg 21: 261—302
3. Gerok W, Häussinger D (1987) Internist 27: 429—436
4. Häussinger D (1987) Intensivmed 24: 343—348
5. Häussinger D, Gerok W, Sies H (1984) Trends Biochem Sci 9: 300—302
6. Häussinger D, Sies H (1984) Glutamine Metabolism in Mammalian Tissues. Springer, Heidelberg
7. Dölle W (1965) Der Säurebasenstoffwechsel bei Leberzirrhose. Hüthig Verlag, Heidelberg
8. Oster JR (1983) In: Epstein M (ed) Acid-base homeostasis and liver disease. Elsevier, New York, pp 147—182
9. Kaiser S, Gerok W, Häussinger D (1988) Eur J Clin Invest 18: 535—542

Korrespondenz: Prof. Dr. D. Häussinger, Medizinische Klinik Freiburg, Hugstetter Straße 55, D-7800 Freiburg, Bundesrepublik Deutschland

Streßulkus: Inzidenz — Pathogenese — Prophylaxe

A. N. Laggner

I. Medizinische Universitätsklinik, Wien, Österreich

Inzidenz des Streßulkus

Streßbedingte Läsionen im Magen und Duodenum sind gefürchtet, weil sie zu lebensbedrohlichen Blutungen — sog. Streßblutungen — führen können. Je nachdem, ob die Läsionen mehr oberflächlich oder tiefer (über Muscularis mucosa) gelegen sind, werden sie als Erosionen oder Ulzera bezeichnet. Nahezu alle Schwerkranken — insbesondere aber Patienten mit Polytrauma und Verbrennungen, während maschineller Beatmung, nach Schock und Reanimation, mit Gerinnungsstörungen und eingeschränkter Nierenfunktion — sind gefährdet, im Verlauf der Intensivbehandlung eine Streßläsion zu erleiden. Die Inzidenz der Streßläsionen liegt je nach Grunderkrankung zwischen 30 und 100%. Aus diesen Läsionen kommt es in rund 15% zu einer makroskopisch sichtbaren (blutiger Magensaft) Streßblutung. Die Mortalität der Streßblutugen beträgt — trotz modernster Intensivtherapie — rund 10%.

Pathogenese des Streßulkus

Der Mukus des Magens, die Bikarbonatsekretion der Becherzellen und die Regulation der Schleimhautdurchblutung verhindern normalerweise die Schädigung der Schleimhaut durch Salzsäure, Pepsin und Gallensäuren. In Streßsituationen kann ein vermehrter gastroduodenaler Reflux beobachtet werden. Dabei gelangt auch Lysolezithin in den Magen. Lysolezithin setzt die Widerstandsfähigkeit des Mukus gegen Salzsäure und Pepsin herab, was zu einer vermehrten Rückdiffusion von H^+-Ionen in die Mukosa führt. Zusätzlich sind bei den oben angeführten Krankheitsbildern oft Bikarbonatsekretion und Schleimhautdurchblutung beeinträchtigt, wodurch der Schleimhaut-läsion weiter Vorschub geleistet wird. Das Versagen dieser sog. defensiven Mechanismen ist nach heutigem Wissensstand für das Auftreten von Streßläsionen primär verantwortlich. Erst danach kommt es durch die aggressiven Mechanismen (Salzsäure, Pepsin, Gallensäuren) zur besagten Schleimhautläsion [1].

Methoden der Streßulkusprophylaxe

(Tabelle 1, [2])

H_2-Blocker (Cimetidin, Ranitidin, Famotidin)

Die H_2-Blocker bewirken eine Blockade der Histaminrezeptoren an der Magenschleimhaut und hemmen damit die Salzsäureproduktion, wodurch es zu einem Anstieg des Magensaft-pH kommt (Abb. 1).

Möglicherweise führen sie auch zu einer Verbesserung der Schleimhautdurchblutung des Gastrointestinaltrakts. Historisch gesehen war Cimetidin der erste H_2-Blocker, gefolgt von Ranitidin und Famotidin. Nach den Äquivalenzdosen entsprechen 800 mg Cimetidin 200 mg Ranitidin und 40 mg Famotidin, d. h. daß die neueren H_2-Blocker eine geringere Massenbelastung für den Organismus darstellen und somit seltener Nierenfunktionsstörungen nach sich ziehen.

Für die Anwendung von Cimetidin zur Streßulkusprophylaxe sind

Tabelle 1. Routinemäßig eingesetzte Medikamente zur Streßulkusprophylaxe

Freiname	Handelsname	Dosierung	pH-Messung
Cimetidin	Tagamet	6×200—6×400 mg	ja
	Cimetag	6×200—6×400 mg	ja
Ranitidin	Zantac	6×50—6×100 mg	ja
	Ulsal	6×50—6×100 mg	ja
Al_2O_3, MgOH	Maalox	2 stdl. 1—2 P.	ja
$AlPO_4$	Phosphalugel	2 stdl. 1—2 P.	ja
Al_2O_3, $CaCO_3$	Solugastril	2 stdl. 1—2 P.	ja
AlOH, MgOH, Oxetacain	Tepilta	2 stdl. 1—2 EL	ja
Pirenzepin	Gastrozepin	3×10—3×30 mg	nein
Sucralfat	Ulcogant	6×1 g	nein

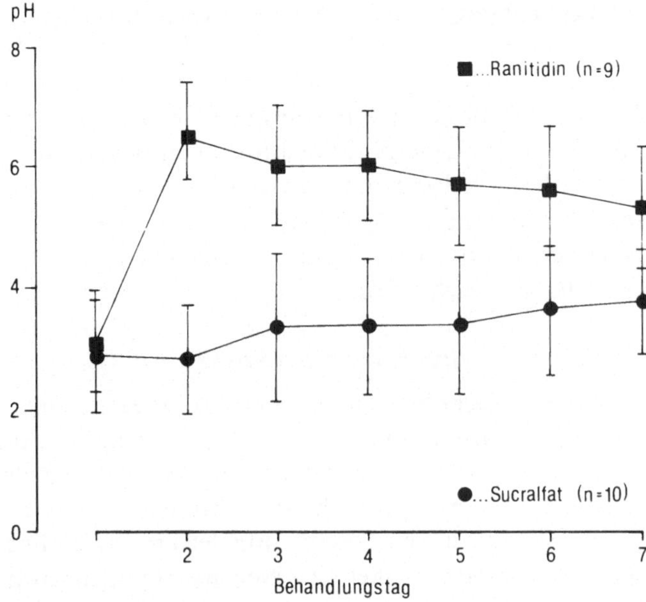

Abb. 1. Magensaft-pH während einer einwöchigen Streßulkusprophylaxe mit Ranitidin bzw. Sucralfat (nach [5])

Tabelle 2. Cimetidin: Relevante Nebenwirkungen

Agitiertheit und Halluzinationen
Leberfunktionsstörung (Transaminasenanstieg, Ikterus)
Nierenfunktionsstörung (Kreatininanstieg, interstitielle Nephrititis)
Blutbildungsstörungen (Leuko-, Thrombopenie, aplastische Anämie)
Stimulierung des Immunsystems (Transplantatabstoßung)
Arzneimittelinteraktionen (Bindung an Zytochrom P-450 behindert den Abbau von
    Karbamazepin, Clomethiazol, Chlordiazepoxid, Morphin, Phenytoin, Propanolol,
    Theophyllin, Triazolam, Chinidin, Imipramin, Labetalol, Pentacozin und Lidocain.
    Lidocain wird durch Cimetidin aus der Plasmaproteinbindung verdrängt. Das An-
    steigen der Prokainamidkonzentration unter Cimtidin wird auf die Konkurrenz der
    beiden Substanzen bei der renalen tubulären Sekretion zurückgeführt)
Blutdruckabfall bei Bolus-Injektion (bei Intensivpatienten besonders zu beachten)
Wachstum von Mikroorganismen im Magensaft bei pH > 4
— Aspiration des kontamierten Magensaftes — Pneumonie

folgende Nebenwirkungen zu beachten (Tabelle 2). Ranitidin hat gegenüber Cimetidin den Vorteil, daß es eine geringere renale Belastung darstellt, daß die Bindung an Zytochrom P-450 schwächer und der Blutdruckabfall nach Bolusinjektion geringer ist. Nach Ranitidin wurden aber beträchtliche Leberfunktionsstörungen beobachtet. Bei Famotidin ist die Massenbelastung noch viel geringer und es wurde auch keine besondere Bindung an Zytochrom P-450 nachgewiesen. Selbstverständlich ist es aber heute noch zu früh, um Nebenwirkungen dieses Präparates völlig auszuschließen.

Anticholinergika (Pirenzepin)

Pirenzepin ist ein Anticholinergikum, welches im Sinne einer Vagusblockade die Salzsäureproduktion im Magen hemmt. Allerdings kommt es dabei nur zu einem geringen Anstieg des Magensaft-pH. Zusätztlich dürfte Pirenzepin auch die Durchblutung der Magenschleimhaut verbessern und eine Steigerung der Prostaglandinsynthese und Bicarbonatsekretion bewirken. Als Nebenwirkungen wurden nach Pirenzepin Sinustachykardien sowie zentral nervöse Erscheinungen (Verwirrtheit und Agitation) beobachtet.

Antazida

Antazida (AlOH, MgOH, $CaCO_3$) kommen in einer Reihe von Präparaten vor, die durch ihre Pufferkapazität zu einer Neutralisierung des Magensaftes führen. Voraussetzung hierfür ist eine möglichst kontinuierliche Zufuhr der Antazida unter laufender Kontrolle des Magensaft-pH. Außerdem stimulieren Antazida die Prostaglandinsynthese

Tabelle 3. Antazida: Probleme und Nebenwirkungen

Kurze Wirksamkeit (Dauerverabreichung oder max. 2stdl. Therapie)
Durchfälle durch hohe Osmolalitätsbelastung (— 1200 mmol/Tag)
hoher Personalaufwand (Verabreichung und laufende pH-Kontrolle)
Azid-Rebound (überschießender Säureanstieg) durch Hypergastrinämie bei zu langen
    Dosierungsintervallen
Mikrotraumen der Mukosa durch AlOH-Kristalle
Hypophosphatämie und Hypomagnesämie (führen zu Adynamie und Muskelschwä-
    che)
Wachstum von Mikroorganismen in Magensaft bei pH > 4
Aspiration des kontaminierten Magensaftes — Pneumonie

der Magenschleimhaut und verbessern damit die Durchblutung. Die
möglichen Nebenwirkungen und Probleme bei der Anwendung der
Antazida in der Streßulkusprophylaxe sind in der Tabelle 3 angeführt.

Sucralfat

Sucralfat ist ein Aluminiumsalz der Saccharose, welches acht Sulfat-
gruppen aufweist. Bei einem Magensaft-pH < 3 kommt es zu einer
Dissoziation der AlOH-Ionen, wobei das Saccharose-Oktasulfat zu
einer viskösen Masse polymerisiert. Diese Masse bedeckt Magen- und
Duodenalmukosa, indem sich das negativ geladene Sucralfat an positiv
geladene denaturierte Proteine bindet. Durch diese Bindung wird die
Einwirkung von Salzsäure, Pepsin und Gallensäure auf die Schleimhaut
verhindert. Außerdem steigert Sucralfat die Prostaglandinfreisetzung
und führt damit zu einer Verbesserung der Schleimhautdurchblutung.
Sucralfat steigert auch die Bikarbonatsekretion im Magen, ohne daß
es dadurch zu einer Veränderung des Magensaft-pH kommt (Abb. 1).
Sucralfat wird praktisch nicht resorbiert. Sucralfat beeinflußt den pH
des Magensaftes nicht und wirkt direkt bakterizid. Das Wachstum von
Mikroorganismen im Magensaft wird somit durch die Beibehaltung
der Azidität und durch den direkten bakteriziden Effekt verhindert
(Tabelle 4). Als Nebenwirkung wurde nach Sucralfat in 2% eine Ob-

Tabelle 4. Keimspektrum im Magensaft am Ende einer siebentägigen Streßulkusprophylaxe mit Ranitidin bzw. Sucralfat nach [5])

	Ranitidin (n = 10)	Sucralfat (n = 9)
Enterokokken	2	0
Streptococcus faecalis	2	0
Klebsiella oxytoca	2	1
Enterobacter cloacae	2	0
Serratia marcescens	3	1
Pseudomonas aeruginosa	2	0
Acinetobacter	0	1
Candida albicans	5	1
Gesamtzahl	18	4[a]

[a] Signifikanter Unterschied zwischen Rantidin und Sucralfat (p $<$ 0.01) ·

stipation beobachtet. Patienten, die Sucralfat peroral einnehmen, klagen gelegentlich über seinen Geschmack. Bei Verabreichung über die Magensonde ist dies nicht der Fall.

Enterale Ernährung

Enterale Ernährung, kontinuierlich über eine Magensonde verabreicht, kann eine effektive Streßulkusprophylaxe darstellen. Die enterale Ernährung puffert die Salzsäure im Magensaft ab und wirkt im Sinne einer Zytoprotektion (Steigerung der Durchblutung der Mukosa, Steigerung der Bikarbonat- und Mukussekretion). Als Nachteile und Nebenwirkungen der enteralen Ernährung müssen Erbrechen und Aspiration (bei intestinalen Motilitätsstörungen) sowie Kontamination und Wachstum von Mikroorganismen im Magensaft erwartet werden.

Prostaglandin-E-Analoga

Prostaglandin-E-Analoga üben auf die Magenschleimhaut eine zytoprotektive Wirkung aus. Darunter versteht man die Steigerung der Bikarbonat- und Mukussekretion und die Verbesserung der Schleimhautdurchblutung. Nach der Verabreichung von Misoprostol wurden Durchfälle und Bauchkrämpfe beobachtet.

Effektivität und Pneumonierate

Die Effektivität der Streßulkusprophylaxe wird daran gemessen, ob es gelingt, die makroskopisch sichtbare Blutung zu verhindern. *H_2-Blocker* und *Antazida* sind in der Streßulkusprophylaxe effektiv [3]. Bei der Anwendung von H_2-Blockern und Antazida muß der pH des Magensaftes laufend überwacht werden, damit ein Absinken des pH unter 4 rasch durch eine Dosissteigerung behoben werden kann. Der unter Streßulkusprophylaxe mit *H_2-Blockern* und *Antazida* nahezu anazide Magensaft stellt ein ideales Milieu für das Wachstum von Keimen, insbesondere von gramnegativen Enterobakterien dar (Tabelle 4, [4, 5]). Diese können durch Regurgitation in den Oropharynx und von dort durch stille Aspiration in das Tracheobronchialsystem gelangen und eine Pneumonie verursachen. Außerdem ist der kontaminierte Magensaft als endogene Sepsisquelle anzusehen, aus der Keime und Toxine in die Zirkulation gelangen können.

Pirenzepin hat sich in der Streßulkusprophylaxe bei Patienten mit

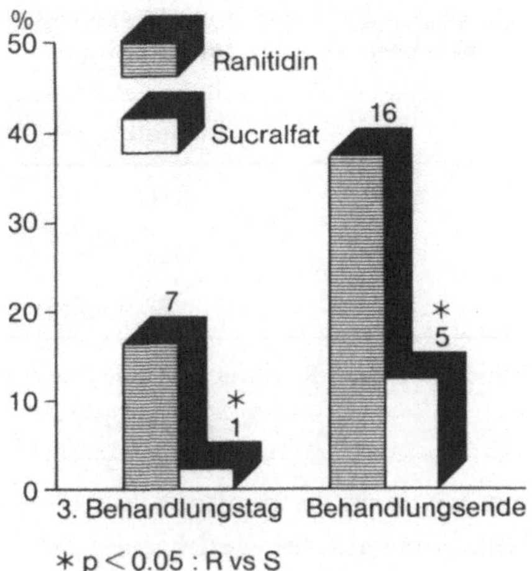

Abb. 2. Ineffektive Streßulkusprophylaxe: Vergleich von Ranitidin und Sucralfat am dritten Behandlungstag und am Behandlungsende (nach [8])

Polytrauma und ZNS-Schäden bewährt. Unter Pirenzepin bleibt der intragastrale Magensaft-pH unbeeinflußt, wodurch seine bakterielle Kolonisation verhindert wird. Es ist somit nicht verwunderlich, daß unter *Pirenzepin* die Pneumonierate niedriger war als unter *Ranitidin* [6]. *Pirenzepin* weist allerdings gelegentlich kardiovaskuläre Nebenwirkungen auf, die bei Intensivpatienten unerwünscht sind [7].

Unter *Sucralfat* bleibt der pH des Magensaftes ebenfalls unbeeinflußt, und da es selbst auch bakterizid ist, wird ein Keimwachstum im Magensaft zweifach verhindert (Tabelle 4, [5]). Die Wirksamkeit von *Sucralfat* in der Streßulkusprophylaxe ist heute gesichert. In einer eigenen Studie [8] war Sucralfat sogar Ranitidin überlegen (Abb. 2). Außerdem waren unter Sucralfat weniger bakteriologische Befunde aus Bronchialsekret und Blutkulturen positiv (Tabelle 5, [8]). Eine Reduktion der Pneumonierate während Streßulkusporphylaxe konnte ebenfalls unter Sucralfat beobachtet werden [7, 9].

Die Effektivität von *enteraler Ernährung* und *Prostaglandin-E-Analoga* wird zwar von verschiedenen Studienergebnissen bestätigt, die Überlegenheit dieser gegenüber den etablierten Therapieformen ist aber noch nicht bewiesen.

Wenngleich die Wirksamkeit der Streßulkusprophylaxe hinsichtlich einer Besserung der Mortalität von Intensivpatienten bis heute

                    A. N. Laggner

Tabelle 5. Bakteriologisch positive Befunde unter einer Streßulkusprophylaxe mit Ranitidin bzw. Sucralfat (nach [8])

	Ranitidin (n = 43)	Sucralfat (n = 41)
Blutkulturen gesamt	120	113
davon positiv	7 (5,8%)	1 (0,8%)[a]
Bronchialsekrete gesamt	74	59
davon positiv	32 (43,2%)	11 (18,6%)[a]

[a] Signifikanter Unterschied zwischen Rantidin und Sucralfat (p < 0.05)

noch nicht gesichert ist, wird sie dennoch auf allen Intensivstationen durchgeführt. Bei der Auswahl des Medikamentes ist es gerade deshalb wichtig, eine optimale Wirksamkeit bei möglichst geringen Nebenwirkungen zu erzielen. Nach dem heutigen Wissensstand ist *Sucralfat* als Mittel der ersten Wahl in der Streßulkusprophylaxe anzusehen, da es bei ausgezeichneter Wirksamkeit keine bis dato bekannten Nebenwirkungen aufweist. Muß man wegen vorausgegangener Operation oder Nichtakzeptanz der Magensonde eine intravenöse Streßulkusprophylaxe durchführen, so ist aus den oben genannten Gründen *Pirenzepin* den *H₂-Blockern* und *Antazida* vorzuziehen.

Literatur

1. Gangl A (1987) Pathogenese, Inzidenz und Folgen des Streß-Ulcus. Wien Klin Wschr 99 [Suppl 172]: 4—6
2. Laggner AN, Lenz K (1986) Streßulkusprophylaxe bei Intensivpatienten. Wien Med Wschr 136: 596—599
3. Shuman RB, Schuster DP, Zuckerman GR (1987) Prophylactic therapy for stress ulcer bleeding: a reappraisal. Ann Int Med 106: 562—567
4. Daschner F, Reuschenbach K, Pfisterer J et al. (1987) Der Einfluß von Streßulcusprophylaxe auf die Häufigkeit einer Beatmungspneumonie. Anaesthesist 36: 9—18
5. Laggner AN, Lenz K, Stanek G et al. (1987) Keimbesiedlung des Magensaftes von Intensivpatienten unter Streßulcusprophylaxe: Sucralfat versus Ranitidin. In: Tryba M (ed) Rationale Streßblutungsprophylaxe. Thieme, Stuttgart New York, pp 189—193
6. Tryba M (1988) Prevention of stress bleeding with ranitidine or pirenzepine and the risk of pneumonia. J Clin Anaesthesia 1: 12—20
7. Tryba M (1989) Side effects of stress bleeding prophylaxis. Am J Med 86 [Suppl 6 A]: 85—93

8. Laggner AN, Lenz K, Graninger W et al. (1988) Streßblutungsprophylaxe auf einer internen Intensivstation: Sucralfat versus Ranitidin. Anaesthesist 37: 704—710
9. Driks MR, Craven DE, Celli BR et al. (1987) Nosocomial pneumonia in intubated patients given sucralfate as compared with antacids or histamine type 2 blockers. New Engl J Med 317: 1376—1382

Korrespondenz: Univ.-Doz. Dr. A. N. Laggner, I. Medizinische Universitätsklinik, Lazarettgasse 14, A-1090 Wien, Österreich.

Reflux beim Intensivpatienten

J. M. Hackl

Klinik für Anästhesie und Allgemeine Intensivmedizin, Universität Innsbruck,
Österreich

Einleitung

Nachlas stellte 1972 fest [10]: „For many patients, the discomfort associated with the presence of a nasogastric tube remains as the only unpleasant memory of their surgical hospitalization." Der postoperative Reflux wird zumeist als Ausdruck eines unvermeidlichen „postoperativen paralytischen Ileus" hingenommen. Untersuchungen über die Ursachen dieser gestörten Motilität sind zumeist schon älteren Datums und erst der zunehmende Einsatz der Sondenernährung hat dieses Problem wieder vordergründig werden lassen, wenn auch der sondennahrungsbedingte Reflux noch immer ein größeres Interesse nach sich zieht [3, 4, 7—11].

Interessant wurde der Reflux auch dadurch, daß man in den letzten Jahren in verschiedenen Studien nachweisen konnte, daß der Reflux von Mageninhalt nach Streßulkusprophylaxe mit H_2-Antihistaminika gehäuft zu schweren Pneumonien führt [7].

Die enterale Nahrungszufuhr besitzt aber andererseits einen schleimhautprotektiven Effekt, der die Barriere zwischen Darminneren und dem endogenen Abwehrsystem aufrechterhält [1, 2]. Bei ausschließlicher parenteraler Ernährung kommt es schon nach wenigen Tagen zu einem Zusammenbrechen der Bakterienschranke der Darmmukosa und Keime der Darmflora können so in die Blutbahn gelangen. Dieser Weg der endogenen Infektion wird heute vielfach als Hauptursache der Sepsis bei Intensivpatienten angesehen. Untersuchungen der letzten Zeit haben auch gezeigt, daß eine adäquate Ernährung die Reifung der Lymphozyten beschleunigt [2].

Zudem werden durch die enterale Ernährung gastrointestinale Hormone und Enzyme freigesetzt, die auf den Stoffwechsel und das gesamte Milieu interieur rückwirken, dadurch sind Stoffwechselentgleisungen seltener zu beobachten [2, 3].

Klinische Ergebnisse

Eine enterale Ernährung mit industriell gefertigten Diäten kann gerade beim Intensivpatienten zu Komplikationen (Tabelle 1) führen und die enterale Ernährung ineffektiv machen. In der Literatur wird die Komplikationsrate bei der Ernährung insgesamt bis zu 50% angesehen, so daß die Sondenernährung dadurch vielfach in Mißkredit gerät [7, 12].

In der Literatur wird die Häufigkeit eines Refluxes bei Sondennahrung mit Werten zwischen 10 und 40% angegeben [3, 4, 7]. Um diese Zahlen genau zu interpretieren haben wir die Ergebnisse zweier Studien aus unserer Klinik herangezogen [1, 6].

In eine erste retrospektive Studie gingen 104 Patienten, die länger als zehn Tage einer intensivmedizinischen Betreuung unterzogen wurden, ein [6]. Alle Patienten wurden in der Anfangsphase beatmet und bedurften dazu einer Sedation bzw. Relaxation. Die Patienten wurden aufgrund ihrer Primärerkrankung in drei Gruppen unterteilt, wobei

Tabelle 1. Verschiedene Komplikationen der Sondenernährung

Gastrointestinale Symptome
Reflux und „stille" Aspiration
Diarrhöen (bis zu 20%)
Völlegefühl und Distensionen
Obstipation

Metabolische Symptome
Hypertone Dehydration („Tube-feeding"-Syndrom)
Diabetische Stoffwechselstörungen
Kardinale Dekompensation
Mangel an essentiellen Fettsäuren und Spurenelementen

Mechanische Komplikationen
Sondenverstopfung durch Diät
Fehllage im Tracheobronchialsystem
Schleimhautläsionen (Pharynx, Ösophagus, Magen)
Fremdkörpergefühl
Otitis media

als Unterteilungskriterium die verschiedenartige Ausgangslage herangezogen wurde. Die Gruppe I beinhaltet polytraumatisierte Patienten mit Rippenserienfrakturen, Lungenkontusionen, Becken- und Extremitätenfrakturen, jedoch ohne Mitbeiligung des Schädels und des Abdomens, der mittlere Injury Severity Score (ISS) betrug 28 ± 5. In der Gruppe II befanden sich Patienten mit einem Schädel-Hirn-Trauma. Die Patienten befanden sich klinisch-neurologisch in einem MHS II—IV nach Gerstenbrand und zeigten weniger als acht Punkte nach dem Glasgow Coma Score (GCS). Sekundär erreichten die Patienten zu einem überwiegenden Teil ein apallisches Durchgangsstadium oder das Vollbild eines apallischen Syndroms nach Avenarius und Gerstenbrand. In der Gruppe III befanden sich Patienten mit einem Polytrauma mit einem ISS von 32 ± 6, bei denen es zusätztlich zu abdominellen Verletzungen (Leberruptur, Milzruptur, Darmverletzungen) gekommen war und die laparatomiert werden mußten.

Bei allen Patienten wurde unmittelbar nach der Aufnahme an der Intensivstation eine weitlumige Magensonde gelegt, die primär zur

Tabelle 2. Refluxverhalten bei den einzelnen Patienten und Ausmaß des Refluxes in den drei Untersuchungsgruppen

	Gruppe I	Gruppe II	Gruppe III
Anzahl der Tage mit Reflux	278	212	123**
% der Patienten mit Reflux	29,4	23,2*	26,2
Davon 1. Woche	$47,1 \pm 10,4$	$43,5 \pm 6,8$	$42,6 \pm 9,5$
2. Woche	$32,9 \pm 8,2$	$27,6 \pm 10,2$	$32,7 \pm 15$
3. Woche	$31,9 \pm 7,4$	$14,6 \pm 10,1$	$12,7 \pm 12,5$
4. Woche	$10,9 \pm 7,6$	$10,6 \pm 12,6$	$22\text{-},3 \pm 18,2$**
Durchschnittl. Refluxmenge/Tag			
bei Patienten mit Reflux	$311,1 \pm 141,3$	$184,8 \pm 130,2$**	$355,4 \pm 353$
Davon 1. Woche	$284 \pm 67,1$	$269,6 \pm 89,8$	$285,6 \pm 98,7$
2. Woche	$414,4 \pm 89,7$	294 ± 64*	$594,9 \pm 312,9$
3. Woche	$320,1 \pm 101,3$	$151,4 \pm 105 \pm 7$**	$257,1 \pm 431,5$
4. Woche	$244,4 \pm 200,7$	$66,7 \pm 100$**	$300 \pm 406,2$
Gesamtsondenverlust	92406 ml	57770 ml*	44800 ml*
Durchschnittl. Refluxmenge/ Behandlungstag	120,3	90,4**	125,1

* $p < 0,05$.
** $p < 0,01$.

Drainage des Mageninhaltes diente, sekundär aber für die enterale Ernährung herangezogen wurde. Der Ernährungsaufbau erfolgte bei allen Patienten primär parenteral aufbauend und wurde dann nach erfolgter Defäkation langsam auf gastrale Sondenernährung umgestellt. Der Sondenaufbau mit chemisch definierter Diät erfolgte in den Gruppen I und II relativ ident, in der Gruppe III mußte die ausschließliche parenterale Ernährung in einem höheren Ausmaß und bis zu einem längerem Zeitpunkt fortgeführt werden. Die Osmolarität der chemisch-definierten Diät betrug anfänglich durch entsprechende Verdünnung ca. 450 mosmol/l und wurde dann auf ca. 600 mosmol/l gesteigert. Die Umstellung auf eine nährstoffdefinierte Diät war in den Gruppen I und II vergleichbar, während eine Umstellung in der Gruppe III nur langsam durchgeführt werden konnte, und in Einzelfällen wurde die Sondenernährung bis zum Abschluß des Untersuchungszeitraumes mit einer CDD durchgeführt. Die Osmolarität der Sondenernährung lag bei den Patienten mit NDD unter 400 mosmol/l.

Ein Reflux trat während der einzelnen Behandlungswochen bei einer unterschiedlichen Anzahl von Patienten auf, wobei sich zwischen den einzelnen Behandlungsgruppen signifikante Unterschiede (Tabelle 2) ergaben.

Das Auftreten eines Refluxes und die Refluxmengen in den einzelnen Gruppen unterschieden sich in den ersten Tagen, d. h. vor Einsetzen der enteralen Nahrungszufuhr nicht voneinander, d. h. im Mittel kam es bei ca. 45% der Patienten zu einem Reflux. In den folgenden Untersuchungsperioden kam es zu einem steten Rückgang der Patienten mit Reflux, in der Gruppe III, bei den Patienten mit Abdominalverletzungen zeigte sich jedoch häufiger zu einem Reflux, obwohl die Sondenzufuhr langsamer und weniger bedarfsdeckend erfolgte. Die Menge des Refluxes nahm bei den Patienten der Gruppen I und II, die einen Reflux aufwiesen, zuerst noch zu, fiel dann aber stetig ab, die Patienten der Gruppe III zeigten im gesamten weiteren Verlauf relativ hohe Refluxmengen. Die Häufigkeit und die Höhe des Refluxes in der ersten Behandlungszeit mag darauf hinweisen, daß der Reflux nicht allein von der Sondennahrung abhängt.

In einer zweiten prospektiven Studie wurden je zehn polytraumatisierte Patienten mit einem ISS von 25 ± 5 über zehn Tage unter Sondennahrung untersucht [1]. Der Aufbau der Sondennahrung begann am 3. bis 4. posttraumatischen Tag mit einer nährstoffdefinierten

REFLUX ($\bar{X} \pm$ SEM) in ml / Tag

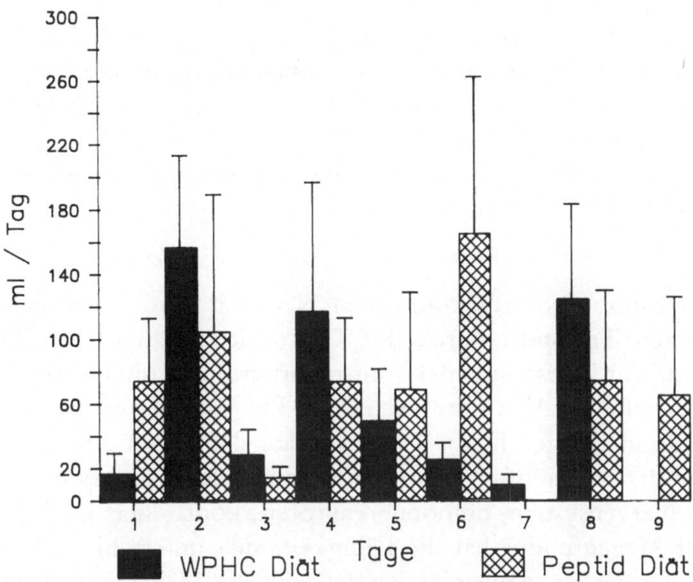

Abb. 1. Durchschnittliche Refluxmenge an den einzelnen Behandlungstagen bei beiden Untersuchungsgruppen der WHPC-Studie [1]

hochkalorischen Diät (WHPC-Diät, „Nutrodrip energy®" Fa. Wander) mit einer mittleren Osmolarität von 310 mosmol/l (Gruppe I) oder einer Peptiddiät (Elopeptid® Fa. Leopold) mit einer mittleren Osmolarität um 400 mosmol/l (Gruppe II), wobei die Sondenzufuhr täglich gesteigert wurde. Der Aufbau gelang in beiden Gruppen relativ gleichmäßig, wobei jedoch in der Gruppe 1 im Durchschnitt größere Energiemengen als in der (Gruppe II) gesamt und besonders enteral zugeführt wurden.

In der Gruppe I betrug die durchschnittliche Refluxmenge 62 ml/ Tag (Abb. 1), in der Gruppe II 70 ml/Tag, die Refluxmengen wurden auf das gesamte Kollektiv berechnet, wobei das Refluxverhalten bei den einzelnen Personen ein äußerst unterschiedliches Verhalten zeigte. Die Refluxmengen lagen im Mittel unter denen der ersten Untersuchung. Zu einem Reflux kam es in der Gruppe I bei 21% der Patienten und in der Gruppe II in 16% der Patienten, im Durchschnitt kam es auch hier zu einer geringeren Anzahl von Patienten mit Reflux.

Ursachen des Refluxes

Beide Untersuchungen zeigen, daß es bei den hier untersuchten Patienten in einem unterschiedlichen Ausmaß zu einem Reflux kommt, obwohl sich beide Untersuchungsgruppen relativ in ihrer Ausgangssituation glichen. In der zweiten Untersuchung fanden sich jedoch keine Patienten mit Abdominalverletzungen. Anhand der beiden Untersuchungen soll auf die Ursachen des Refluxverhaltens eingegangen werden [3, 9].

Neuromuskuläre Effekte der Entleerung

Die Digestion der aufgenommenen Nahrung wird wesentlich vom gerichteten Transport durch den Gastrointestinaltrakt, der Durchmischung der Ingesta und der kontrollierten Entleerung in den jeweils nachgeschalteten Abschnitt bestimmt. Die komplexen Bewegungsvorgänge im Magen-Darm-Trakt werden dabei von einem vielfach miteinander verknüpften Steuerungssystem (extrinsisches und intrinsisches Nervensystem, humorale Faktoren) kontrolliert [3, 12].

Der Magenfundus hat die Fähigkeit, sich unterschiedlichen Füllungsvolumina so anzupassen, so daß sich der Mageninnendruck nur wenig ändert [5, 9]. Diese rezeptive bzw. adaptierte Relaxation wird durch inhibitorische Vagusfasern vermittelt und bewirkt, daß sich der intragastrale Druck bei unterschiedlichen Füllungsvolumina nicht wesentlich ändert und es nicht zum Regurgitieren kommt. Durch ein Trauma, durch Eingriffe in den Gastrointestinaltrakt, retroperitoneale Hämatome kommt es zu einer direkten Störung der Motilität oder zu einem Überwiegen des Sympathikus und damit zur Aufhebung der Konstanz des Mageninnendruckes, der Mageninhalt wird vermehrt regurgitiert. Dies zeigt sich besonders in der Gruppe III der untersuchten Patienten (Tabelle 2). Zusätzlich haben Anästhetika und Sedativa (z. B. Thiobarbiturate) dosisabhängig einen direkten Einfluß auf den Tonus und die Motilität des Magens [7]. Aus der lokalen Störung, dem Überwiegen des Sympathikotonus und der Wirkung verschiedener Pharmaka resultiert das Bild der „postoperativen Darmatonie" [3, 4, 6, 9, 10, 12].

Im Gegensatz zu der vorwiegend tonischen Reaktionsweise des Magenfundus zeigt die untere Hälfte des Magens (Abb. 2) hauptsächlich phasische Bewegungsvorgänge [9]. Kontraktionen in aboraler Richtung mischen den Mageninhalt und bewegen ihn zum Pylorus. Auftreten und Frequenz der Antrumkontraktionen werden von lang-

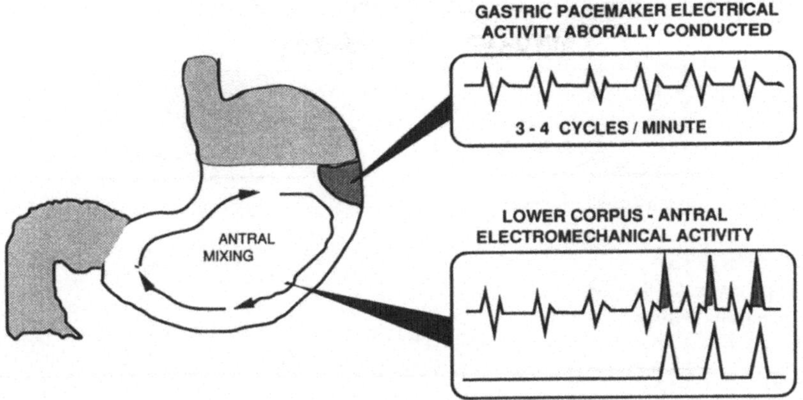

Abb. 2. Druckverhältnisse im Magen und entsprechende elektromyographische Befunde

samen myoelektrischen Wellen bestimmt, die aus der unteren Fundusregion stammen und als Schrittmacherpotentiale bezeichnet werden [9]. Auf diese langsamen Wellen können Aktionspotentiale oder Spikes aufgesetzt sein, die dann zu besonders kräftigen Antrumbewegungen führen. Bewegt sich die Antrumkontraktion gegen einen verschlossenen Pylorus, so wird der Mageninhalt in retrograder Richtung gepreßt. Die Koordination der einzelnen Bewegungsabläufe ist beim Intensivpatienten vielfach durch eine Dysfunktion des sympathiko-vagalen Systems gestört, es kommt zur retropulsiven Bewegung [9, 10, 12]. Humorale Faktoren sind für die Magenmortilität von untergeordneter Bedeutung. In physiologischer Konzentration hat Cholezystokinin einen relaxierenden Effekt auf den Magenfundus, Gastrin einen stimulierenden Effekt auf die Kontraktionsfähigkeit im Magenantrum [12].

Einfluß der Nahrungszusammensetzung

Die Entleerung von Nahrung verschiedener Konsistenz ist primär eine Funktion des Druckgradienten [10]. Durch die Fähigkeit der adaptativen Relaxation des proximalen Magens kann bei zunächst gleichbleibendem intragastrischen Druck ein größeres Flüssigkeitsvolumen aufgenommen werden. Mit ansteigendem Druck kommt es dann exponentiell zur Entleerung in das Duodenum. Bei Intensivpatienten zeigt sich, daß bei der Bolusapplikation die Refluxmengen zumeist größer sind [9], eine eindeutige Abhängigkeit konnte bei unseren Patienten nicht festgestellt werden.

J. M. Hackl

Tabelle 3. Faktoren der Nahrungszusammensetzung, die die Magenentleerung beeinflussen

Rezeptor	Duodenum		Jejunum
	oral	aboral	
Osmorezeptoren ($> 80\,$mosmol)	—	—	+
Säure			
Fette (C_{10}—C_{14})	+	—	+
Tryptophan ($\leqslant 40\,$mM)	—	—	+
Mechanorezeptoren	+	+	+
	+	?	+

Zahlreiche weitere Faktoren, die durch die Nahrung bedingt sind, bestimmen die Entleerungsgeschwindigkeit (Tabelle 3), wie Azidität, Osmolarität, Energiekonzentration sowie Gehalt an langkettigen Fettsäuren und Tryptophan [4, 9].

Rezeptoren im Duodenum und Jejunum (Abb. 3) sind dafür verantwortlich [5], daß bei hyperkalorischem Mageninhalt die Magenentleerung gehemmt wird. Bei den eigenen Untersuchungen konnte nicht bestätigt werden, daß eine höhere Energiedichte der Sondennahrung zu einem vermehrten Reflux führt. In der Gruppe mit der WHPC-Sonde konnte sogar ein verminderter Reflux festgestellt wer-

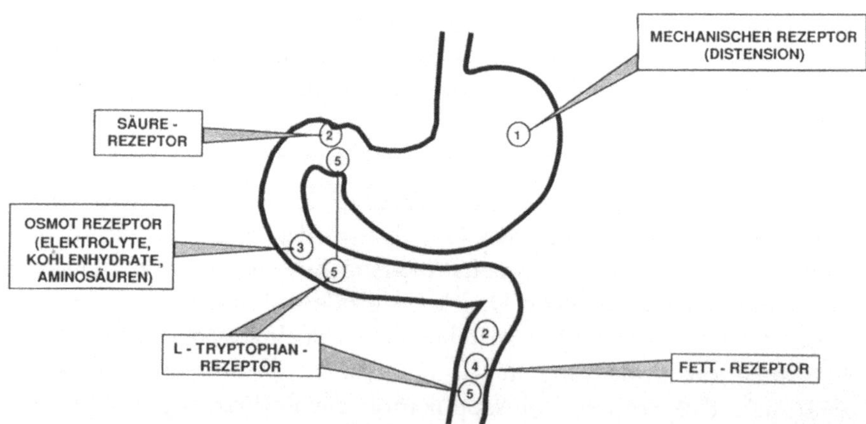

Abb. 3. Wirkorte der Faktoren, die die Magenentleerung modulieren [9]

den, obwohl eine Energiedichte von 1,62 kcal/ml gegenüber 0,9 bei der CDD vorlag [1].

Auch bei der Osmolarität wird die Entleerung des Magens ebenfalls durch spezfische Rezeptoren im Duodenum und Jejunum beeinflußt [1, 5, 8]. Während die CDD, die bei unserer Ernährung verwendet wurde, eine Osmolarität von ca 600 mosmol/l zeigte, hatte die hochkalorische Ernährung eine solche von ca. 310, trotzdem konnte kein signifikanter Unterschied zwischen beiden Präparaten gefunden werden [1, 6]. Eine CDD wird gerade bei kritischen Patienten besser toleriert und die bisherigen Untersuchungen darüber sind nicht aussagekräftig. Es stellt sich die Frage, ob nicht der Gehalt an Natrium, der zum Teil mit Werten um 80 mmol/l (Elopeptid®) sehr hoch liegt, einen erhöhten Reflux bedingt. Die Untersuchungen mit dem hochkalorischen Präparat haben deutlich gezeigt, daß die Natriumkonzentration (Nutrodrip energy®, 26 mmol/l) sehr wohl einen Einfluß auf die gesamte Flüssigkeitshomoiostase besitzt [1].

Ebenso reagieren im Dünndarm (Abb. 3) Rezeptoren auf einen hyperaziden Mageninhalt [5], einen erhöhten Gehalt an langkettigen Fettsäuren sowie an Tryptophan [9] und führen zu einer Verzögerung der Magenentleerung. Die CDD besitzt einen niedrigen pH-Wert (pH 4,5), jedoch dürfte dieser kaum Einfluß auf die Motilität besitzen. Fette sind in der CDD kaum vorhanden, bei den NDD besteht die Fettzufuhr zu einem großten Teil aus mittelkettigen Triglyzeriden. Nicht geklärt ist unseres Erachtens der Einfluß der Proteinzufuhr. Bekanntlich werden Milchproteine schwerer verdaut und die meisten Sondennahrungen beziehen ihren Proteinanteil aus Laktoproteinen.

Der Einfluß von Laktose wird vielfach für die Auslösung von Komplikationen angesehen, jedoch ist bei den neueren Präparaten ein Laktoseanteil von untergeordneter Bedeutung.

Sonstige Beeinflussung

Daneben beeinflussen zahlreiche Erkrankungen die Magenentleerung; im allgemeinen wird sie verzögert. Als Beispiele seien angeführt: die diabetische Gastroparese, die Vagotomie und die Dysrhythmie des Magens.

Der Einfluß von Operations- bzw. Traumastreß und der Medikation mit verschiedenen zentral und peripher wirksamen Substanzen führt zu einer bedeutsamen Dysbalance der Magenmotilität und damit zum verstärkten Reflux bes. in den ersten Tagen nach dem akuten

Ereignis. Dies hat sich auch bei unserer Untersuchung gezeigt, es kommt bei den Intensivpatienten in der Primärphase häufig zur Ausbildung eines Refluxes. Eine Beeinflussung kann hier hauptsächlich durch Normalisierung der nervalen Störung (medikamentös, Periduralanästhesie usw.) erzielt werden. Der Einfluß der Nahrungszusammensetzung ist ebenfalls von großer Bedeutung (Applikationsart, Energiedichte, Osmolarität, pH-Wert, Natriumgehalt, Proteinzusammensetzung), und es ist darauf zu achten, daß bei der angebotenen Nahrung die oben beschriebenen Triggerfunktionen nach Möglichkeit ausgeschalten werden.

Literatur

1. Balogh D, Furtwängler W, Kahn JM, Hackl JM (1989) Differenzierte enterale Ernährung in der Postaggressionsphase bei Polytraumatisierten. Infusionsther 16: 52—59
2. Bauer E, Gräber R, Brodtke R, Lünstedt B, Seifert J (1984) Ernährungsphysiologische, immunologische und klinische Parameter bei prospektiv randomisierten Patienten unter enteraler und parenteraler Ernährungstherapie. Infusionther 11: 165
3. Blackburn GL, Bell StJ, Georgieff M (1985) Enteral tube feeding: state of the art. Z Gastroenterol [Suppl 23] 7
4. Chang RWS, Jakobs S, Lee B (1987) Gastrointestinal dysfunction among intensive care unit patients. Crit Care Med 15: 909–914
5. Cooke AR (1977) Localization of receptors inhibiting gastric emptying in the gut. Gastroenterol 72: 875
6. Hackl JM, Eder Chr, Koller J, Murer L (1984) Reflux- und Stuhlfrequenz bei künstlicher Ernährung von traumatisierten Intensivpatienten. Infusionsther 11: 305
7. Hackl JM (1987) Enterale Ernährung — Neu in der Intensivtherapie? In: Just OH, Krier C (Hrsg) Aktuelle Anästhesie und Intensivmedizin. G Thieme, Stuttgart, S 178
8. Keohane PP, Attrill H, Lave M, Frost P, Silk DBA (1984) Relation between osmolarity of diet and gastrointestinal side effects in enteral nutrition. Brit Med J 280: 1493
9. Minami H, McCallum RW (1984) The physiology and pathophysiology of gastric emptying in humans. Gastroenterol 86: 1592
10. Nachlas MM, Younis MT, Roda CP, Wityk J (1972) Gastrointestinal motility studies as a guide to postoperative management. Ann Surg 175: 510
11. Streat StJ, Hill GL (1987) Nutritonal support in the management of critically ill patients in surgical intensive care. World J Surg 11: 194
12. Vantrappen GR, Jannsen J (1984) Intestinal motility disorders. Dig Dis Sci 29: 458

Korrespondenz: Prof. Dr. J. M. Hackl, Intensivstation der Klinik für Anästhesiologie und Allgemeine Intensivmedizin, Anichstraße 35, A-6020 Innsbruck, Österreich.

Durchfälle bei Intensivpatienten

K.-H. Vestweber, B. Viell, A. Paul und C. Bode

Chirurgische Klinik Köln-Merheim, Köln, Bundesrepublik, Deutschland

Einleitung

Die Problematik der sogenannten Diarrhöe beginnt bereits bei der Definition. Gängige Definitionen sind z. B. 3 flüssige Stühle pro Tag oder 3 flüssige Stühle pro Tag über mindestens 3 Tage [3]. Wir haben uns auf eine Definition mit 4 flüssigen Stühlen pro Tag und einer deutlichen Dringlichkeit festgelegt [11]. Im eigenen Krankengut zeigen enteral über eine Feinnadel-Katheter-Jejunostomie in der postoperativen Phase ernährte Patienten dabei zwischen 20 und 30% Diarrhöe zwischen Tag 4 und 8. Danach kommt es bei längerfristiger Substitution zur Normalisierung (Abb. 1).

Pathophysiologisch dürfte die Diarrhöe, insbesondere beim Schwerkranken, der nicht an einer spezifischen Dickdarmerkrankung

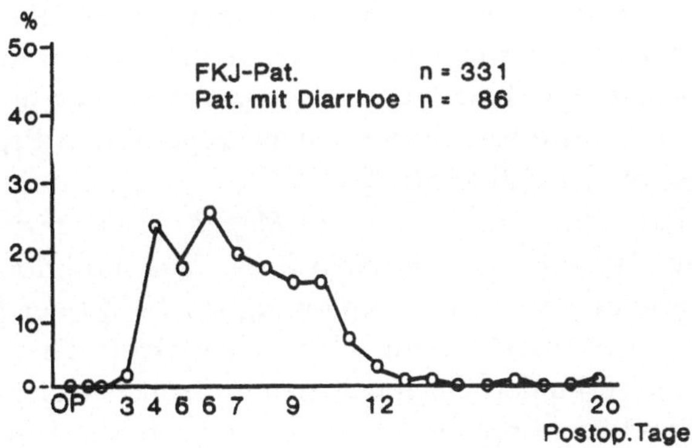

Abb. 1. Häufigkeitsverlauf der Diarrhöe (> = 4 flüssige Stühle/Tag) bei postoperativ enteral ernährten Patienten nach großen abdominal-chirurgischen Eingriffen. Die Ergebnisse der prospektiven Studie zeigen einen Gipfel zwischen Tag 4 und 8

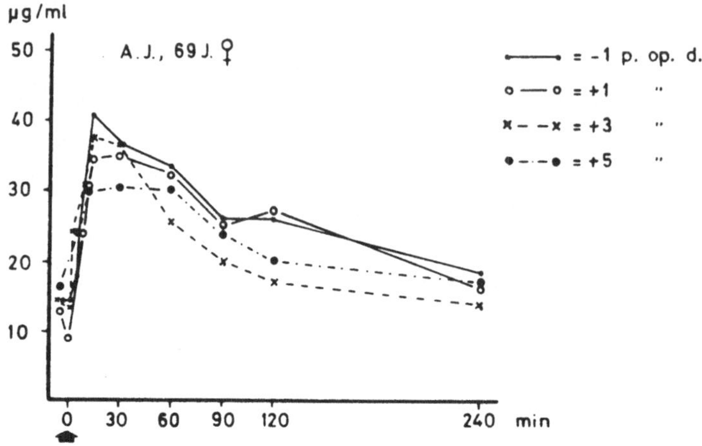

Abb. 2. Beispiel für die Bioverfügbarkeit eines Dipeptides nach enteraler Zufuhr. Ein präoperativer Load mit Glycyl-Tyrosin zeigt ein ähnliches pharmakokinetisches Verhalten, wie über eine Feinnadel-Katheter-Jejunostomie postoperativ zugeführte gleiche Menge, —1 bis + 5 p.op.d. = postoperative Tage [12]

leidet, durch eine gestörte Flüssigkeitsbilanz hauptsächlich im Kolon hervorgerufen sein. Wenn keine spezifische Dünndarmstörung oder eine Dünndarmresektion vorliegt, die mit einem signifikanten Verlust an Dünndarmresorptionsfläche einhergeht, ist sogar der unmittelbar postoperative Dünndarm nicht wesentlich funktionsgestört. Neben einer Vielzahl von Untersuchungen, die lediglich eine geringe oder ungestörte Aufnahme von Wasser und Zuckerstoffen zeigen, konnten eigene Untersuchungen sowohl tierexperimentell als auch am Patienten in der postoperativen Phase (nach Kolonresektion) eine praktisch unverminderte Bioverfügbarkeit von enteral zugeführten Peptiden und Aminosäuren zeigen [12] (Abb. 2).

Das Kolon bleibt, ebenso wie der Magen, in der postoperativen Phase für eine längere Zeit, vielleicht 2—4 Tage, funktionsgestört.

Beim Gesunden werden im Kolon täglich 1—2 Liter Flüssigkeit und etwa bis zu 200 mval Natriumchlorid absorbiert. Diese Fähigkeit des Dickdarms verhindert einen mäßigen Flüssigkeitsverlust. Bei spezifischen Dünndarmstörungen, die mit einer gestörten Absorption des Dünndarms einhergehen, kann der Dickdarm offensichtlich in Maximalfällen die flüssigkeitsabsorptive Kapazität auf 5—6 Liter pro Tag erhöhen. Ohne diese Steuerungsmöglichkeit würde es viel schneller zu problematischen Durchfällen mit unerwünschtem Flüssigkeitsverlust kommen [9].

Zu den Ursachen der Diarrhöe, insbesondere bei schwerkranken Patienten, gibt es seit langem eine große Anzahl von Erklärungsvorschlägen. Einige können als heute kaum noch relevant abgetan werden. Hierzu gehört die häufig zitierte Laktose-Intoleranz. Benutzt man zur Ernährung der Patienten moderne, im Handel erhältliche Diäten, so sind diese weitgehendst laktosefrei. Die Osmolarität der Diät scheint, zumindest in der frühen postoperativen Phase, eine gewisse Rolle zu spielen. Bei intragastraler Ernährung von internistischen Patienten spielt die Osmolarität ebenso wie ein besonderes Starter-Regime offensichtlich keine Rolle. In einer kontrollierten Studie konnte gezeigt werden, daß Diäten über 400 mosmol/l und ohne ein besonderes „Einschleichverfahren" mindestens genau so gut vertragen werden wie hypo- oder isoosmolare Zubereitungen, im Gegenteil, noch den Vorteil einer von Anfang an höheren Nährstoffzufuhr aufweisen [6].

Die durchfallfördernde Wirkung einer zusätzlichen Antibiotikatherapie ist seit Jahrzehnten bekannt. Eine Störung der normalen intestinalen Flora mit nachfolgender Überwucherung der Flora durch bestimmte Bakterienstämme sollen hierfür wesentliche Ursachen sein. Solche Bakterien fermentieren Nährstoffe zu organischen Säuren und produzieren zusätzlich Wasserstoff und Kohlendioxyd, die zur Diarrhöe und Krämpfen führen. Eine offensichtlich spezifische Erkrankung stellt die pseudomembranöse Kolitis dar, die durch Clostridium difficile Proliferation hervorgerufen wird und zu einer schweren Mukosaschädigung führt [2].

Weitere Ursachen können Antazida, insbesondere Magnesium enthaltende sowie Säureblocker vom Typ der H 2-Rezeptor-Antagonisten sein. Dies soll durch Beeinflussung der Digestion und Absorption durch das nicht-aktivierte Pepsin bei erhöhtem pH-Wert und damit beeinflußter Proteolyse zusammenhängen [8].

Ein weiterer wichtiger Grund für Diarrhöen unter enteraler Ernährung scheint die Fettzufuhr zu sein. Experimentell ließ sich zeigen, daß Tiere mit Brandwunden unter einer Diät mit hohem Fettgehalt signifikant mehr Diarrhöen aufwiesen als Kontrollgruppen. Einer der Gründe für die fettinduzierte osmotische Diarrhöe ist Maldigestion bei verminderter Pankreassekretion. Ein neuerer Ansatz stellt die Klärung über Flüssigkeits- und Elektrolytverluste, offensichtlich durch Prostaglandinwirkung, dar. Prostaglandine der Serien 1 und 2 können

Tabelle 1. Eine Analyse verschiedener, den Durchfall beeinflussender Faktoren bei enteral ernährten Schwerverbrannten ist von Gottschlich [5] angegeben worden. Signifikante Einflüsse auf die Diarrhöerate haben hierbei Krankenhaus-Aufenthalt, Antibiotika-Gabe, frühzeitiger enteraler Ernährungsbeginn und modifizierte Sondenkost. Reduzierte und veränderte Fettzufuhr sowie Vitamin A scheinen die Sondenkost verträglicher zu machen

	$\varnothing$ Diarrhöe (n = 34)	+ Diarrhöe (n = 16)	p <
Stuhlfrequenz/Tag	0.95	2,64	
% Verbrennung	41 (14—80)	48 (12—89)	NS
Kh.-Aufenthalt (Tage)	36	59	0,0001
Antibiotika-Gabe	13	13	0,005
Serum-Albumin <2 g/dl	19	10	NS
Ent. Ernährungsbeginn <2 T	25	3	0,001
Osmolarität d. Sondenkost	504	411	NS
Modifiz. Sondenkost*	23	2	0,0001
Fettzufuhr <20 g	25	7	0,05
Vit.-A-Zufuhr >10.000 IE	23	3	0,001
Serum Vit. A (µg/dl)	33,2	22,8	NS
Mortalität	3	6	NS

* + Vit. A; Fett ↓; spez. Aminos. ↑; + Fischöl (Gottschlich 1988).

in der Zelle durch enzymatische Oxygenation von mehrfach ungesättigten Fettsäuren synthetisiert werden. Prostaglandine sind bekannt für eine erhebliche Beeinflussung des Gastrointestinaltraktes. So werden Effekte auf die Kolonmotilität, auf den intestinalen Ionentransport und die Wassersekretion beschrieben. Diarrhöe an sich kann durch die orale Aufnahme von Prostaglandinen hervorgerufen werden. Zumindest bei sondenernährten, verbrannten Patienten konnte eine signifikante Reduzierung von Durchfällen durch eine Fettzufuhr von weniger als 20 g erzielt werden [5] (Tabelle 1).

Ein weiterer interessanter neuerer Ansatz stellt der Vitamin-A-Status von Patienten mit Diarrhöen dar. Epidemiologisch ließ sich zeigen, daß Xerophthalmie und Diarrhöe in einem Endemiegebiet in Indonesien eng miteinander verknüpft waren. Beide Erkrankungen konnten durch Vitamin-A-Gabe verbessert werden [10]. Vitamin A soll den Metabolismus und die Differenzierung von Epithelzellen erheblich beeinflussen. Ein Mangel führt z. B. zu einer Abnahme der Dicke des Darmepithels und verschiedensten Störungen in der Zelle.

Bei schwerkranken Patienten sind verminderte Vitamin-A-Spiegel mehrfach nachgewiesen worden. Eine Vitamin-A-Zufuhr von mehr als 10.000 IE führte bei verbrannten, sondenernährten Patienten zu einer signifikanten Verbesserung der Diarrhöerate [5] (Tabelle 1).

Die Erhaltung der Integrität der intestinalen Mukosa scheint eine bedeutende Rolle für die Diarrhöe und anderer funktioneller Zustände zu spielen. Experimentell konnte gut gezeigt werden, daß die gefürchtete bakterielle Translokation aus dem Intestinum durch enterale Ernährung im Verhältnis zur parenteralen vermindert wird [1] (Tabelle 2). Ob weitere Modifikationen der Diäten, mit bestimmten, für den Stoffwechsel der Epithelien wichtigen Zusätzen, eine Rolle spielen, wird insbesondere klinisch noch geprüft werden müssen. Eine besonders attraktive Substanz wird nach experimentellen, bisherigen Untersuchungen das Glutamin sein. An methotrexatinduzierter Kolitis konnte bei Ratten gezeigt werden, daß unter einer Glutamin-Diät sowohl die bakterielle Translokation aus dem Intestinaltrakt in die mesenterialen Lymphknoten als auch die positiven Blutkulturen reduziert wurden. Die Überlebensrate der Tiere, die mit einer Glutamindiät ernährt wurden, war günstiger [4]. Eigene Daten zur enteralen Substitution von Versuchstieren mit Klutaminangereicherten Diäten zeigen einen interessanten Effekt. Am Jejunalschlingenmodell der Maus wird die intraluminale Flüssigkeitsbilanz bei diesen Tieren, die Glutamin erhalten, signifikant verbessert. Dies könnte bedeuten, daß durch den Zusatz von Glutamin die Flüssigkeitsbilanz hauptsächlich

Tabelle 2. Bei oraler Zufuhr einer Infusionslösung zur enteralen Ernährung ist die Translokationsrate von Bakterien aus dem Intestinaltrakt in die mesenterialen Lymphknoten signifikant geringer als bei parenteraler Zufuhr der gleichen Lösung. Am günstigsten schneidet „normale Rattenkost" ab [1]

Ernährung	Positive Lymphknotenkulturen	
	n	%
I Rattenfutter (Kontrollen)	0/30	0
II Orale TPN-Lösung A	9/27* #	33* #
(25% Dextrose +4,25 AS etc.)		
III iV-TPN-Lösung A	18/27* #	6* #

* p<0,001 VS I; # p<0,016 VS II n (Alverdy 1988).

K. H. Vestweber et al.

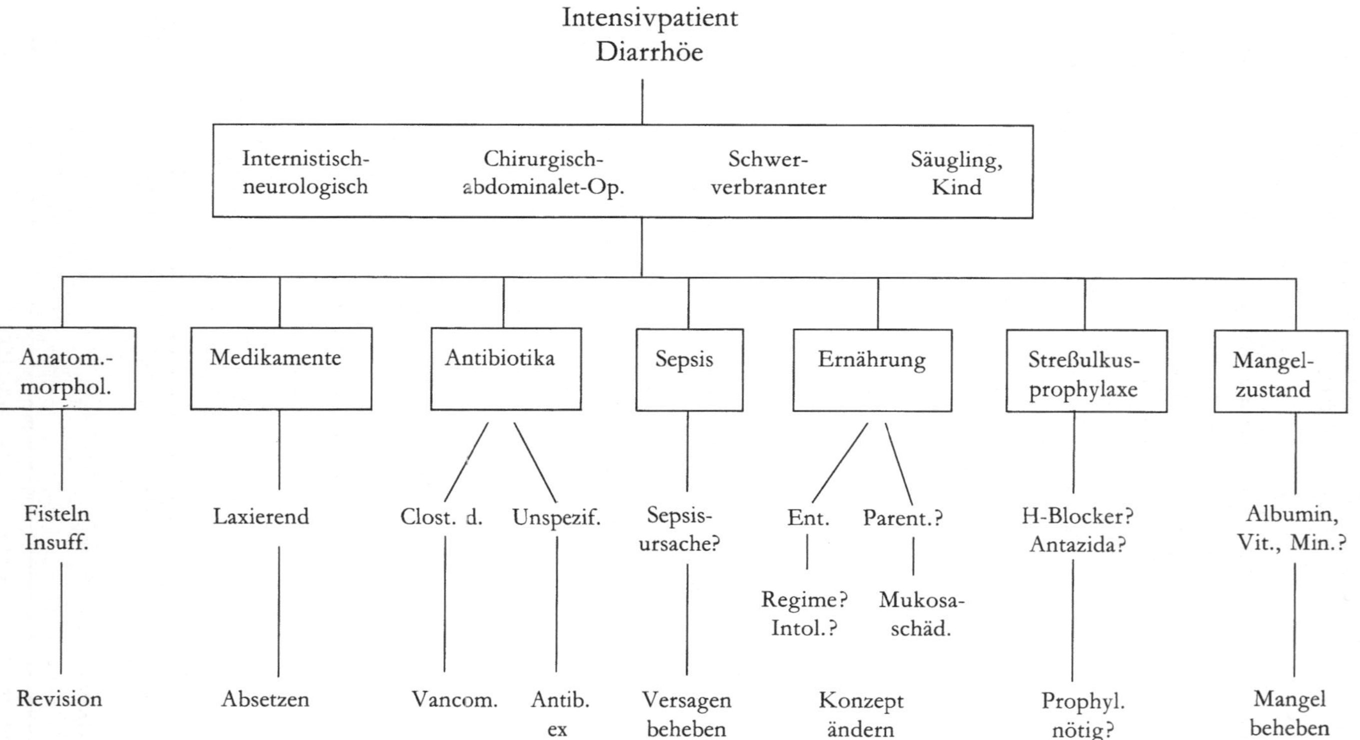

Abb. 3. Einige Ursachen der Diarrhöe bei schwerkranken Patienten und Reaktionsweisen zur Behebung der Störungen wurden schematisch dargestellt

durch Sekretionsvorgänge günstig beeinflußt wird, so daß weniger Flüssigkeit in den Dünndarm einströmt und damit weniger im Kolon bewältigt werden muß. Dies könnte, zunächst rein hypothetisch, Diarrhöen günstig beeinflussen [13].

Auch scheint die möglichst frühzeitige enterale Belastung des Gastrointestinaltrakts bei schwerkranken Patienten einen günstigen Einfluß auf die Verträglichkeit und insbesondere auch auf die Diarrhöerate zu haben. Frühe enterale Substitution ist zumindest bei nicht abdominal operierten Intensivpatienten sicher effektiv und mit wenig Nebenwirkungen anwendbar [7].

Beim schwerkranken Patienten spielt eine Vielzahl von Faktoren eine Rolle bei gastrointestinalen Nebenwirkungen. Eine wesentliche Nebenwirkung, die belästigend für Pflegepersonal und Patienten, aber auch schwerwiegende Störungen im Sinne von Bilanzproblemen mit sich bringen kann, ist die Diarrhöe. Eine Ursache kann der vermehrte Flüssigkeitseinstrom aus dem Dünndarm in den Dickdarm sein oder eine verminderte Kapazität der Flüssigkeits-Rückresorption im Dickdarm. Hierfür können viele Faktoren, wie Störungen der Bakterienflora, Vitamin-Defizit (Vitamin A), erhöhte Fettzufuhr, intestinale Hormone, Beginn der Ernährung und generelle Zusammensetzung der Diät, verantwortlich sein. Diarrhöen lassen sich durch spezifische Beachtung der erkannten, durchfallfördernden Faktoren signifikant vermindern. Es lohnt sich, diesen Faktoren eine große Aufmerksamkeit zu schenken und weitere, insbesondere bereits tierexperimentell gewonnene Erkenntnisse in ihrer Auswirkung am Patienten zu verfolgen. Glutamin scheint „antisekretorische und wandabdichtende" Wirkungsmöglichkeiten zu haben. Sowohl bei internistisch-neurologischen, chirurgischen, schwerverbrannten und kindlichen Patienten können eine Reihe gleichartiger Ursachen für die Diarrhöe im Intensivbereich aufgezeigt werden. Durch verschiedene Maßnahmen können Durchfälle zumindest teilweise verbessert oder gestoppt werden. Eine schematische Zusammenstellung möglicher Reaktionsweisen zeigt Abb. 3.

Literatur

1. Alverdy JC, Aoys E, Moss GS (1988) Total parenteral nutrition promotes bacterial translocation from the gut. Surgery 104: 185—190
2. Bartlett JG, Chang TU, Gurwith M et al. (1978) Antibiotic-associated pseudomembranous colitis due to toxin-producing clostridia. N Engl J Med 298: 531—534

3. De Vries EGE, Mulder NH, Houwen B, de Vries-Hospers HG (1982) Enteral nutrition by nasogastric tube in adult patients treated with intensive chemotherapy for acute leukemia. Am J Clin Nutr 35: 1490
4. Fox AD, Kripke SA, de Paula J, Bermann JM, Settle RG, Rombeau JL (1988) Effect of a glutamine-supplemented enteral diet on methotrexate-induced enterocolitis. IPEN 12: 325—331
5. Gottschlich MM, Warden GD, Michel M, Havens P, Kopcha R, Jenkins M, Alexander JW (1988) Diarrhea in tube-fed burn patients: incidence, etiology, nutritional impact and prevention. IPEN 12: 338—345
6. Keohane PP, Attrill H, Love M, Frost P, Silk DBA (1984) Relation between osmolarity of diet and gastrointestinal side effects in enteral nutrition. Br Med J 288: 678—680
7. McArdle AH, Palmason C, Brown HC et al. (1983) Protection from catabolism in major burns: a new formula for the immediate enteral feeding of burn patients. J Burn Care Rehab 4: 245—250
8. Morrissey JF, Barreras RF (1974) Antacid therapy. N Eng J Med 290: 550—554
9. Pemperton JH, Phillips SF (1988) Colonic absorption. In: Perspectices in colon and rectal surgery 1. Quality Medical Publishing, St. Louis, Missouri, pp 89—103
10. Sommer A, Katz J, Tarwotjo I (1984) Increased risk of respiratory disease and diarrhea in children with preexisting mild vitamin A deficiency. Am J Clin Nutr 40: 1090—1095
11. Troidl H, Vestweber K-H, Brotke R, Riedel A, Werner HH, Hioki K (1983) Unmittelbare postoperative enterale Ernährung mit der Elementardiät (Survimed) mittels neuer Applikationsform einer sogenannten Feinnadel-Katheter-Jejunostomie. Chirurg 54: 805
12. Vestweber K-H, Viell B, Troidl H (1986) Methods of perioperative nutritional support and their possible application in small-bowel transplantation. In: Deltz E, Thiede A, Hamelmann H (eds) Small-Bowel transplantation. Springer, Berlin Heidelberg New York Tokyo
13. Viell B, Vestweber K-H, Radermacher G (1988) Diet induced shift of fluid balance within the postoperative gut—an experimental in vivo study in mice. Clin Nutr 7: 17

Korrespondenz: Priv.-Doz. Dr. med. K.-H. Vestweber, Chirurgische Klinik Köln-Merheim, II. Lehrstuhl für Chirurgie der Universität zu Köln, Ostmerheimer Straße 200, D-5000 Köln 91, Bundesrepublik Deutschland.

Pathophysiologie der akuten Pankreatitis

Ch. Beglinger[1] und G. Adler[2]

[1] Abteilung für Gastroenterologie, Universitätsklinik Basel, Schweiz
[2] Zentrum für Innere Medizin, Universität Marburg, Marburg, Bundesrepublik
Deutschland

Definition und Klassifikation

Die Pankreatitis wird seit der 2. Marseiller Konferenz [1] klassifiziert
als:

akute Pankreatitis,
chronische Pankreatitis.

Die früher verwendeten Ausdrücke „akut rezidivierende Pankreatitis" bzw. „chronisch rezidivierende Pankreatitis" werden damit
fallengelassen, weil es unter klinischen Umständen oft unmöglich ist,
zwischen einem Rezidiv, einer akuten Pankreatitis oder einer akuten
Exazerbation einer chronischen Pankreatitis zu unterscheiden. Auch
moderne bildgebende und labortechnische Verfahren haben dieses dia-
gnostische Dilemma nicht lösen können.

Die akute Pankreatitis wird klinisch definiert durch den akuten
Abdominalschmerz, der üblicherweise mit einer Erhöhung der Pankreasenzyme im Blut oder im Urin assoziiert ist. Die akute Pankreatitis
nimmt meistens einen gutartigen Verlauf, schwere Attacken können
jedoch Schockzustände induzieren und zu renalen und pulmonalen
Insuffizienzen führen. Eine akute Pankreatitis kann als Einzelepisode
oder in rezidivierenden Attacken auftreten. Sie geht nur selten in eine
chronische Form [2].

Pathomorphologie der akuten Pankreatitis in Relation zur Pathogenese und zum klinischen Verlauf

Die Pathogenese und Pathophysiologie der akuten Pankreatitis sind weiterhin umstritten. Dadurch wird die Erstellung allgemein akzeptierter morphologischer, funktioneller und klinischer Kriterien erschwert. Im folgenden soll deshalb keine detaillierte Übersicht über alle Kontroversen der Pathogenese der akuten Pankreatitis gegeben werden. Vielmehr soll eine begrenzte Zahl von neueren histologischen, immunzytochemischen und ultrastrukturellen Studien besprochen werden, die relevante Daten zur Pathogenese der akuten Pankreatitis geliefert haben.

Was ist die primäre Läsion?

Ist die ursächliche Läsion der akuten Pankreatitis ein interstitielles Ödem, sind es Gangnekrosen, Azinuszellnekrosen oder sind es Fettgewebenekrosen? Klöppel et al. [3] berichten, daß sie in 367 Autopsien von Patienten mit akuter Pankreatitis unabhängig von der Ätiologie vorwiegend peripankreatische Fettgewebenekrosen fanden. Ein interstitielles Ödem war hingegen ein sehr wechselhafter Befund, so daß es nicht als einziges morphologisches Zeichen einer akuten Pankreatitis gewertet werden kann. Autodigestive Nekrosen von Azinuszellen waren vorwiegend mit peripankreatischen Fettgewebenekrosen assoziiert, während das Azinuszellparenchym entfernt von Fettgewebenekrosen gut erhalten erschien. Azinuszellnekrosen scheinen deshalb eher sekundäre Läsionen darzustellen, Gangnekrosen waren selten. Neuere ultrastrukturelle Untersuchungen im Tierexperiment [4] und beim Menschen [5] weisen jedoch darauf hin, daß eine primäre Läsion auch in den Azinuszellen auftreten kann.

Wie verläuft der entzündliche Prozeß?

Alle histologisch untersuchten Fälle mit schwerer akuter Pankreatitis wiesen große und konfluierende Bezirke von peripankreatischen Fettgewebenekrosen auf. Diese konfluierenden Gewebenekrosen wanderten entlang der interstitiellen Septen ins Parenchym und führten dabei zur Nekrotisierung von umliegenden Azinusgewebe. Als Regel gilt, daß die akute Pankreatitis vorwiegend durch Progression von Fettgewebenekrosen, die an der Oberfläche des Organs konfluieren kön-

Tabelle 1. Morphologische Unterscheidung von akuten Pankreatitiden

Milde Form:	Kleine peripankreatische Fettgewebenekrosen, wechselndes interstitielles Ödem. ➡ Makrophagen eliminieren Nekrosebezirke: Restitutio ad integrum oder minimale Narbenbildung
Schwere Form:	Konfluierende peri- und intrapankreatische Fettgewebenekrosen, interstitielles Ödem ➡ perilobuläre Azinusgewebenekrosen ➡ Gewebezerstörung ➡ Hämorrhagie, Ischämie ➡ extensive Vernarbung, Pseudozystenbildung

nen, fortschreitet. Folge davon sind größere Nekrosemassen, Gefäßzerstörungen mit nachfolgender Hämorrhagie und/oder Thrombose [3].

Wie unterscheiden sich schwere Pankreatitiden von leichten Verlaufsformen?

Eine morphologische Unterscheidung von schweren und leichten akuten Pankreatitiden ist nicht möglich. Dies ist aus der klinischen Erfahrung heraus nicht erstaunlich. Eine mögliche morphologische Grobeinteilung ist in Tabelle 1 dargestellt [3].

Schlußfolgerungen aus morphologischen Untersuchungen

Neue morphologische, immunzytochemische und elektronenmikroskopische Untersuchungen deuten darauf hin, daß zu Beginn einer akuten Pankreatitis plötzlich ungerichtet Enzyme aus Azinusgewebe in anliegendes interstitielles Gewebe freigesetzt werden, die in der Folge eine Autodigestion des Fettgewebes zur Folge haben. Wie diese unkontrollierte Enzymsekretion zustande kommt, ist unklar. Ebenso wenig wissen wir, wie diese Enzyme aktiviert werden. Eine wichtige Rolle wird den Lysosomen zugesprochen. Deren Stellenwert bleibt jedoch vorläufig ungeklärt [6].

Die Rolle der Pankreasenzyme in der Pathogenese der akuten Pankreatitis

Welche pathogenetische Rolle spielen die Pankreasenzyme in der akuten Pankreatitis? Folgende Aspekte sollen besprochen werden:

Protektive Mechanismen: Weshalb findet eine intrapankreatische Inaktivierung nicht statt?

Triggermechanismen: Was führt zur intrapankreatischen Aktivierung?

Autodigestion: Durch aktivierte Enzyme.

Protektive Mechanismen

Das Pankreas schützt sich vor den potentiell zerstörend wirkenden Enzymen auf verschiedene Art:

a) Sekretion von inaktiven Vorstufen (Protease, Elastase, Phospholipase A) für Enzyme, die Membranen verdauen können. Eine Aktivierung dieser Vorstufen erfolgt erst im Duodenum. Enzyme, die Membrane nicht zerstören können, werden als aktive Formen sezerniert (z. B. Amylase).

b) Sekretion von Trypsininhibitioren (Beispiel: pankreatischer Trypsininhibitor). Sollte Trypsin irrtümlicherweise vorzeitig aktiviert und aus der Zelle ausgeschleust werden, wird es durch im Serum zirkulierende Trypsininhibitoren gebunden und inaktiviert (Alpha-l-Antitrypsin, Alpha-2-Makroglobulin).

c) Die aktivierenden Enzyme (Enterokinase) sind räumlich vom Pankreas getrennt. Trypsinogen wird so erst durch die Enterokinase im Duodenum aktiviert; aktiviertes Trypsin seinerseits aktiviert die anderen Enzyme.

Triggermechanismen

Was führt zur vorzeitigen Aktivierung von inaktiven Vorstufen in aktive Enzymformen innerhalb des Pankreas? In Tabelle 2 sind folgende mögliche Triggervorgänge zusammengefaßt [7]:

Tabelle 2. Mögliche Triggermechanismen bei akuter Pankreatitis

Gewebe- oder Gangzerstörung
Obstruktion von Pankreasgängen
Veränderte Permeabilität der Pankreasgänge
Reflux von Galle/Duodenalsaft in das Pankreas
Ischämie
Veränderte Azinuszellstabilität

Diese aufgelisteten Triggermechanismen brauchen zusätzlich spezifische ätiologische Faktoren, um wirksam zu werden. Die wichtigsten davon sind Alkohol und Gallenwegerkrankungen. Verschiedene experimentelle Modelle sind entwickelt worden, um die Pathogenese der

Pankreatitis näher zu definieren. Die Analogie von experimentellen Ergebnissen zur menschlichen Erkrankung ist immer schwierig und fragwürdig. Es bleibt deshalb vorläufig unklar, wie die ungewollte Aktivierung von Pankreasenzymen zu Beginn der Pankreatitis in Gang kommt.

Autodigestion

Proteasen, wie Trypsin, Chymotrypsin und Mesotrypsin, scheint eine Schlüsselrolle in der Pathogenese der akuten Pankreatitis zuzukommen. Trypsin kann die Mehrheit der inaktiven Proenzyme aktivieren, die zur Autodigestion führen (Trypsinogen in Trypsin durch Autokatalyse, Elastase, Phospholipase A, Kallikrein). Durch die Zerstörung von Gewebe werden das Kallikreinsystem, das Gerinnungssystem und das Komplementsystem aktiviert. Damit werden Faktoren produziert, die zum Entzündungsprozeß beitragen können [8]. Die Lipase ist verantwortlich für die Fettgewebenekrosen. Die Rollen der Lipase als Triggermechanismus ist jedoch für die menschliche Erkrankung ungelöst. Möglicherweise gewinnt die Lipase erst an Bedeutung, nachdem eine Reihe von Kettenreaktionen abgelaufen ist [8]. Die Phospholipase A hat eine wichtige Bedeutung, da deren Produkte (Lysolezithin, Lysozephalin) stark zytotoxisch wirken. Die Phospholipase A kann jedoch nicht nur Zerstörung im Pankreas bewirken, sondern ist möglicherweise auch verantwortlich für die Entwicklung von Multiorganversagen (Tabelle 3).

Tabelle 3

Folgen der akuten Pankreatitis

Zellnekrose → Freisetzung von Proteasen, Elastase, lysosomalen Enzymen ← Entzündung

Freisetzung von Proteasen, Elastase, lysosomalen Enzymen → Abbau von Proteinen / Aktivierung von Kaskaden / Bindung an Inhibitoren

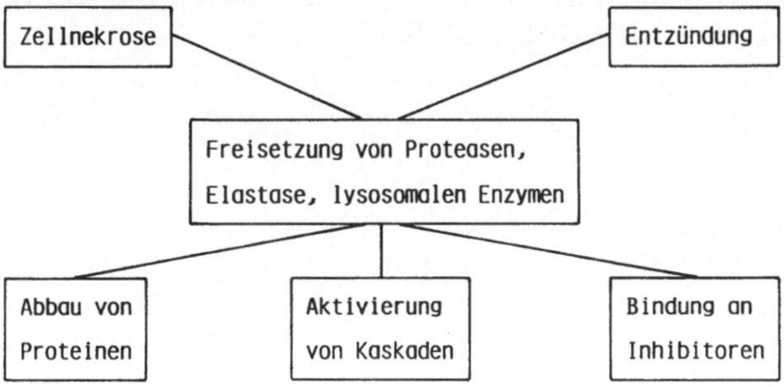

Schlußfolgerungen

Viele experimentelle Daten deuten auf die Bedeutung von proteolytischen und lipolytischen Enzymen im Prozeß der Autodigestion; Autodigestion bewirkt in der Folge Gewebenekrosen. Die einzelnen Schritte sowie verschiedene Triggermechanismen der akuten Pankreatitis bleiben weiter ungeklärt und werden deshalb nur sehr unvollständig verstanden.

Literatur

1. Singer MV, Gyr K, Sarles H (1984) In: Gyr K, Singer MV, Sarles H (eds) Pancreatitis. Concepts and classification. Excerpta Medica, Elsevier, Amsterdam, pp 21—28
2. Kern HF, Adler G, Scheele GA (1984) The concept of flow and compartmentation. In: Gyr K, Singer MV, Sarles H (eds) Pancreatitis. Concepts and classfication. Excerpta Medica, Elsevier, Amsterdam, pp 3—10
3. Klöppel G, von Gerkan R, Dreyer T (1984) Pathomorphology of acute pancreatitis. Analysis of 367 autopsy cases and 3 surgical specimens. In: Gyr K, Singer MV, Sarles H (eds) Pancreatitis. Concepts and classification. Excerpta Medica, Elsevier, Amsterdam, pp 29—36
4. Adler G, Kern HF, Scheele GA (1986) Experimental models and concepts in acute pancreatitis. In: Go VLW et al (eds) The exocrine pancreas: biology, pathobiology, and diseases. Raven Press, New York, pp 407—421
5. Willemer S, Adler G (1989) Histochemical and ultrastructural characteristics of tubular complexes in human acute pancreatitis. Dig Dis Sci 34 A: 46—55
6. Scheele GA, Adler G, Kern HF (1984) Role of lysosomes in the development of acute pancratitis. In: Gyr K, Singer MV, Sarles H (eds) Pancreatitis. Concepts and classfication. Excerpta Medica, Elsevier, Amsterdam, pp 17—24
7. Ranson JH (1984) Acute pancratitis: pathogenesis, outcome and treatment. In: Creutzfeldt W (ed) The exocrine pancreas. Clin Gastroenterol 13: 843—864
8. Steer ML, Meldolesi J, Figarella C (1984) Pancreatitis. The role of lysosomes. Dig Dis Sci 29: 934—938

Korrespondenz: Prof. Dr. Ch. Beglinger, Abteilung für Gastroenterologie, Universitätsklinik Basel, CH-4031 Basel, Schweiz.

Stoffwechselstörungen und Ernährungstherapie bei akuter Pankreatitis

W. Druml

I. Medizinische Universitätsklinik, Wien, Österreich

Einleitung

Eine der wenigen Therapiemaßnahmen bei akuter Pankreatitis mit gesicherter Wirkung stellt die Ruhigstellung des exokrinen Pankreas durch eine orale/gastrale Nahrungskarenz dar. Dies kann sowohl durch eine parenterale, als auch in speziellen Fällen enterale (intrajejunale) Ernährung erreicht werden. Die Ziele der Ernährungstherapie bei akuter Pankreatitis sind damit zweifach:

— die Zufuhr von Nährsubstraten zur Verhinderung des Verlustes funktioneller Körpermasse, Stimulation von Immunkompetenz etc. = Ernährung und

— die Ruhigstellung des exokrinen Pankreas insbesondere bei komplizierten Verlaufsformen mit Pseudozystenbildung etc. = Therapie (dazu gehört auch die Therapie von Pankreasfisteln durch Verminderung der Sekretion).

Eine Ernährungsbehandlung, die diese Ziele erreichen will, muß die multiplen Stoffwechselveränderungen der akuten Pankreatitis berücksichtigen und die Zusammensetzung und Applikationsform des Ernährungsregimes so gestalten, daß die exokrine Pankreasfunktion nur minimal aktiviert bzw. sogar gehemmt wird. Daher sollen in der vorliegenden Übersicht die Stoffwechseländerungen, der Einfluß auf die Pankreassekretion und schließlich die Durchführung der Ernährungstherapie besprochen werden.

Stoffwechselstörungen

Die akute, nekrotisierende Pankreatitis ist eine Erkrankung, bei der die Stoffwechseländerungen einen charakterischen Ablauf erkennen lassen. Nach dem häufig mit einem Schockzustand einhergehenden Akutereignis, der „ebb phase", bildet sich die „flow phase" des Postaggressions-Syndromes aus, das Tage bis Wochen andauern kann. Dieses uniforme Stoffwechselmuster ist gleichartig ausgeprägt, ob das Krankheitsbild durch eine Sepsis kompliziert wird oder nicht. Bei der akuten Pankreatitis wird es durch krankheitsspezifische Stoffwechselveränderungen überlagert. Diese Krankheitsphase stellt den primären Angriffspunkt einer gezielten Stoffwechsel- bzw. Ernährungstherapie dar.

Protein- und Aminosäurestoffwechsel

Hauptcharakteristikum ist eine massive Aktivierung der Proteolyse. Aminosäuren werden in der Peripherie, der Skelettmuskulatur mobilisiert und vom Splanchnikusgebiet, vor allem der Leber verstärkt aufgenommen, wo die Proteinsynthese (Akut-Phasen-Proteine), vor allem aber die Glukoneogenese gesteigert ist. Die ungehemmte hepatische Extraktion von Aminosäuren führt bei ungenügender Ernährungstherapie und protrahiertem Krankheitsverlauf zur Verarmung des Pooles freier Aminosäuren und fortschreitendem Verlust funktioneller Körpermasse und schließlich zum Eiweißmangeltod, ein Prozeß, der als „Autokannibalismus" bezeichnet wurde. Die hepatische Glukoneogenese aus Aminosäuren kann durch eine exogene Substratzufuhr nicht vollständig unterdrückt werden.

Eine Mitursache des exzessiven Ausmaßes des Proteinkatabolismus stellt bei der akuten Pankreatitis die Einschwemmung von proteolytischen Enzymen in die Zirkulation dar. Dies bildet einen Ansatzpunkt für eine spezifische Therapie mit Proteinasenhemmern. Unspezifische, synthetische Substanzen haben allerdings zu keiner Verbesserung der Prognose geführt. Die Einführung gentechnologisch gewonnener Antiproteasen wird möglicherweise zu einer Erweiterung der therapeutischen Möglichkeiten führen.

Kohlehydratstoffwechsel

Bei den meisten Fällen findet sich massiv ausgeprägte Hyperglykämie bei gleichzeitig erhöhtem Insulinspiegel. Ursachen sind einerseits die periphere Insulinrestistenz, wobei die Menge der in der Muskulatur aufgenommenen Glukose nicht absolut, sondern im Verhältnis zur Insulinkonzentration vermindert, d. h. daß die Insulinsensitivität beeinträchtigt ist. Die Glukoseoxydation ist deutlich herabgesetzt, wodurch die Lipogenese und intrazelluläre Fettakkumulation begünstigt werden.

Die zweite Ursache der Hyperglykämie stellt die Aktivierung der hepatischen Glukoneogenese aus Aminosäuren dar. Diese kann im Gegensatz zu Gesunden *nicht* durch exogene Zufuhr von Glukose unterdrückt werden.

Bei einer ausgedehnten Nekrose des Pankreas kann auch die Funktion des endokrinen Drüsenanteils beeinträchtigt werden und durch eine Verminderung der Insulinsekretion einen absoluten Insulinmangel verursachen, der die Hyperglykämie weiter verstärkt.

Fettstoffwechsel

Die Oxydation freier Fettsäuren zur Energiegewinnung ist wegen der Verminderung der Glukoseverwertung gesteigert. Trotz Hyperglykämie und Hyperinsulinismus ist die Fettmobilisierung also nicht supprimiert.

Auch exogen zugeführtes Fett wird, wenn nicht andere Organkomplikationen vorliegen, ausreichend utilisiert. Die Elimination intravenös infundierten Fettes ist nicht eingeschränkt. Liegt jedoch ein akutes Nierenversagen, eine Kreislaufinsuffizienz etc. vor, kommt es zu einer Beeinträchtigung der Fettklärung (Abb. 1).

Die akute Pankreatitis geht in etwa 30% der Fälle mit einer ausgeprägten Hypertriglyzeridämie einher. Ursache dafür ist nicht eine

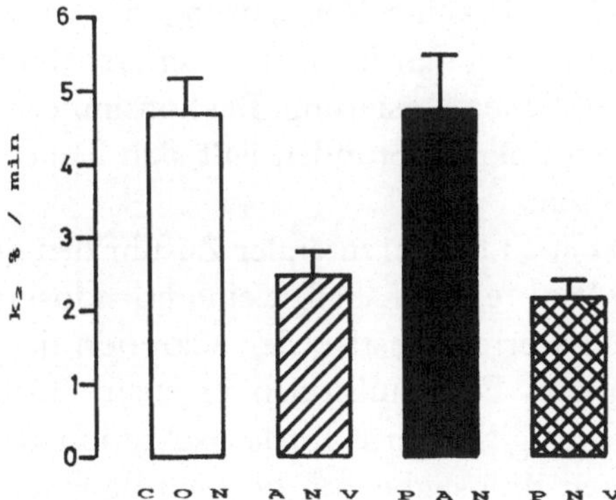

Abb. 1. Fraktionelle Fettelimination (k_2 %/min) bei gesunden Kontrollen (CON), Patienten mit akutem Nierenversagen (ANV), mit akuter Pankreatitis und normaler Nierenfunktion (PAN) und akutem Nierenversagen (PNV)

Verminderung der Lipolyse, sondern eine gesteigerte Triglyzerid-Mobilisierung und Synthese. In Einzelfällen kann eine Hyperlipidämie selbst eine akute Pankreatitis auslösen.

Einfluß von Nährsubstraten auf die exokrine Pankreasfunktion

Unter physiologischen Bedingungen der oralen Ernährung ist das Ausmaß und die Dauer der Pankreassekretion abhängig von der Art und Menge der Nahrung. Die postprandiale Enzymausschüttung ist am ausgeprägtesten bei der Aufnahme von Fett, am geringsten bei jener von Kohlehydraten. Die Geschwindigkeit der Magenentleerung bestimmt das zeitliche Muster der Aktivität des exokrinen Pankreas.

Die entscheidende Frage ist nun, wieweit durch eine künstliche Ernährung unter Umgehung des Magens (parenteral bzw. jejunal) durch eine Verminderung der Stimulation eine „Ruhigstellung" des exokrinen Pankreas erreicht werden kann. Zu diesem Problem liegt eine, sich wegen des unterschiedlichen Studienaufbaues und Dosierung der Nährstoffe teils widersprechende, Vielzahl von Untersuchungsergebnissen vor.

Für die *parenterale Zufuhr* von Nährstoffen wurde gezeigt, daß eine Aminosäurenzufuhr von 10 g/h die unstimulierte Pankreassekretion durch eine vermehrte Trypsin- und Chymotrypsin-Ausschüttung steigert, jene von Amylase und Lipase aber nicht beeinflußt. Einzelne Aminosäuren führen zu einer unterschiedlichen Stimulation der Enzymausschüttung. Eine weitere Studie zeigte unter einer Aminosäureninfusion von 8,7 g/h keine Vermehrung der exokrinen Pankreassekretion. Die Infusionsraten in beiden Untersuchungen liegen weit über der klinisch üblichen Dosierung. Bei kontinuierlicher Zufuhr von 100 g Aminosäuren über 24 Stunden läßt sich keine Aktivierung des Pankreas nachweisen.

Glukose weist auch bei parenteraler Zufuhr den geringsten Effekt auf das exokrine Pankreas auf. Selbst eine hochdosierte Zufuhr führt zu keinem nennenswerten Anstieg der Sekretion der Amylase. Auch bei der Infusion von Fettemulsionen in einer Dosierung von 10 g Triglyzeride/h keine gesteigerte Lipasensekretion beobachtet. Unter einer hochdosierten Bolusgabe von Fett wurde jedoch über eine Anstieg der Pankreassekretion, Schmerzen im Pankreasbereich bei Patienten mit akuter Pankreatitis und vereinzelt auch die Auslösung eines Krankheitsschubes berichtet. Eine kontinuierliche Infusion einer Gesamtnährlösung über 24 Stunden vermeidet Konzentrationsspitzen und führt zu *keiner* Stimulation des exokrinen Pankreas.

Untersuchungen über den Einfluß parenteral infundierter Nährstoffe auf die mit Cholezystokinin maximal stimulierte Pankressekretion haben gezeigt, daß die Gabe von Aminosäuren (10 g/h) die Sekretion hemmt! Eine intravenöse Fettgabe von 20 g/h hatte keinen Einfluß auf die stimulierte Enzymausschüttung.

Eine intragastrale bzw. intraduodenale Zufuhr einer Elementardiät führt zu einer geringeren Aktivierung des Pankreas als eine normale orale Ernährung. Dieser Effekt ist jedoch für eine therapeutische Nutzung nicht ausreichend. Eine intraduodenale Verabfolgung von Fett führt sogar zu einer Verminderung der stimulierten Pankreassekretion.

Dagegen tritt bei einer *intrajejunalen* Verabfolgung einer chemisch definierten Diät unter Einschluß von mittelkettigen Triglyceriden keine nennenswerte Erhöhung des Volumens oder Enzymgehaltes der Pankreassekretion auf.

Ernährungstherapie

Parenterale Ernährung

Bei der überwiegenden Zahl der schweren Verlaufsformen einer akuten Pankreatitis ist eine parenterale Ernährung notwendig. Bestandteile dieser sind:

Energiesubstrate: Der Energieverbrauch von Patienten mit akuter Pankreatitis liegt auch bei schweren Verlaufsformen und unabhängig vom Vorliegen einer komplizierenden Sepsis nicht über 130—150% des tabellarischen Ruheumsatzes. Die Gesamtenergiezufuhr sollte den tatsächlichen Bedarf nicht überschreiten. Früher empfohlene „hyperkalorische" Ernährungsregime sind obsolet.

a) Kohlenhydrate, vor allem Glukose: Eine den tatsächlichen Bedarf überschreitende Kohlehydratzufuhr führt bei gleichzeitig beeinträchtigter Glukoseoxydation zu einer Aktivierung der Lipogenese mit folgender Leberverfettung und Steigerung der CO_2-Produktion. Die Obergrenze für die Kohlehydratzufuhr sollte daher 5 g/kg/Tag nicht überschreiten. Wegen der Insulinresistenz ist eine exogene Insulinzufuhr zur Stabilisierung der Blutglukosekonzentration in fast allen Fällen notwendig.

b) Fettemulsionen: Aus dem gestörten Kohlehydratstoffwechsel und der Limitierung der Glukosezufuhr ergibt sich die Forderung, einen Teil der notwendigen Energie durch alternative Substrate, vor allem Fettemulsionen zu decken. Die Vorteile letzterer umfassen neben der hohen Energiedichte, der geringen Osmolarität, dem Gehalt an essentiellen Fettsäuren und Phospholipiden vor allem auch die geringere Induktion einer Leberverfettung und Verminderung der CO_2-Produktionsrate.

Trotz der häufigsten Assoziation der Pankreatitis mit einer Hyperlipidämie ist die Verwertung von Fettemulsionen, wenn kein Nierenversagen vorliegt, nicht gestört (Abb. 1). Selbst bei initial erhöhtem Triglyzeridspiegel sinkt dieser unter einer Fettzufuhr meist ab. Fett muß allerdings *kontinuierlich* über 24 Stunden infundiert werden, um Konzentrationsspitzen und eine Stimulation des exokrinen Pankreas zu vermeiden.

Durch die Verwendung von Fett läßt sich eine Verbesserung der Stoffwechselkontrolle und Verringerung des Insulinbedarfes sowohl bei serösen als auch nekrotisierenden Pankreatitiden erzielen.

Bei nicht eingeschränkter Nierenfunktion soll Fett in einer Dosierung von 1 bis 1,5 g/kg/Tag verabreicht werden, bei Vorliegen eines akuten Nierenversagens 1 g/kg/Tag nicht überschreiten. Die für Fett geltenden Kontraindikationen, wie Hyperlipidämie mit Triglyzeriden > 400 mg/dl, Schock, Verbrauchskoaguloapthie, sollten beachtet werden.

Aminosäuren: Der gesteigerte Aminosäurenumsatz bei akuter Pankreatitis führt zum raschen Verlust funktioneller Körpermasse. Wenn auch die Glukoneogenese aus endogenen Aminosäuren durch eine exogene Zufuhr nicht vollständig unterdrückt werden kann, so kann doch eine Stimulation von synthetischen Funktionen und eine Verbesserung der Stickstoffhomeostase erzielt werden. Um die häufig stark erniedrigte Plasmakonzentration der Aminosäuren zu normalisieren, ist eine Zufuhr, je nach Katabolismus, von 1,2 bis 2 g/kg/Tag notwendig. Das Ausmaß des Katabolismus kann klinisch rasch und einfach durch die Berechnung der Ureaproduktionsrate beurteilt werden. Spezielle Aminosäurelösungen, wie solche mit hohem Anteil an verzweigtkettigen Aminosäuren, haben keine Vorteile für die Behandlung der akuten Pankreatitis.

Spurenelemente und Vitamine: Im Sinne einer *totalen* parenteralen Ernährung sollten Spurenelemente und Vitamine regelmäßig substituiert werden. Eine Ausnahme bildet das akute Nierenversagen, bei dessen Vorliegen die Zufuhr von Spurenelementen und fettlöslichen Vitaminen eingeschränkt werden sollte.

Elektrolyte: Nach Bedarf sollten der Nährlösung Elektrolyte zugesetzt werden, wobei die häufig vorliegende Hypokalzämie zu beachten ist. Eine ausreichende Phosphatzufuhr sollte gewährleistet werden.

Insulin: Bei metabolisch instabilen Patienten kann Insulin über einen getrennten Zugang, nach Stabilisierung aber auch direkt der Nährlösung zugesetzt werden.

Nährlösung: International durchgesetzt hat sich das Konzept der *Gesamtnährlösung*, bei der *alle* Nahrungsbestandteile in einem einzigen Infusionsbeutel enthalten sind. Die Nährstofflösung wird über 24 Stunden infundiert, um eine gleichmäßige Substratzufuhr, eine möglichst geringe Stimulation des Pankreas, eine Vermeidung von Stoffwechselentgleisungen und Vereinfachung der Überwachung der Ernährungstherapie zu erreichen.

Bei allen schweren Verlaufsformen der akuten Pankreatitis sollte möglichst frühzeitig mit einer parenteralen Ernährung begonnen werden. Dagegen ist diese bei leichten, unkomplizierten Fällen bzw. als prophylaktische Maßnahme nicht indiziert.

Enterale Ernährung

In den letzten Jahren wurde verschiedentlich über den Einsatz einer enteralen Ernährung bei akuter Pankreatitis berichtet. Wie oben dargestellt, muß die Nährlösung intrajejunal appliziert werden, um die Stimulation des exokrinen Pankreas zu minimieren. Dies erfordert die Verwendung von chemisch definierten Diäten.

Die Positionierung einer nasojejunalen Sonde ist bei Patienten mit akuter Pankreatitis praktisch nicht möglich. Daher bleibt diese Ernährungsform jenen Fällen vorbehalten, bei denen während einer Laparotomie eine Katheterjejunostomie angelegt wird. Die enterale Ernährung setzt zudem eine weitgehend intakte Darmmotilität voraus.

Die Ernährungsbehandlung ist ein wesentlicher Bestandteil des Therapiekonzeptes von schweren Verlaufsformen sowohl der serösen als auch nekrotisierenden akuten Pankreatitis. Sie verfolgt sowohl nutritive als auch therapeutische Zielsetzungen. Um diesen zu genügen, muß die Ernährung die multiplen Stoffwechseländerungen der Pankreatitis berücksichtigen und die Aktivierung des exokrinen Pankreas minimieren bzw. sogar hemmen. In den meisten Fällen wird eine parenterale Applikation notwendig, eine enterale (intrajejunale) Ernährung nur auf spezielle Fälle beschränkt sein. Durch die Verwendung von kontinuierlich über 24 Stunden infundierten Gesamtnährlösungen kann das Therapieziel optimal erreicht werden.

Andererseits ist eine unkritische Indikationsstellung einer Ernährungsbehandlung zu vermeiden: In der initialen Schockphase („ebb phase") ist — wie bei anderen Krankheitsbildern — eine Ernährungstherapie nicht indiziert. Ebensowenig ist eine frühzeitige bzw. prophylaktische parenterale Ernährung bei unkomplizierten Verlaufsformen gerechtfertigt.

Literatur

1. Bouffard YH, Delafosse BX, Annat GJ, Viale JP, Bertrand OM, Motin JP (1989) Energy expenditure during severe acute pancreatitis. JPEN 13: 26—29
2. Buch A, Buch J, Carlsen A, Schmidt A (1980) Hyperlipidemia and pancreatitis. World J Surg 4: 307—314
3. Druml W (1987) Fettstoffwechsel und Aminosäurenstoffwechsel bei akutem Nierenversagen. Klin Ernähr, Band 28
4. Kleinberger G, Lochs H (1985) Kapitel „Pankreatitis" im Handbuch der Infusionstherapie und klinischen Ernährung, Band V. Karger, Basel, pp 102 ff
5. Lochs H, Kleinberger G, Kletter K, Hirschl M (1982) Einfluß der parenteralen Verabreichung von Fett auf den Glukose- und Fettstoffwechsel bei akuter Pankreatitis. Infusionstherapie 9: 127—129
6. Niederau C, Sonnenberg A, Erckenbrecht J (1985) Effects of intravenous infusion of amino acids, fat, or glucose on unstimulated pancreatic secretion in healthy humans. Dig Dis Sci 30: 445 455
7. Roth E, Zöch G, Schulz F, Karner J, Mühlbacher F, Hamilton G, Mauritz W, Sporn P, Funovics J (1985) Amino acid concentrations in plasma and skeletal muscle of patients with acute hemorrhagic necrotizing pancreatitis. Clin Chem 31: 1305—1309
8. Sax HC, Warner BW, Talamini MA, Hamilton FN, Bell RH, Fischer JE, Bower RH (1987) Early total parenteral nutrition in acute pancreatitis: lack of beneficial effects. Am J Surg 153: 117—124
9. Shaw JHF, Wolfe RR (1986) Glucose, fatty acid, and urea kinetics in patients with severe pancreatitis. Ann Surg 204: 665—672
10. Stubbs RS, Stabile BE (1989) Inhibition of stimulated canine exocrine pancreas by amino acids and fat. Arch Surg 124: 473—478

Korrespondenz: Doz. Dr. W. Druml, I. Medizinische Universitätsklinik, Lazarettgasse 14, A-1090 Wien, Österreich.

Intensivtherapie der hämorrhagisch nekrotisierenden Pankreatitis

P. Sporn[1]**, E. Zadrobilek**[2]**, G. Edelman**[1]**, W. Feil**[3]**, W. Hackl**[2]**, M. Kolacny**[1]**, E. M. Redl-Wenzl**[1] **und A. Wechsler-Fördös**[1]

[1] Anästhesieinstitut, Krankenanstalt Rudolfstiftung der Stadt Wien,
[2] Klinik für Anästhesie und allgemeine Intensivmedizin der Universität Wien,
[3] I. Chirurgische Universitätsklinik Wien, Österreich

Die hämorrhagisch nekrotisierende Pankreatitis (NP) prädisponiert hochgradig zum Auftreten multipler Organversagen. In der Initialphase werden diese durch den primären Schock ausgelöst, das Multiorganversagen späterer Stadien ist hingegen unkontrollierter Infektion und Sepsis zuzuschreiben [13]. Dieser phasenhafte Verlauf markiert die Schwerpunkte der Intensivbehandlung. Während initial der Kreislauftherapie entscheidender Stellenwert in Prophylaxe und Therapie von Kreislauf-, Nieren- und Lungenversagen zukommt, ist im Fall einer Infektion der Pankreasnekrose bzw. eines Pankreasabszesses die chirurgische Sanierung als die entscheidende Kausaltherapie anzusehen. Die engmaschige Überwachung biochemischer und hämodynamischer Parameter dient in diesem Fall in erster Linie der Früherkennung der septischen Exazerbation und erst in zweiter Linie flankierenden Maßnahmen zur Optimierung bzw. der Substitution gestörter Organfunktion.

Pathophysiologie der frühen Schockphase und Volumentherapie

Initial findet man eine inadäquate nutritive Perfusion, die wie im frühen septischen Schock aus intravasalem Volumenmangel infolge lokaler und generalisierter Störungen der mikrovaskulären Integrität, aus einer funktionellen Blutumflußverteilung in der Mikrozirkulation und erhöhten metabolischen Anforderungen resultiert. Neben der oft extremen Hypovolämie ist dieses Stadium durch eine Autointoxikation durch Überschwemmung des Organismus mit Toxinen, Kininen, lysosomalen Enzymen und anderen Mediatoren geprägt. Die reaktive Kompensation über eine herzfrequenzbedingte Erhöhung des Perfusionsvolumens (CI) — bzw. des konvektiven Sauerstoffangebotes (O_2AVI) reicht für eine effektive nutritive Perfusion zumeist nicht aus; das aus der Differenz von aktuellen und erforderlichen Sauerstoffangebot entstehende kumulative Sauerstoffdefizit hat wesentlichen Anteil an der Entstehung sequentieller Organfunktionsstörungen. Der Sauerstoffverbrauch ist normalerweise über einen weiten Bereich unabhängig vom CI bzw. vom Sauerstoffangebot (O_2AVI); Imbalanzen zwischen konvektivem Angebot und peripherem Bedarf werden über Änderungen der Sauerstoffextraktion ausgeglichen. Bei der NP ist diese Regulation weitgehend aufgehoben. Damit wird der Sauerstoffverbrauch zunehmend perfusionsabhängig. Deshalb erfordern Störungen in der peripheren Sauerstoffaufnahme bzw. der gesteigerte Sauerstoffbedarf zu einer effektiven Kompensation therapeutische Zielwerte von CI und O_2AVI, die weit über der Norm liegen. Nur mit einer Steigerung des Perfusionsvolumens über 50% der Norm — also einem CI über 4,5 l/min und maximierten O_2AVI (> 600 ml/min) kann eine bedarfsgerechte nutritive Perfusion, die sich durch einen O_2-Verbrauch über 170 ml/min manifestiert, aufrechterhalten werden. Erste und wesentlichste Voraussetzung dafür ist eine Korrektur bestehender Volumendefizite und eine nachfolgende Expansion des intravasalen Volumens. Ob hierfür vorwiegend kristalloide oder kolloidale Lösungen einzusetzen sind, wird kontroversiell beantwortet.

Die Auswirkungen gezielter Volumentherapie mit vorwiegend kristalloiden Lösungen auf das Verhalten von Hämodynamik, extravaskulärem Lungenwasser (ELVW) und Gasaustausch wurde an der Intensivbehandlungsstation I der Wiener Anästhesieklinik an bisher zwölf Patienten (Männer/Frauen — Verhältnis 11 : 1, Überlebende/Nichtüberlebende 8 : 4) mit einem Durchschnittsalter von 48 Jahren (Bereich 31 bis 73) eingehend untersucht. Der Untersuchungsbeginn lag innerhalb von 6 bis 24 Stunden nach operativer Erstintervention.

Isotonen Elektrolytlösungen wurde ein vorrangiger Stellenwert eingeräumt; die untere Interventionsgrenze für die Zufuhr von Humanalbumin lag bei einem kolloidosmotischen Druck (COP) von 10 mm Hg. Dem Konzept nach wurden nur extrakorporale und damit irreversible Plasmaproteinverluste (z. B. durch Blutungen, Drainagen)

Tabelle 1. Hämodynamische Parameter bei zwölf Patienten mit NP unter einem vorwiegend kristalloiden Volumenregime

		0 h	24 h	48 h
HR	(b/min)	122 ± 23	112 ± 15	118 ± 15
SVI	(ml/min/m^2)	35 ± 8	39 ± 7	41 ± 11
CI	(l/min/m^2)	$4,2 \pm 0,9$	$4,3 \pm 0,7$	$4,8 \pm 1,1$
MAP	(mm Hg)	79 ± 17	80 ± 12	78 ± 12
O_2AVI	(ml/min/m^2)	635 ± 177	609 ± 153	673 ± 174
VO_2I	(ml/min/m^2)	199 ± 99	163 ± 39	185 ± 42

ersetzt; die überwiegenden transvaskulären, prinzipiell reversiblen Plasmaproteinverschiebungen wurden nicht korrigiert. Ließen sich die therapeutischen Zielpunkte — CI > 4,5 l bzw. MAP > 60 Torr — durch alleinige Volumenoptimierung nicht erreichen, dann wurde zusätzlich Dopamin und/oder Dobutamin verabreicht.

In den ersten 24 Stunden war eine mittlere positive Flüssigkeitsbilanz von 8220 ml/1,73 m^2 (Bereich 3285 bis 14.800) erforderlich. Die nachfolgenden 24 h wurden mit einer durchschnittlichen Bilanz von 3525 ml/1,73 m^2 (Bereich —970 bis 11.615) abgeschlossen. Die kumulative Bilanz über 48 h betrug im Mittel 11.745 ml/1,73 m^2 (Bereich 4760 bis 21.090).

Tabelle 1 gibt eine Übersicht der hämodynamischen Parameter: Zu Untersuchungsbeginn fand sich bereits ein hyperdynames Kreislaufprofil, das bei eingeschränktem Schlagvolumen durch gesteigerte Herzfrequenz aufrechterhalten wurde. Damit wurde auch ein ausreichender arterieller Systemdruck und die optimalen Zielwerte von Sauerstoffverfügbarkeit (O_2AVI) und -verbrauch (VO_2I) erreicht. Durch Volumenexpansion und inotrope Therapie mit Dopamin und/oder Dobutamin in zumeist höherer Dosierung erreichte nach 48 h auch der CI vorwiegend über eine Steigerung des Schlagvolumens (SVI) das optimale Niveau von mehr als 4,5 l l/min/m^2. Die maximierte O_2AVI sicherte weiterhin einen adäquaten VO_2I. Trotz des relativ hohen Kristalloidloads kam es zu keiner signifikanten Änderung der EVLW-Werte — siehe Tabelle 2. Zu Beginn der Untersuchung waren sie bei elf Patienten mit 3,3—6,0 ml/kg noch innerhalb des Normbereiches; ein Patient lag mit 6,6 ml/kg knapp darüber. Über den Beobachtungszeitraum von 48 h kam es zu einer nur geringen, nicht-

Tabelle 2. Extravaskuläres Lungenwasser, kolloidosmotischer Druck und Gasaustausch bei zwölf Patienten mit NP unter einem vorwiegend kristalloiden Volumenregime

		0 h	24 h	48 h
ELVW	(ml/kg)	$4{,}8 \pm 1{,}0$	$4{,}8 \pm 1{,}0$	$5{,}7 \pm 1{,}0$
COP	(mm Hg)	$12{,}6 \pm 2{,}2$	$12{,}5 \pm 1{,}6$	$12{,}8 \pm 3{,}2$
PCWP	(mm Hg)	$9{,}3 \pm 3{,}2$	$10{,}6 \pm 3{,}3$	$10{,}7 \pm 3{,}1$
COP-PCWP	(mm Hg)	$3{,}2 \pm 3{,}0$	$1{,}9 \pm 2{,}8$	$2{,}1 \pm 3{,}9$
AaDO$_2$	(mm Hg)	169 ± 52	157 ± 59	138 ± 67*

* $p < 0{,}05$.

signifikanten Zunahme des EVLW. Bei vier Patienten zeigten sich nun erhöhte Werte zwischen 6,3 und 7,3 ml/kg, die einem röntgenmorphologisch nur geringgradig vermehrten Flüssigkeitsgehalt der Lunge entsprachen. Auffallend war, daß bei reduziertem COP bzw. niedrigem Gradienten zwischen COP und pulmonalarteriellem Verschlußdruck keine klinisch relevante ELVW-Formation induziert wurde. Die Kristalloidtherapie zeigte auch keine negativen Auswirkungen auf den Gasaustausch — die alveoloarterielle Sauerstoffdifferenz sank sogar signifikant ab, was wir lungenpflegerischen Maßnahmen, vor allem aber PEEP bzw. IRV-Effekten zuschreiben.

Die beobachteten Änderungen des EVLW waren vergleichsweise gering gegenüber dem erreichten Behandlungsziel. Die nichtsignifikante Zunahme des EVLW kann vorwiegend auf Störungen der Kapillarintegrität zurückgeführt werden und entsprach somit durchaus der Dynamik der Grunderkrankung [9]. Vergleichbare Ergebnisse unter Kristalloidtherapie wurden auch bei anderen Problemgruppen mit ausgedehnten Verbrennungen, Polytraumen, nach abdomineller Aortenrekonstruktion sowie im septischen Schock gefunden [24—26, 28]. Die vorliegenden Ergebnisse widerlegen das Postulat von Rackow et al. [21] und Weil et al. [27], daß der COP und der Gradient COP-PCWP als die Hauptdeterminanten transvaskulärer Flüssigkeitsbewegungen anzusehen sind. Sie können schon deshalb nicht als Einflußgrößen des EVLW herangezogen werden, weil diese Gradienten von einer nicht zulässigen Vereinfachung der Starlingschen Gleichung abgeleitet werden [8]. Das unterschiedliche Permeabilitätsverhalten des Kapillarendothels und klinisch nicht meßbare, aber sehr effektive interstitielle Kräfte bleiben dabei unberücksichtigt. Unberücksichtigt bleiben bei dieser Interpretation auch hochwirksame lymphatische Kompensationsmechansimen.

Wir glauben uns daher zum Schluß berechtigt, daß bei der NP, ähnlich wie bei der abdominellen Sepsis, unter einem vorwiegend kristalloiden Infusionsregime keinerlei negative Auswirkungen auf Lungenwasser und Gasaustausch zu befürchten sind, solange die kardialen Füllungsdrucke entsprechend niedrig gehalten werden.

Kreislauftherapie mit inotropen Wirkstoffen

Wenn auch optimierter Sauerstofftransport und -verbrauch als die entscheidenden Zielgrößen unbestritten sind, darf nicht vergessen werden, daß für Niere, Koronakreislauf und Gehirn suffiziente arterielle Mitteldrucke essentiell sind. Analysen septischer Fälle haben besonders hohe Letalitäten im extremen High output — low resistance state ergeben, bei denen trotz extremer Steigerung des CI kein suffizienter arterieller Mitteldruck aufrechterhalten werden kann [1, 18—20]. In diesem therapeutischen Dilemma erlebt zur Zeit Noradrenalin eine gewisse Renaissance, zumal nicht nur im Tierexperiment [7, 16] sondern auch in anekdotischen klinischen Berichten günstige Effekte dieses potenten α-Mimetikums im therapierefraktären septischen Schock berichtet werden [10, 14, 15].

Auch bei der NP ist nach Ausschöpfung der Volumenoptimierung infolge myokardialer Insuffizienz und extremer peripherer Vasoparalyse der Einsatz inotroper Substanzen häufig erforderlich.

An der Intensivstation des Anästhesieinstituts der Krankenanstalt Rudolfstiftung läuft derzeit eine Untersuchung über Noradrenalineffekte beim Low resistance state bei Peritonitis und NP. Wir überblicken bisher sechs Patienten mit NP sowie 13 Kranke mit Peritonitis. In die Studie einbezogen wurden kritische Fälle, bei denen trotz hoher Dosierung mit Dopamin > 20 μ/kg/min bzw. Dopamin/Dobutamin in kumulativer Dosis > 30 μ/kg/min nach Ausschöpfung der Volumenoptimierung ein MAP über 60 Torr nicht aufrechterhalten werden konnte. Weiters Hypertoniker, bei denen der SAP um mehr als 50 Torr zum gewohnten Nieveau abfiel. Eine weitere Indikation war gegeben, wenn die Dopamin-/Dobutaminmedikation auch unter niedrigerer Dosierung zu Tachykardien über 150/min führte. Traf eines der aufgezählten Kriterien zu, dann wurde nach Registrierung der

Tabelle 3. Hämodynamische Parameter bei sechs Patienten mit NP unter NA-Medikation

		Vorwert	nach 4 h	nach 8 h	nach 24 h	* sig.
HR	(b/min)	104 ± 7	109 ± 14	112 ± 8	106 ± 9	N.S.p $< 0,008$
MAP	(mm Hg)	$62 \pm 5,6$	86 ± 16*	$87 \pm 9,3$*	83 ± 12*	N.S.
CI	(l/min/m^2)	$4,7 \pm 1,2$	$4,6 \pm 1,3$	$5,4 \pm 0,8$	$5,0 \pm 0,9$	N.S.
SVI	(ml/min/m^2)	46 ± 12	42 ± 16	$50 \pm 10,5$	$48 \pm 9,7$	N.S.
TPRI	(dyn sec. cm^{-5})	982 ± 221	1393 ± 569	1179 ± 244	1254 ± 279	N.S.
PAM	(mm Hg)	$25 \pm 7,7$	27 ± 6	29 ± 6	$27 \pm 7,3$	N.S.
RAP	(mm Hg)	$7,6 \pm 3$	6 ± 2	$7,8 \pm 2,6$	9 ± 2	N.S.
PCWP	(mm Hg)	$8,4 \pm 3$	$7,2 \pm 2,2$	$9,8 \pm 5,1$	8 ± 2	

Tabelle 4. Hämodynamische Parameter bei 13 Patienten mit Peritonitis und Sepsis unter NA-Medikation

		Vorwert	nach 4 h	nach 8 h	nach 24 h	* sig.
HR	(b/min)	113 ± 13	105 ± 12	108 ± 15	100 ± 13*	p $< 0,02$
MAP	(mm Hg)	55 ± 6	75 ± 10	$73,7 \pm 8$*	78 ± 10*	p < 0
CI	(l/min/m^2)	$3,5 \pm 0,6$	$3,5 \pm 0,6$	$3,76 \pm 0,7$	$3,8 \pm 0,5$	N.S.
SVI	(ml/min/m^2)	31 ± 7	34 ± 10	$35,6 \pm 8$	$39,5 \pm 9,6$*	p $< 0,02$
TPRI	(dyn sec. cm^{-5})	1078 ± 247	1582 ± 487*	1353 ± 511	1535 ± 276*	p < 0
PAM	(mm Hg)	$27 \pm 7,6$	27 ± 6	$27 \pm 5,2$	$27 \pm 6,7$	N.S.
RAP	(mm Hg)	$8,3 \pm 3,6$	9 ± 4	$8,7 \pm 3$	$8,6 \pm 4$	N.S.
PCWP	(mm Hg)	$11 \pm 5,4$	$11 \pm 4,8$	$10,5 \pm 3,7$	$10,6 \pm 5,5$	N.S.

Vorwerte die Dopaminmedikation auf 2,5 µ/kg/min reduziert und Noradrenalin, beginnend 0,05 µ/kg/min, so lange gesteigert, bis die entsprechenden Grenzwerte des arteriellen Druckes konstant überschritten blieben. Die hämodynamischen Parameter wurden nach 4, 8 und 24 h registriert, die Harnmengen und Kreatininclearances nach 24 und 48 h. Die Patienten mit NP benötigten während der ersten 24 h NA-Dosen zwischen 0,1 und 0,15 µ/kg/min. Tabelle 3 gibt eine Zusammenstellung hämodynamischer Parameter wieder: Der MAP stieg signifikant auf 83 ± 12 Torr an. Für die Zunahme des TPRI konnte keine statistische Signifikanz ermittelt werden. Neben der noch bescheidenen Fallzahl kann dies damit erklärt werden, daß der CI — eine der Größen für die Berechnung des TPRI — ebenfalls mäßig anstieg.

Diese Annahme bestätigt sich bei den 13 im selben Zeitraum untersuchten Patienten mit Peritonitis und Sepsis (Tabelle 4): hier steigen MAP und TPRI signifikant an. Bemerkenswert bei diesem Kollektiv ist die unter Noradrenalin signifikant abfallende Herzfrequenz. Wir führen dies auf den Ersatz hoher Dopamin- durch relativ geringe Noradrenalindosen (bei der Peritonitis im Mittel 0,4 µ/min zurück. Die Senkung der Herzfrequenz führte unter mäßig ansteigenden CI zu signifikant höheren Schlagvolumina.

Beim O_2AVI und VO_2I wurden bei den Patienten mit NP mit 755 ± 135 ml/min/m² bzw. 176 ± 67 ml/min/m² die eingangs postulierten Zielwerte erreicht.

Tabelle 5: Von besonderem Interesse war für uns die Nierenfunktion, da den im „low resistence state"-erniedrigten mittleren arteriellen Drücken zweifelsohne relativ hoher pathognomotischer Stellenwert für die renale Dysfunktion und die noch immer relativ hohe Inzidenz des akuten Nierenversagen bei Pankreatitis und abdominaler Sepsis zukommt. Im experimentellen Endotoxinschock konnte unter Noradrenalin zwar keine Normalisierung des renalen Blutflusses erzielt werden [7], doch konnte in klinischen Serien eine signifikante Zunahme der Diurese [10, 15] ermittelt werden. Bei den Pankreatitisfällen stieg die Kreatininclearance nach 48 h von einem Mittelwert von 105 auf 144 ml/min an. Obwohl dieser Anstieg statistisch nicht zu sichern war, erscheint uns dieser Wert als bemerkenswert, vor allem im Vergleich zu den Clearances der Peritonitispatienten. Diese erreichten unter Noradrenalinmedikation nur einen Mittelwert von 97 ml/min. Bei gemeinsamer Auswertung beider Patientenkollektive errechnet

Tabelle 5. Harnmengen und Kreatininclearances bei sechs Patienten mit NP und 13 Patienten mit Peritonitis und Sepsis unter NA-Medikation

	Vorwert	nach 24 h	nach 48 h
Pankreatitis n = 6			
Harnmenge (ml/h)	222 ± 138	175 ± 62	166 ± 60
Cl_{Kr} (ml/min)	105 ± 54	120 ± 61	144 ± 77
Peritonitis n = 13			
Harnmenge (ml/h)	141 ± 69	181 ± 79	$251 \pm 110*$
Cl_{Kr} (ml/min)	65 ± 32	81 ± 39	97 ± 41
Peritonitis + Pankreatitis			
Harnmenge (ml/h)	167 ± 141	179 ± 72	225 ± 104
Cl_{Kr} (ml/min)	74 ± 48	95 ± 49	$114 \pm 58**$

* $p < 0,01$.   **$p < 0,03$.

sich ein signifikanter Anstieg der Kreatininclearance. Aus diesen Ergebnissen lassen sich u. E. nach zwei Schlüsse ableiten. 1. Die Noradrenalinmedikation führt zu einer verbesserten GFR im Low resistance state be Pankreatitis und Peritonitis. 2. Patienten mit Pankreatitis erreichen nach Volumenoptimierung und subtiler Kreislauftherapie GFR-Raten, die deutlich über der Norm liegen. Dieses Phänomen erhöhter GFR-Raten wurde bei jungen, kreislaufgesunden postoperativen, posttraumatischen und Verbrennungspatienten beschrieben, solange keine septischen Komplikationen vorlagen [5]. Sie korrelierten eng mit den erhöhten cardiac indices dieser Kranken. Bei septischen Patienten besteht eine solche Korrelation nicht; Peritonitispatienten erreichen in der Akutphase kaum je normale Kreatininclearancewerte. Eine mögliche Erklärung hierfür kann aus experimentellen Untersuchungen von Raper et al. [22] abgeleitet werden. Die Autoren wiesen in einem septischen Tiermodell nach, daß sich nach Auslösung einer Peritonitis trotz hochsignifikanter Anstiege der Herzeitvolumina der renale Blutfluß nicht änderte und somit relativ zum CI abnahm. Es stellt sich somit die Frage, ob übernormale Kreatininclearances nicht eine Sepsis ausschließen. Tatsächlich konnte bei fünf der sechs Patienten mit NP zum Zeitpunkt der Untersuchung eine Infektion der

Nekrosen ausgeschlossen werden. Wir glauben deshalb, daß der Kreatininclearancebestimmung relativ hoher Stellenwert für die Diagnose einer sich anbahnenden Superinfektion bei der NP zukommt.

Indikation zur Herdsanierung aufgrund septischer Organparameter

Es ist aus einer großen Anzahl von Analysen hinlänglich bekannt, daß die Prognose der Pankreatitis sehr davon abhängt, ob eine Superinfektion der Nekrosen vorliegt oder nicht. Wie die Ulmer Gruppe nachweisen konnte [1], waren schon bei 31% der in der ersten Woche operierten Patienten die Nekrosen keimbesiedelt. Es konnte bei den superinfizierten Fällen eine signifikant höhere Inzidenz von Organinsuffizienz vornehmlich der Niere, der Lunge und des Kreislaufes erhoben werden [8]. Wir leiten davon ab, daß, nach initialer Schocktherapie und Kreislaufstabilisierung, den Symptomen beginnender Organversagen (Tabelle 6) in Anbetracht der sehr oft verschleierten klinischen Symptomatik intensivbehandelter Patienten entscheidender Stellenwert für die Indikation zur chirurgischen Intervention zukommt.

Das sei abschließend anhand des Krankengutes der Intensivbehandlungsstation I der Wiener Anästhesieklinik und der I. Chir. Univ.-Klinik der Kalenderjahre 1985/86 demonstriert:— Abbildung 1: Sekundär zutransferierte Patienten kamen zum größeren Teil im Multiorganversagen zum Ersteingriff; dementsprechend hoch ist die Letalität, beinahe jeder zweite verstarb. Abbildung 2: Primär zutransferierte Patienten wurden z. T. wegen drohender Organinsuffizienzen,

Tabelle 6. Warnsymptome beginnender septischer Organinsuffizienzen

Permeabilitätsstörung: Abfall des KOD, Flüssigkeitsbilanzhochpositive Flüssigkeitsbilanz erforderlich

Peripheral failure — low resistance state: Erniedrigter TPRI, erniedrigter MAP

Nierenversagen: Abfallende Kreatininclearance

Lungenversagen: Abfall des PaO_2, Hyperventilation, Notwendigkeit der Steigerung des globalen Beatmungsaufwandes

Leberinsuffizienz: Anstieg des Bilirubins, Abfall des Normotests

                          P. Sporn et al.

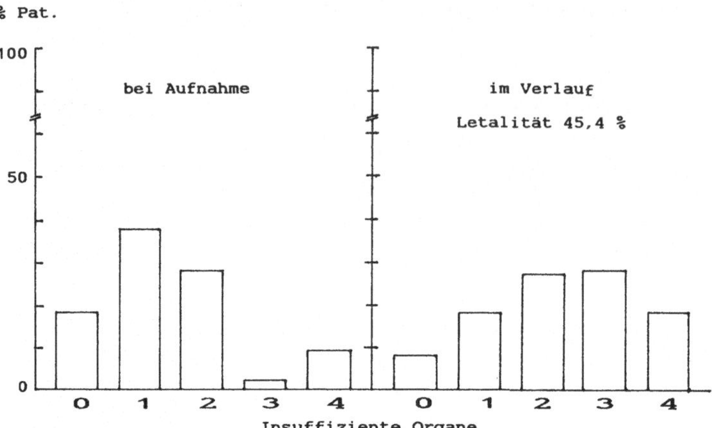

Abb. 1. Organversagen und Letalität bei sekundär zutransferierten Patienten mit NP

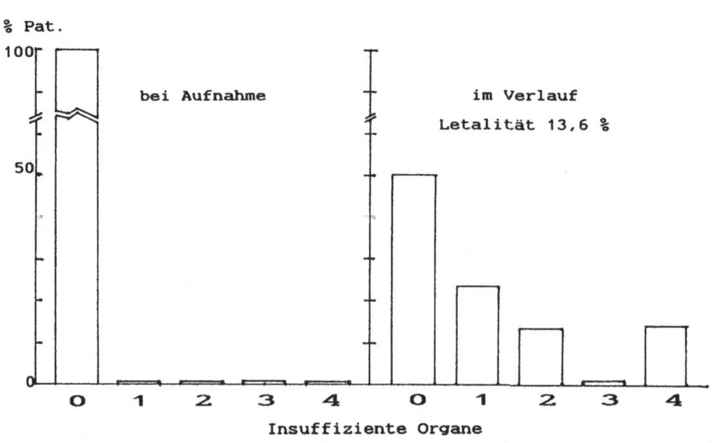

Abb. 2. Organversagen und Letalität bei sekundär zutransferierten Patienten mit NP

aber ausnahmslos vor dem Auftreten manifester septischer Organversagen operiert. Nur ein kleiner Prozentsatz erlitt im weiteren Verlauf ein Multiorganversagen — die Letalität liegt mit 13,6% wesentlich
niedriger als bei den sekundär zutransferierten Kranken.

Literatur

1. Baumgartner JD, Vaney C, Perret C (1984) An extreme form of the hyperdynamic syndrome in septic shock. Intensive Care Med 10: 245—249

2. Beger HG, Bittner R, Büchler M, Hess W, Schmitz JE (1986) Hemodynamic data pattern in patients with acute pancreatitis. Gastroenterology 90: 74—79

3. Beger HG, Block S, Bittner R (1987) The significance of bacterial infection in acute pancreatitis. In: Beger HG, Büchler M (Hrsg) Acute Pancreatitis. Springer, Berlin Heidelberg New York Tokyo, pp 79—86

4. Block S, Bittner R, Beger HG (1987) Sepsis indicators in acute pancreatitis. In: Beger HG, Büchler M (Hrsg) Acute pancreatitis. Springer, Berlin Heidelberg New York Tokyo, pp 164—170

5. Brown R, Babcock R, Talbert J, Gruenber J, Czurak Ch, Campbell M (1980) Renal function in critically ill postoperative patients: sequential assessement of creatinin, osmolar and free water clearance. Crit Care Med 8: 68—72

6. Bradley EL, Hall JR, Lutz J, Hammer L, Lattouf O (1983) Hemodynamic consequences of severe pancreatitis. Ann Surg 198: 130—133

7. Breslow MJ, Miller CF, Parker SD, Walman AT, Traystman RJ (1981) A comparative study of norepinephrine, dopamine and phenylephrine in the treatment of endotoxin shock. Anesthesiology 61: A 138

8. Civetta JM (1989) A new look at the Starling equation. Crit Care Med 7: 84

9. Deller A, Wiedeck H (1987) Factors influencing pulmonary function in acute pancreatitis. In: Beger HG, Büchler M (Hrsg) Acute Panreatitis. Springer, Berlin Heidelberg New York Tokyo, pp 201—215

10. Desjars P, Pinaud M, Potel G, Tasseau F, Touze M-D (1987) A rappraisal of norepinephrine therapy in human septic shock. Crit Care Med 15: 134—137

11. Cobo JC, Abraham EA, Bland RD, Shoemaker WC (1984) Sequential hemodynamic and oxygen transport abnormalities in patients with acute pancreatitis. Surgery 95: 324—330

12. Di Carlo V, Nespoli A, Chiesa R, Staudacher C, Cristallo M, Bevilacqua G, Staudacher V (1981) Hemodynamic and metabolic impairment in acute pancreatitis. World J Surg 5: 329—339

13. Köhler H, Lepsien G, Becker HD (1987) Causes of death in hemorrhagic necrotizing pancreatitis. In: Beger HG, Büchler M (Hrsg) Acute pancreatitis. Springer, Berlin Heidelberg New York Tokyo, pp 377—382

14. Martin C, Saux P, Albanese J, Bonneru JJ, Gouin F (1987) A new look at norepinephrine to treat human hyperdynamic shock. Anesthesiology 67: A 848

15. Meadows D, Edwards JD, Wilkins RG, Nightingale P (1988) Reversal of intractable shock with norepinephrine therapy. Crit Care Med 16: 633—666

16. Melchior JC, Pinaud M, Blanloeil Y, Bourelli B, Potel G, Souron R (1987) Hemodynamic effects of continuous norepinephrine infusion in dogs with and without hyperkinetic endotoxic shock. Crit Care Med 15: 687—691

17. Öttinger W, Beger HG (1987) Haemodynmic changes in acute pancreatitis. In: Beger HG, Büchler M (Hrsg) Acute pancreatitis. Springer, Berlin Heidelberg New York Tokyo, pp 207—210

18. Parillo TE (1986) Septic shock in humans: recent insights regarding pathogenesis, cardiovascular dysfunction and therapy. In: Chernow B, Shoemaker WC (Hrsg) Critical care state of the art, vol 7. The society of critical care medicine. Fullerton, California, pp 383—427

19. Parker MM, Shelhamer JH, Natanson C, Miller L, Masur H, Parillo JE (1983) Serial hemodynamic patterns in survivors and non-survivors of septic shock in humans. Clin Res 31: 671

20. Parker MM, Shelhammer JH, Natanson C, Masur H, Parillo JE (1984) Serial hemodynamic patterns in survivors and non-survivors of septic shock in humans. Crit Care Med 12: 311

21. Rackow EC, Fein IA, Siegel J (1982) The relationship of the colloid osmotic-pulmonary artery wedge pressure gradient to pulmonary edema and mortality in critically ill patients. Chest 82: 433

22. Raper R, Rutledge FS, Hobson J, Driedger AA, Sibbald WJ (1987) Organ blood flow in high output normotensive sepsis. Crit Care Med 15: 440

23. Semsch B, Heitz J, Berger G, Häring R (1987) Influence of E. Coli in the course of acute pancreatitis in mini pigs. In: Beger HG, Büchler M (Hrsg) Acute pancrreatitis. Springer, Berlin Heidelberg New York Tokyo, pp 90—99

24. Shires GT III, Peitzmann AB, Albert SA, Illner H, Silance MF, Perry MO, Shires GT (1983) Response of extravascular lung water to intraoperative fluids. Ann Surg 197: 515

25. Tranbaugh RF, Lewis FR, Christensen JM, Elings VB (1980) Lung water changes after thermal injury. The effects of crystalloid resuscitation and sepsis. Ann Surg 192: 479

26. Tranbaugh RF, Ellings VB, Christensen J, Lewis FR (1982) Determinants of pulmonary interstitial fluid accumulation after trauma. J Trauma 22: 820

27. Weil MH, Henning RJ, Puri VK (1979) Colloid oncotic pressure: clinical significance. Crit Care Med 7: 113

28. Zadrobilek E, Hackl W, Evsatieve V, Mauritz W, Sporn P, Steinbereithner K (1988) Verhalten des extravasculären Lungenwassers unter initialer Volumentherapie mit Elektrolytlösungen im frühen septischen Schock. In: Peter K, Groh J (Hrsg) Anästhesiologie und Intensivmedizin 205. ZAK München 1987 Band III Hauptthemen. Springer, Berlin Heidelberg New York Tokyo, pp 11—14

Korrespondenz: Univ.-Prof. Dr. P. Sporn, Vorstand des Anästhesieinstituts der Krankenanstalt Rudolfstiftung der Stadt Wien, Juchgasse 25, A-1030 Wien, Österreich.

Plasmafiltration als Akuttherapie der exzessiven Hyperlipoproteinämie

W. Fuhrmann[1], **K. Jilek**[1], **W. Rainer**[2] und **J. Borkenstein**[1]

[1] Medizinische Abteilung des LKH Leoben, Leoben,
[2] Medizinische Abteilung des LKH Knittelfeld, Knittelfeld, Österreich

Dys- oder Hyperlipoproteinämie kann neben den bekannten atherogenen Spätkomplikationen auch zu akuten, teils lebensbedrohlichen Zuständen führen, welche einer sofortigen Intervention bedürfen. Durch Dekompensation der Clearing-Mechanismen, wobei die Aktivitätsminderung der Lipoproteinlipase, welche Chylomikronen in Fettsäuren und Glyzerin spaltet, eine Schlüsselrolle spielt [3], kommt es zu einer massiven Anhäufung von Chylomikronen im Serum, was sich klinisch als Hyperviskositätssyndrom manifestiert.

Klinische Folgezustände der Viskositätserhöhung sind nach unserer Erfahrung einerseits zentralnervöse Erscheinungsbilder, welche ähnlich wie im Rahmen eines Prädeliriums mit Desorientiertheit, verlangsamten Denkvorgängen und Unruhe einhergehen, eine häufige Komplikation ist andererseits die akute Pankreatitis, deren Pathomechanismus auf Dyszirkulation als Folge der Hyperviskosität, mit konsekutiver Azidose, Ödembildung und Freisetzung sowie Aktivierung von autodigestiven Enzymen beruht [7].

Wird diese Minderperfusion verursachende Hyperchylomikronämie nicht rechtzeitig durch entsprechende Eliminationsverfahren behoben, geht die noch reversible akute Pankreatitis aus dem Stadium der serösen Exsudation in das mit hoher Mortalität belastete Stadium der Nekrose über. Aus dieser Überlegung ergibt sich die Empfehlung, Patienten mit akuter Oberbauchsymptomatik, welche die Kriterien der massiven Hyperlipämie mit Hyperviskositätssymptomatik erfüllen, dem Plasmaseparationsverfahren zur Elimination der

W. Fuhrmann et al.

Tabelle 1.

Patient	1	2	3	4	5
Alter	47	32	34	75	33
Geschlecht	männl.	männl.	männl.	weibl.	männl.
Trigl. v. PF/mg%	16.110	7500	6315	5856	3714
Trigl. n. PF/mg%	11.926	1128	2467	709	231
Trigl. n. 3 W/mg%	705	172	56	518	372
Trigl. n. 3 M./mg%	375	102		402	79
Trigl. n. 8 M./mg%	268			379	
Trigl. n. 16 M./mg%	243				
Trigl. n. 24 M./mg%	228				
Chol. v. PF/mg%	1964	736	939	720	530
Chol. n. PF/mg%	1622	208	507	165	130
Chol. n. 3 W/mg%	459	175	242	308	285
Chol. n. 3 M./mg%	398	236		210	171
Chol. n. 8 M./mg%	324			224	
Chol. n. 16 M./mg%	224				
Chol. n. 24 M./mg%	188				
Amylase v. PF/U/l	160	135	n.b.	539	263
Amylase n. PF/U/l	138	87	n.b.	228	69
Lipase v. PF/U/l	3590	n.b.	n.b.	3392	3240
Lipase n. PF/U/l	384	n.b.	n.b.	1875	214
Hsre. v. PF/mg%	14,36	34,06	34	9,39	9,17
Hsre. n. PF/mg%	7,81	7,82	14,10	7,28	3,65
Serum-pH	7,29	7,37	n.b.	7,49	7,35
Diabetes mellitus	Typ I	Typ II	0	0	Typ I
ZNS-Symptomatik	XXX	X	X	0	X
Abd. Symptomatik	XX	XXX	X	XXX	XXX
Alkoholabusus	XX	XX	0	0	XXX
Fredrickson-Typ	IV	IV	IV	IV	IV

Chylomikronen zuzuführen, um schwerwiegende Folgeerkrankungen zu vermeiden.

6	7	8	9	10	11
58	52	43	65	44	37
weibl.	männl.	männl.	weibl.	weibl.	männl.
3128	3000	2906	2569	5370	3309
340	852	1134	846	539	673
439	411	368	1499	296	
	361				
	243				
	209				
692	664	471	524	716	887
110	191	131	166	113	270
242	105	283	425	291	
	160				
	199				
	195				
8	461	45	84	69	48
n.b.	116	n.b.	25	22	32
63	1904	n.b.	n.b.	2940	640
n.b.	558	n.b.	n.b.	n.b.	n.b.
13,30	8,79	7,46	8,06	15,21	21,59
7,03	4,32	5,25	3,29	3,18	8,79
n.b.	7,28	n.b.	n.b.	n.b.	n.b.
Typ I	Typ I	0	Typ II	0	0
X	XXX	XX	0	XX	0
0	XXX	XX	XX	XX	XX
0	XXX	XX	0	0	XXX
IV	IV	II b	II b	IV	IV

Patienten und Methodik

(Tabelle 1)

Vorgestellt wird eine retrospektive Analyse der Krankheitsverläufe von zehn Patienten, welche an unserer Abteilung wegen einer mit Hyperviskositätssymptomatik einhergehenden Hyperlipoproteinämie zur Aufnahme gelangten. Als Indikation für eine Therapie mittels Plasmafiltration wurde das Vorliegen einer zentralnervösen Symptomatik (Unruhe, Desorientiertheit, Verlangsamung der Denkvorgänge, „prädelirante" Zustände) und/oder das Vorliegen einer akuten Oberbauchsymptomatik mit oder ohne Erhöhung der Serumylase oder Serumlipase, im Verein mit einer Triglyzeriderhöhung von über 1000 mg% angesehen. Laut Literaturangaben ist ab diesem Grenzwert ein Chylomikronämiesyndrom mit möglichem Auftreten einer Pankreatitis oder schwerer abdomineller Schmerzsymptomatik zu erwarten [13]. Wir wandten das Verfahren der Plasmafiltration bei zehn Patienten an. Neun Patienten wurden einer einmaligen Behandlung unterzogen, ein Patient (Pat. 2/5, Tabelle 1) wurde nach zehn Monaten wegen neuerlicher Exazerbation der Fettstoffwechselstörung nochmals einer Plasmafiltration zugeführt. Der Beobachtungszeitraum erstreckte sich von Juni 1986 bis Mai 1989. Die längste Nachbeobachtungsdauer betrug 24 Monate. Bei den Patienten handelte es sich um vier Frauen und sechs Männer, das Durchschnittsalter betrug 47 Jahre (32 bis 76 J.). Entsprechend der Einteilung der Hyperlipoproteinämie nach Donald S. Fredrickson handelte es sich bei zwei Patienten um Typ II b, bei den übrigen acht Patienten um Typ IV — Hyperlipoproteinämien. In sechs Fällen bestand eine akute Oberbauchsymptomatik mit signifikanter Erhöhung von Serumamylase und/oder Serumlipase. Ein Patient mußte trotz durchgeführter Plasmafiltration wegen bereits bestehender nekrotisierender Pankreatitis laparatomiert und pankreasteilreseziert werden. Der postoperative Verlauf war durch ein Nierenversagen kompliziert, welches mittels Hämofiltration erfolgreich behandelt wurde. Auch der Langzeitverlauf dieses Patienten (Patient 7, in Tabelle 1) war jedoch bezüglich Lebensqualität, Nierenfunktionsparametern und Blutfettspiegeln gut.

Eine zentralnervöse Hyperviskositätssymtomatik unterschiedlichen Schweregrades wurde bei acht Patienten beobachtet. Bei Einteilung nach klinisch-neurologischer Symptomatik fanden wir in drei Fällen Grad I mit beginnendem Unwohlsein und Schwindelzuständen, in drei Fällen Grad II mit beginnender Unruhe und Desorientiertheit ähnlich einem „Prädelirium" und in zwei Fällen Grad III mit absoluter zeitlicher und örtlicher Desorientiertheit.

Als Begleiterkrankung bestand fünfmal ein insulinpflichtiger, einmal ein auf orale Antidiabetika eingestellter Diabetes mellitus. In allen Fällen lag gleichzeitig eine gravierende Hyperurikämie vor. Bei sechs Patienten fand sich in der Anamnese ein chronischer Alkoholabusus, und in einem Fall bestand eine nicht substituierte Hypothyreose.

Wir brachten das Verfahren der Plasmfiltration mit einem standardisierten pumpengetriebenen Hämofiltrationsgerät (Fa. Fresenius) zur Anwendung, wobei ein Kapillar-Plasmafilter Plasmaflux (Fa. Fresenius) mit einer Polypropylenmembran und einem Innendurchmesser von 330 Mikrometern verwendet wurde. Die obere Ausschlußgrenze dieser Membranen liegt bei 3—4 Mill. Dalton. Im Vergleich dazu liegt sie bei Hämofiltrationsmembranen zwischen 20.000 und 30.000 Dalton [15]. Der Plasmafiltratfluß lag zwischen 40 und 60 ml/min. Es wurden jeweils 3500 ml 3,5%iger Humanalbumin-Elektrolytlösung ausgetauscht.

Komplikationen traten, abgesehen von einem einmaligen durch Absenken des Filtratflusses und Volumensubstitution sofort beherrschbaren Blutdruckfall, nicht auf. Aufgrund des limitierten Austauschvolumens war eine Substitution von y-Globulinen oder Gerinnungsfaktoren in keinem Fall erforderlich. Der Aufenthalt auf der Intensivstation beschränkte sich auf die Dauer der Plasmafiltration mit ca. einstündiger Nachbeobachtungszeit. Nach Durchführung der Plasmafiltration wurde allen Patienten eine fettarme Diät, Lipidsenker aus der Fibrat-Gruppe sowie naturgemäß Alkoholabstinenz während des stationären Aufenthaltes verordnet. Alle Patienten mit Diabetes mellitus wurden auf eine intensivierte Insulintherapie eingestellt, für welche ein zusätzliches Absenken der Triglyzeride und Anheben der HDL-Cholesterinfraktion beschrieben wird [6]. Eine Patientin mit Hypothyreose wurde mit Schilddrüsenhormon substituiert.

Ergebnisse

Als Kriterien zur Beurteilung des Plasmaseparationseffektes auf den Krankheitsverlauf der Hyperlipoproteinämie mit Hyperviskositätssymptomatik wurden das klinische Bild sowie der Verlauf der entsprechenden Serumwerte (Tabelle 1) herangezogen. Die neurologische Symptomatik bildete sich bei allen Patienten, unabhängig vom Schweregrad, vollständig zurück, und zwar bei sechs Patienten unmittelbar im Anschluß an die Plasmafiltration, bei einem Patienten (Pat. 1 lt. Tabelle 1) mit Grad-III-Symptomatik nach einer Latenz von zwölf Stunden.

Von den neun Patienten bei denen eine akute Oberbauchsymptomatik mit Bauchdeckenspannung, abgeschwächter Darmperistaltik und massiver Schmerzsymptomatik vorlag, zeigten sechs eine signi-

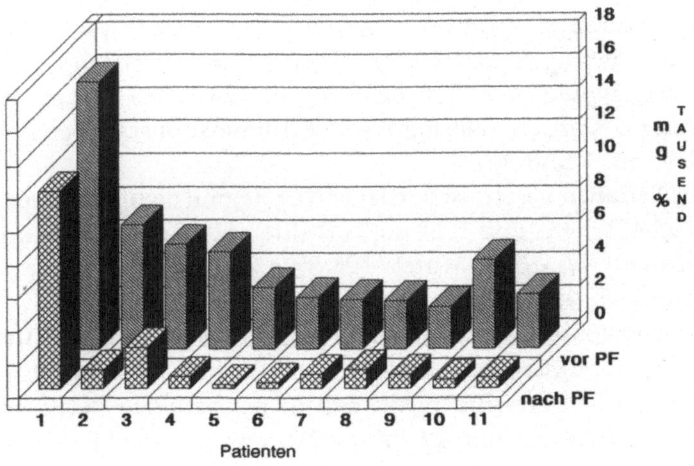

Abb. 1. Triglyzeridverläufe

     W. Fuhrmann et al.

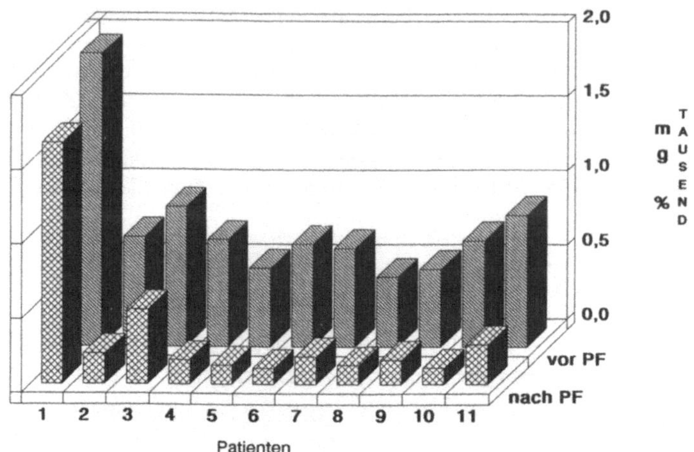

Abb. 2. Cholesterinverläufe

fikante Erhöhung der Serumamylase und/oder Serumlipase. Bei fünf von diesen normalisierten sich die Werte nach Plasmafiltration und die Oberbauchsymptomatik bildete sich prompt zurück. Bei einem Patienten bestand bereits eine computertomographisch verifizierte exsudative Pankreatitis, welche trotz Durchführung der Plasmaseparation in das Stadium der nekrotisierenden Pankreatitis überging und einer chiurgischen Intervention bedurfte.

Die Serumtriglyzeridwerte lagen vor Beginn der Plasmaseparation zwischen 2569 mg% und 16.110 mg% (Mittel: 5434,3 mg%), direkt nach Beendigung der Plasmaseparation zwischen 231 mg% und 11.926 mg% (Mittel: 1895 mg%). Die Eliminationsrate betrug somit 65,1% (Abb. 1 und 3).

Die Serumcholesterinwerte lagen vor Beginn der Plasmaseparation zwischen 471 mg% und 1964 mg% (Mittel: 803,9 mg%) und konnten auf 110 mg% bis 1622 (Mittel: 328,5 mg%) gesenkt werden. Eliminationsrate: 59,1% (Abb. 2, Abb. 3).

Verlaufskontrollen, welche über drei Wochen bis zu 24 Monaten durchgeführt wurden, ergaben nach drei Wochen Mittelwerte der Serumtriglyzeride von 483,6 mg% und in der weiteren Nachbeobachtungszeit vom 3. bis zum 24. Monat Mittelwerte zwischen 264 mg% und 228 mg%. Die Mittelwerte der Serumcholesterinspiegel betrugen nach drei Wochen 281,5 mg%, in der weiteren Nachbeobachtungszeit

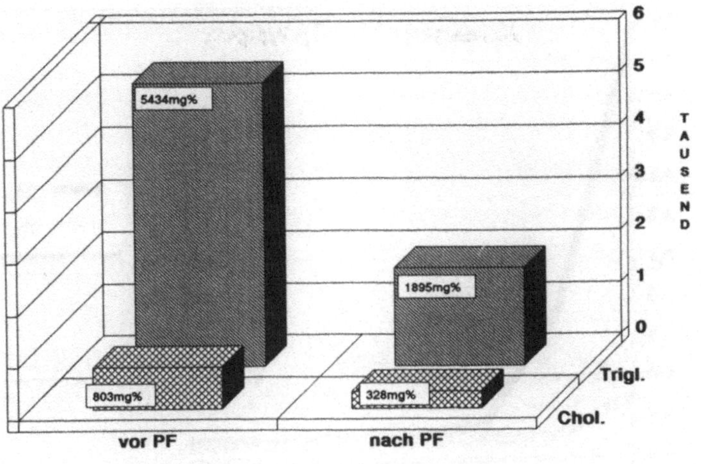

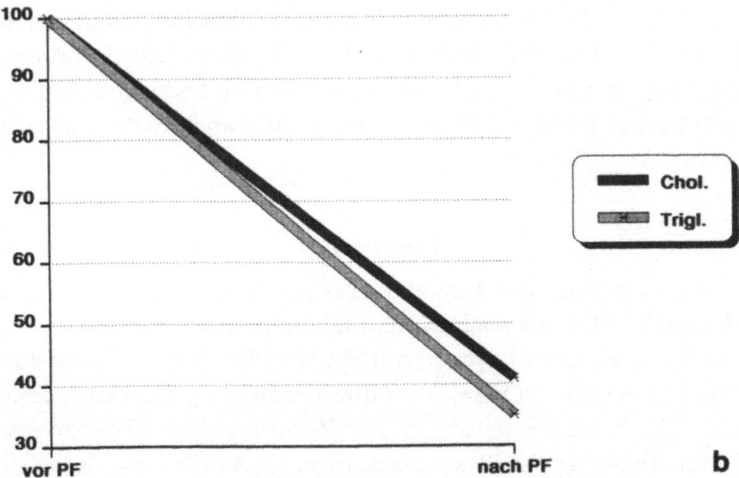

Abb. 3 a. Cholesterin- und Triglyzeridmittelwerte (Verlauf). **b** Eliminationsrate (in Prozent)

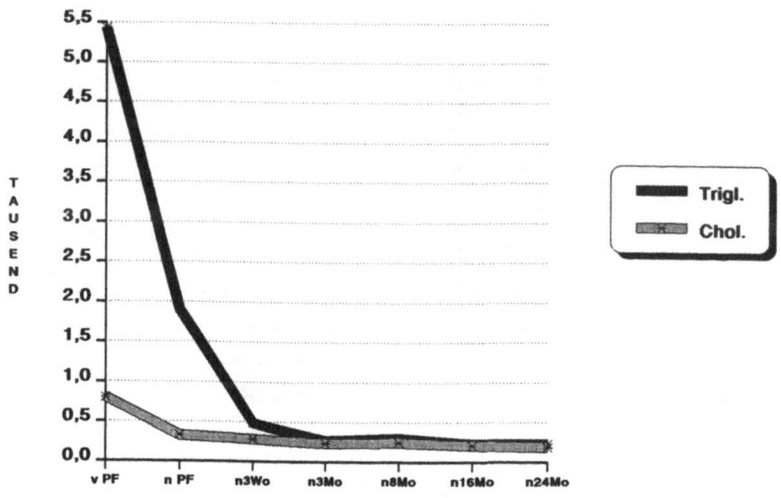

Abb. 4. Langzeitverläufe (Cholesterin- und Triglyzeridspiegeln)

vom 3. bis zum 24. Monat lagen sie zwischen 235 mg% und 188 mg% (Abb. 4). Eine Patientin (Pat. 9, Tabelle 1) stieg nach der Plasmafiltration neuerlich auf einen Triglyzeridwert von 1499 mg% an, wobei als zusätzlicher pathogenetischer Faktor eine noch nicht substituierte Hypothyreose vorlag.

Diskussion

Erste Berichte über die Idee der Plasmaseparation stammen bereits aus dem Jahr 1914, als nach Blutentnahme und Sedimentation Plasma verworfen und Erythrozyten mit entsprechender Elektrolytlösung reinfundiert wurden. Dieses Verfahren wurde als Plasmapherese bezeichnet [1]. Nach Entwicklung von Zentrifugalmodellen stehen seit 1978 Membranfilter zur Plasmaseparation zur Verfügung, deren Funktionsprinzip auf der Abtrennung von Plasma mittels mikroporöser Membranen unter Aufbringung eines entsprechenden Transmembrandruckes durch pumpengetriebene Filtrationsgeräte beruht. Seit Einführung dieses vielseitig anwendbaren Verfahrens wird es als Therapie bei immunologischen Erkrankungen zur Elimination pathologischer Immunkomplexe oder Antikörper sowie bei Erkrankungen mit Auftreten pathologischer Proteine (Leichtketten-Plasmozytom,

Thyreotoxikose, familiäre Hypercholesterinämie) mit Erfolg eingesetzt [15].

Von besonderem Interesse sind hier Berichte über die erfolgreiche Behandlung von Hyperviskositätssyndromen mit dem Plasmafiltrationsverfahren im Rahmen des Plasmozytoms. Ausgehend von der Überlegung, daß es sich bei der exazerbierten Fettstoffwechselstörung mit Auftreten von Chylomikronen ebenfalls um eine pathologisch erhöhte Serumfraktion handelt, welche zur Hyperviskosität führt, sowie aufgrund der Tatsache, daß Chylomikronen mit einer Größe von 100—1000 nm filtrierbar sind, sind die theoretischen Vorraussetzungen für die erfolgreiche Anwendung dieses Verfahrens bei chylomikronämieassoziierter Plasmahyperviskosität gegeben.

Zunächst soll die Frage geklärt werden, warum die Hyperlipidämie mit Hyperviskositätssymptomatik einer akuten interventionellen Behandlung bedarf und rein medikamentös nicht beherrschbar ist. Konservative Methoden, wie Heparingaben zur Aktivierung der Lipoproteinlipase, intensivierte Insulintherapie oder Gabe von Lipidsenkern, nehmen zur suffizienten Senkung der Triglyceridspiegel Tage in Anspruch und kommen somit zur Verhinderung hyperviskositätsassoziierter Komplikationen zu spät [12]. Eine Literaturstelle über den fatalen Ausgang einer alkoholinduzierten Hyperlipidämie, welche bei Triglyzeridwerten bis über 1500 mg% infolge Ballungsbereitschaft und Verklumpung der Erythrozyten (Sludge-Phänomen) durch Prästase und Stase zum plötzlichen Tod führte, unterstützt die Dringlichkeit der Problemstellung [10]. Bei der primären Hypertriglyzeridämie, dem familiären Lipoproteinlipasemangel, werden als erste Symptome „abdominelle Koliken" beschrieben, „... deren Zustandekommen nicht sicher geklärt ist, die aber offenbar mit der enormen Triglyzeridanhäufung im Blut in Zusammenhang stehen. Sie werden oft fälschlich als Appendizitis aufgefaßt und geben Anlaß zur Laparatomie. Andererseits begünstigt eine Chylomikronenvermehrung das Auftreten einer echten akuten Pankreatitis mit allen typischen Befunden ..." [3]. Die exazerbierte Fettstoffwechselstörung als ätiologischer Faktor der akuten Pankreatitis ist in der Pathophysiologie etabliert [7]. Pathopyhsiologisch entwickelt sich die lipolytisch-proteolytische Pankreatitis über das Stadium der Dyszirkulation im Rahmen der Stase, welche hier auf Viskositätserhöhung durch massive Chylomikronämie beruht, zum Speichelödem, zur Azidose sowie durch Freisetzung und Aktivierung von Enzymen bis hin zur Autodigestion. Kommt der Ablauf

bei der ödematösen Form der akuten Pankreatitis zum Stillstand, kann
eine Restitutio ad integrum erfolgen. Dies ist der Ansatzpunkt für das
Behandlungsprinzip der raschen Chylomikronenelimination. Dem pathogenetischen Modell nach Forell et al. [7] zufolge ist der Austritt
und somit der laborchemische Nachweis von Pankreasenzymen (Amylase und Lipase) erst nach Durchlaufen des Stadiums der Dyszirkulation gegeben, die abdominelle Symptomatik jedoch bereits vor Austritt der Enzyme. Dies erklärt die Tatsache, daß zwei unserer Patienten
trotz massiver abdomineller Symptomatik bei der Aufnahme Amylase-
und Lipasewerte im Normbereich aufwiesen, klinisch jedoch die Früh-
zeichen einer akuten Pankreatitis boten. Bei den übrigen sechs Patienten bestand zwar bereits eine Erhöhung von Serumanylase und/oder
-lipase, durch rasche Elimination der vikositätsauslösenden Chylomikronen konnte aber der weitere Circulus vitiosus der Pankreatitis-
genese, welcher unter anderem über Trypsin-Aktivierung zur Autodigestion führt, unterbrochen werden, indem die Viskosität gesenkt
und normale Blutströmungs- und Mikrozirkulationsverhältnisse wie-
derhergestellt wurden. Bei einem Patienten kam unsere Intervention
zu spät, der Übergang zur nekrotisierenden Pankreatitis war bereits
eingetreten, so daß hier chirurgisch weiterbehandelt werden mußte.
Diese Ergebnisse werden von einer Studie der medizinischen Klinik
mit Poliklinik der Universität Erlangen-Nürnberg bestätigt, in welcher
sieben Patienten, die an akuter Pankreatitis litten, mit Membranplas-
maseparation behandelt wurden [14]. Bei vier Patienten war hier die
Pankreatitis mit extremer Hyperlipidämie verbunden. Bei diesen kam
es neben dem steilen Abfall der Serumfettwerte zu prompter Be-
schwerdefreiheit und komplikationsloser Abheilung der Pankreatitis.
Richter [12] berichtet von zwei Patienten, welche wegen schwerer
Typ-V-Hyperlipidämie, begleitet von heftiger abdomineller Schmerzsymptomatik und Pankreatitis, mit Plasmapherese behandelt wurden.
Triglyzeridspiegel konnten durch Austausch von 2 bzw. 2,5 l Plasma
von 6630 mg/dl auf 2856 mg/dl bzw. von 6700 mg/dl auf 684 mg/dl
gesenkt werden. In beiden Fällen kam es zu einer vollständigen Symp-
tomfreiheit und Abheilung der Pankreatitis, sowie zu einem weiteren
Abfall der Serum-Triglyzeridspiegel auf 255 mg/dl nach 60 Stunden.

Die frühzeitige Behandlung der akuten hyperlipidämieinduzierten
Pankreatitis durch Elimination der hyperviskositätsauslösenden Substanz vermag in den meisten Fällen den Übergang in die mit äußerst
schlechter Prognose belastete autodigestive nekrotisierende Form zu

verhinderten. Daraus ergibt sich die Empfehlung, Patienten mit exzessiver Hyperlipidämie, und den abdominellen Symptomen einer akuten Pankreatitis mit oder ohne Serumamylase/-lipaseerhöhung mit dem Verfahren der Plasmafiltration zu behandeln.

Die Beobachtung, daß es nach Anwendung der Akuttherapie zu längerdauernden Remissionen kommt, läßt die Überlegung zu, daß neben den viskositätssteigernden Chylomikronen möglicherweise noch ein Faktor extrahiert wird, welcher für eine Aktivitätsverminderung der Lipoproteinlipase verantwortlich ist. Ausgehend von unseren Langzeitbeobachtungen nach Plasmafiltration bei exzessiver Hyperlipidämie versuchten wir theoretisch die Frage zu klären, inwieweit die Aktivität der Lipoproteinlipase, welche bei der familiären und der alkoholinduzierten Form der Hyperchylomikronämie deutlich vermindert ist [4, 5], durch die Mebraneplasmafiltration beeinflußt werden kann. Hinweise geben hier Berichte über Fettstoffwechselstörungen bei chronischer Niereninsuffizienz [2], welche bei dialysierten Urämikern in der Mehrzahl eine Hyperlipoproteinämie Typ IV mit massiv erhöhten Triglyzeridwerten (Mittel: 276 mg%, Maximum: 1333 mg%) beschreiben. Als Ursachen hiefür werden dort eine erhöhte Produktion von Triglyzeriden, eine Störung des Abbaues bzw. die Kombination von beidem diskutiert. Da die Erhöhung der Triglyzeridsynthese keine ausreichende Erklärung für die massive urämische Hypertriglyzeridämie bietet, ist man der Frage nach einem Defekt der Triglyzeridklärung nachgegangen. Untersuchungen von Mordasini [11] ergaben ein selektives Defizit der hepatischen Triglyzeridlipase, Goldberg et al. [8] fanden in Fettgewebebiopsien von Dialysepatienten eine verminderte Lipoproteinlipaseaktivität. Es gibt mehrere Berichte über die günstige Beeinflussung der Hyperglyzeridämie durch Hämofiltrationsbehandlung bei Patienten mit chronischer Niereninsuffizienz, so daß als mögliche Erklärung die Elimination eines Lipoproteinlipase-Inhibitors im mittleren Molekularbereich durch Hämofiltrationsmembranen diskutiert wird [9]. Diese Theorie der Elimination eines Lipoproteinlipase-Inhibitors könnte die Tatsache erklären, daß es bei exazerbierter Hyperlipidämie nach einmaliger Plasmafiltration zu langanhaltenden Remissionen kommt. Kann der postulierte Lipoproteinlipase-Inhibitor mittels Hämofiltrationsmembranen entfernt werden, so muß man annehmen, daß er auch die weit größeren Poren des Kapillar-Plasmafilters passiert. Durch weitere Diät und Alkoholabstinenz wird die Lipoproteinlipaseaktivität zusätzlich auf stabilem Niveau gehalten. Eine Untersuchung von Breier et al. [4] bestätigt das Absinken der Lipoproteinlipase nach chronischem Alkoholabusus, wobei hohe Triglyceridwerte (hier 1455 mg%) mit niedriger Lipoproteinlipaseaktivität (hier 0,79 mikromol FFA/ml.h) und niedrige Triglyceridwerte (hier 45 mg%) nach Alkoholabstinenz mit hoher Lipoproteinlipase-Aktivität (hier 3,96 mikromol FFA/ml/h) korrelieren. Der Mechanismus, der zu einer Verminderung der Lipoproteinlipaseaktivität im Anschluß an Alkoholabusus führt, scheint nach Durchsicht der Literatur noch nicht endgültig geklärt. Die Existenz eines Lipoproteinlipase-Hemmfaktors wäre ein theoretischer Ansatzpunkt.

Auch die Plasmafiltrationsbehandlung des zerebralen fettinduzierten Hyperviskositätssyndromes begründet sich darauf, daß Hyperviskositätssyndrome anderer Genese (z. B. M. Waldenström) bereits mit Erfolg durch Plasmaseparation therapiert werden. Unsere Beobachtungen an Patienten mit massiver Hyperlipidämie zeigten, daß in acht von elf Fällen eine mehr oder weniger ausgeprägte zerebrale Symptomatik vorlag, wie sie auch im Rahmen von Hyperviskositätssyndromen anderer Ursprungs beschrieben wird. Die akute Besserung der Symptomatik nach Entfernen des auslösenden Agens (hier: der Chylomikronen) läßt den Schluß zu, daß die Plasmafiltration ein adäquates Verfahren zur Wiederherstellung der regelrechten Viskosität und Mikrozirkulation darstellt. Ob durch Anwendung dieses Verfahrens bei zerebraler Hyperviskositätssymptomatik auch gravierende Folgeerkrankungen im Sinne einer persitierenden zerebralen Ischämie vermieden werden können, konnte im Rahmen unserer retrospektiven Analyse nicht geklärt werden. Dies wäre jedoch aufgrund der Erfahrung, daß länger dauernde Mikrozirkulationsstörungen zerebrale Defektssymptomatik auslösen können, durchaus denkbar.

Abschließend kann gesagt werden, daß die Membranplasmafiltration als Akuttherapie der exzessiven Hyperlipidämie ein risikoarmes Verfahren darstellt, welches einerseits durch rasche Elimination viskositätserhöhender Chylomikronen eine hyperlipidämieinduzierte akute Pankreatitis in der Frühphase zur Abheilung bringen bzw. deren Verlauf mitigieren kann, und andererseits hyperlipämieinduzierte zerebrale Hyperviskositätssyndrome zu beseitigen vermag. Der Nachweis, daß Langzeitremissionen möglicherweise durch Elimination eines Lipoproteinlipase-Inhibitors bedingt sind, muß weiteren Untersuchungen vorbehalten bleiben.

Literatur

1. Abel JJ, Rowntree LG, Turner BB (1913—1914) Plasma removal with return of corpuscles (plasmapheresis). J Pharmacol Exp Ther 5: 621—641
2. Bagdade JD (1970) Uremic Lipemia. Arch Intern Med 126: 875
3. Braunsteiner H, Sailer S, Sandhofer F (1986) In: Hornbostel H von, Kaufmann W, Siegenthaler W (Hrsg) Innere Medizin in Praxis und Klinik. Thieme, Stuttgart New York S17.73—17.80
4. Breier Ch, Lisch HJ, Braunsteiner H (1984) Polymorphes Erscheinungsbild der alkoholinduzierten Hyperlipämie. Dtsch Med Wschr 109: 1728—1729
5. Breier Ch, Lisch HJ, Braunsteiner H (1985) Lipoproteine, Post-Heparin-Lipoproteinlipase und hepatische Triglyceridlipase bei Patienten mit und ohne schwere Hyperlipämie infolge chronischen Alkoholismus. Acta Med Austriaca 12/1: 25—29
6. Dzien A, Drexel H, Hopferwieser Th, Patsch JR, Braunsteiner H (1988) 1988. Dtsch Med Wschr 113: 1669—1672
7. Forell MM, Lehnert P, Wanke M (1986) In: Hornbostel H, Kaufmann W, Siegenthaler W (Hrsg) Innere Medizin in Praxis und Klinik. G Thieme, Stuttgart New York, S.15.328—3.29
8. Goldberg A, Sherrard DJ, Brunzell JD (1978) Adipos tissue lipoprotein lipase in chronic hemodialysis: role in plasma triglyceride metabolism. J Clin Endocr 47: 1173
9. Quellhorst E, Schuenemann B (1985) In: Franz HE (Hrsg) Blutreinigungsverfahren. Thieme, Stuttgart New York, S 422—431
10. Mallach HJ (1986) In: Hornbostel H, Kaufmann W, Siegenthaler (Hrsg) Innere Medizin in Praxis und Klinik. Thieme, Stuttgart New York, S 18.66
11. Mordasini R, Frey F, Flury W, Klose G, Greten H (1977) Selective deficiency of hepatic triglyceride lipase in uremic patients. New Engl J Med 297: 362
12. Richter WO, Schwandt P (1987) Type V hyperlipoproteinemia and Plasmapheresis (Letter). Ann Int Med 106: 779
13. Richter WO, Schwandt P (1988) Dyslipoproteinämien, medikamentöse Therapie und andere Behandlungsmaßnahmen. Münch Med Wschr 130/4: S 243
14. Schranz W, Gensci E, Bartels O (1986) Medizinische Klinik mit Poliklinik der Universität Erlangen — Nürnberg: „Plasmaseparation bei nekrotisierender Pankreatitis" F 26, Wiener Intensivmedizinische Tage 1986
15. Sprenger KBG (1985) In: Franz HE (Hrsg) Blutreinigungsverfahren. Thieme, Stuttgart, S 464—472

Korrespondenz: Dr. W. Fuhrmann, LKH Leoben, Medizinische Abteilung, Vordernberger Straße 42, A-8700 Leoben, Österreich.

Autorenverzeichnis

Sachverzeichnis